JN051000

新体系看護学全書

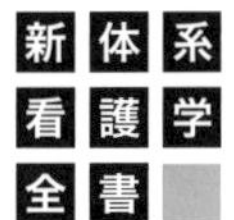

小児看護学❶

小児看護学概論／小児保健

メヂカルフレンド社

本書デジタルコンテンツの利用方法

本書のデジタルコンテンツは、専用Webサイト「mee connect」上で無料でご利用いただけます。

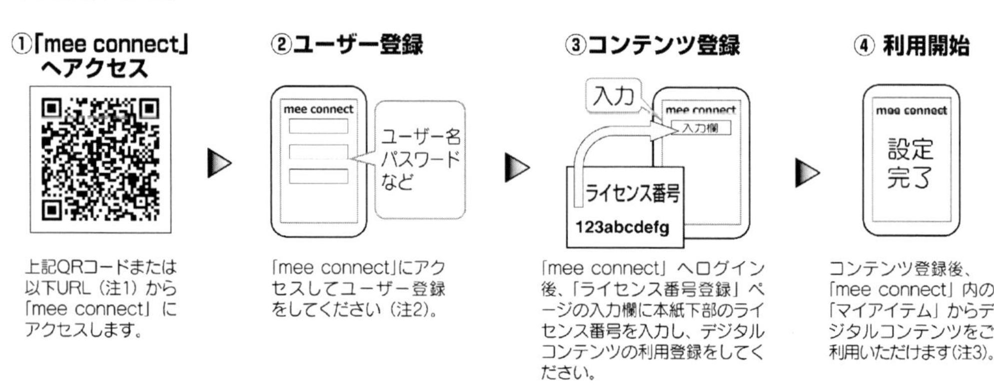

上記QRコードまたは以下URL（注1）から「mee connect」にアクセスします。

「mee connect」にアクセスしてユーザー登録をしてください（注2）。

「mee connect」へログイン後、「ライセンス番号登録」ページの入力欄に本紙下部のライセンス番号を入力し、デジタルコンテンツの利用登録をしてください。

コンテンツ登録後、「mee connect」内の「マイアイテム」からデジタルコンテンツをご利用いただけます(注3)。

注1：https://www.medical-friend.co.jp/websystem/01.html
注2：「mee connect」のユーザー登録がお済みの方は、②の手順は不要です。
注3：デジタルコンテンツは一度コンテンツ登録をすれば、以後ライセンス番号を入力せずにご利用いただけます。

ライセンス番号　a044 0702 yf5lo5

※コンテンツ登録ができないなど、デジタルコンテンツに関するお困りごとがございましたら、「mee connect」内の「お問い合わせ」ページ、もしくはdigital@medical-friend.co.jpまでご連絡ください。

まえがき

今日，子どもを取り巻く環境は大きく変化している。例えば，少子高齢社会はわが国のみならず多くの国々に共通する問題であり，家族のあり様の変化や医療サービスの偏在などの原因となり，子どもの健康や生活全般に直接的・間接的に影響を及ぼしている。そのような背景を踏まえると，一人ひとりの子どもの健康・生活，そして未来を守ることは現代社会にとって喫緊の課題と言えよう。看護職は，小児へのダイレクトケアや教育的支援を行う立場にあり，その子らしい生活環境づくり，看護活動を通じた政策提言など様々なレベルで子どもの健康のために力を尽くすことができる専門職である。

本書では，子どもが「個々に力を備えた，権利を有した一人の人間」であることを小児看護に携わる看護師の共通理解として基盤に置き，そのうえで①子どもがひとりの個性ある人間であること，②子どもは成長し発達する存在であること，③家族は子どもへの支援における看護職のパートナーであるとともに看護ケアの対象でもあること，④看護ケアは子どもと家族中心であるべきこと，⑤子どもと家族中心のケアを実践するために子どもと家族の生活のあらゆる場で多職種協働が行われる必要があること，の5つを重視している。そのうえで，あらゆる発達段階・健康状態・療養の場における子どもと家族への支援を学ぶことができるように編集した。また，本書の内容にそった動画を作成し，実際の看護の場面をより具体的なイメージをもって学べるよう工夫している。

「小児看護学①」では，対象となる様々な問題，病態の本質を正確に理解することに重点を置き，小児の成長・発達から子どもの権利まで，小児看護に求められる理論を幅広く取り上げた。また，子どもの健康問題をライフサイクルの観点から捉えることを通じて，子どもと家族中心のケアの基盤づくりを学ぶことを目指している。さらに，子どもを取り巻く社会のあり様や制度の変遷を述べることで，現代の小児看護において看護師に求められる役割を理解しやすく記載した。そのほか，成長・発達と生活行動の関連に重きを置いた第5版の方針を踏襲し，成長・発達と生活行動の関連を「生活行動マップ」としてまとめ，巻末資料とした。基礎教育の学びの場に留まらず，臨地実習などで活用していただきたい。また，前版（第6版）改訂時に動画での解説を導入したところ，多くの反響があったため，第7版改訂でも新規撮りおろしの動画を増やしている。これらのコンテンツが看護を学ぶ学生たちの学習の一助となれば幸いである。

「小児看護学②」では，様々な健康状態にある子どもとその家族への看護ケアを学ぶために，成長・発達段階や症状・経過・状況・場ごとに，子どもと家族との体験を通じた対象理解と，それに基づくアセスメント・看護ケアを展開している。さらに，移行期医療など小児看護学の新たな課題とされている問題を取り上げているほか，小児の看護に必要な看護技術や意思決定支援（インフォームドアセント，プレパレーションなど）・教育的支援についても，実践知に裏付けされた解説を意識した。また，疾患理解に基づく看護ケアの実践を念頭に，小児期によくみられる疾患の定義・特徴，検査・処置・治療の方法などをまとめた。

本書は，看護を学ぶ学生が小児看護学の理論を踏まえて具体的なケア・技術を理解し身に付けることを目指した。さらに，小児看護の専門性を追求する大学院生や臨床現場で子どもたちやその家族に日々向き合う看護師が，実践を振り返ることにより小児という存在を捉え直したり，自らが実践している看護を今一度，理論的に整理しなおしたりすることの一助となるよう心がけた。本書を手に取ったみなさんが，それぞれに気づきと学びを得て，子どもと家族中心のケアの推進者となることを心から祈念している。

末筆ではあるが，本書に執筆いただいた著者のみなさま，出版にご尽力くださったメヂカルフレンド社に心からの感謝を申し上げる。

2022年11月

小林京子・高橋孝雄

執筆者一覧

編集

小林　京子　聖路加国際大学大学院看護学研究科小児看護学教授
高橋　孝雄　慶應義塾大学名誉教授

執筆（執筆順）

小林　京子　聖路加国際大学大学院看護学研究科小児看護学教授
西垣　佳織　聖路加国際大学大学院看護学研究科小児看護学准教授
大田えりか　聖路加国際大学大学院看護学研究科国際看護学教授
山路野百合　聖路加国際大学大学院看護学研究科
沢口　恵　江戸川学園おおたかの森専門学校こども福祉学科非常勤講師
平田　美佳　埼玉県立大学保健医療福祉学部看護学科准教授
阿部礼以亜　横浜市健康福祉局感染症対策・健康安全室
健康安全部健康安全課健康危機管理担当係長
三森　寧子　千葉大学教育学部准教授
古谷佳由理　医療創生大学国際看護学部教授
佐藤　奈保　千葉大学大学院看護学研究院准教授
篠木　絵理　東京医療保健大学千葉看護学部教授
田村　敦子　自治医科大学看護学部・大学院看護学研究科准教授
稲勝　玲　東京大学医学部附属病院／小児看護専門看護師
入江　亘　東北大学大学院医学系研究科助教
倉田　慶子　順天堂大学大学院医療看護学研究科准教授
山崎あけみ　大阪大学大学院医学系研究科保健学専攻生命育成看護科学講座教授
福冨　理佳　聖路加国際大学大学院看護学研究科小児看護学助教
横島　里早　筑波大学附属病院看護部
瀬尾真千子　聖路加国際大学大学院看護学研究科
森　明子　湘南鎌倉医療大学看護学部看護学科教授，大学院研究科長
富岡　晶子　東京医療保健大学医療保健学部教授
大久保暢子　聖路加国際大学大学院看護学研究科ニューロサイエンス看護学教授
佐藤　伊織　東京大学大学院医学系研究科健康科学・看護学専攻客員研究員

目次

動画撮影協力：聖路加国際大学，監修：小林京子（聖路加国際大学大学院看護学研究科小児看護学教授）

- 本文の理解を助けるための動画を収録した項目に VIDEO のアイコンを付しています。
視聴方法：本文中に上記アイコンとともに付している QR コードをタブレットやスマートフォン等の機器で読み込むと，動画を視聴することができます。

第1章 小児看護学とは

この章では

- 小児とはどのような存在かを学ぶ。
- 小児看護の目標が何かを理解する。
- 看護に求められる役割を理解する。

I 小児看護の対象と目的・役割

A 小児とはどのような存在か

小児は権利を有した主体である。小児は成長・発達が著しい存在であり，また，小児一人一人に個性とその子らしさがある。

1. 小児看護の基盤：小児のとらえ方

小児のとらえ方は時代と共に変遷してきた。第1次世界大戦後の世界児童憲章（1922［大正11］年）の後，第2次世界大戦後のわが国では児童福祉法（1946［昭和21］年制定），児童憲章（1951［昭和26］年5月5日制定）によって児童の成長や発達，自立などの権利の保障が明示された。しかし当時は，小児は保護の対象で，小児を主体としてとらえた権利擁護の考えは十分とはいえなかった。その後,国際連合の世界人権宣言（1948［昭和23］年）を踏まえた児童の権利に関する宣言（1959［昭和34］年国連で採択），児童の権利に関する条約（通称：子どもの権利条約，日本は1994［平成6］年批准）を経て，「小児は権利を有する主体であり，一人の人としてその権利が擁護され，持てる力の発揮を保障していくことが重要である」という小児を主体とするとらえ方が強調されていった。「小児は大人の付属物ではないこと」「成長・発達への支援の重要性」「小児に対する説明の重要性」「小児による意思決定の尊重」など，小児が権利を有する主体であることへの理解は小児医療の基盤である。

B 小児看護の対象

1. 小児とは

1 小児の年齢区分

小児と聞くと，どのような年齢・発達段階の子どもを想像するだろうか。小児という言葉の示す範囲は広く，多様な成長・発達段階とそれに伴う多彩なライフイベントが含まれる。小児看護の対象を考える際には，各成長・発達段階（**ライフステージ**）の特徴を理解するとともに，人の生涯としてのプロセス（**ライフコース**）の双方をとらえる視点が重要である（図1-1）。ライフコースを理解すると，看護の対象者である小児を中心として，小児看護学だけでなく周産期看護学や成人看護学など，様々な領域が重複・連続・継続して小児とその家族を支援していることがわかる。小児看護では小児期に焦点をあてつつも，生涯を見据

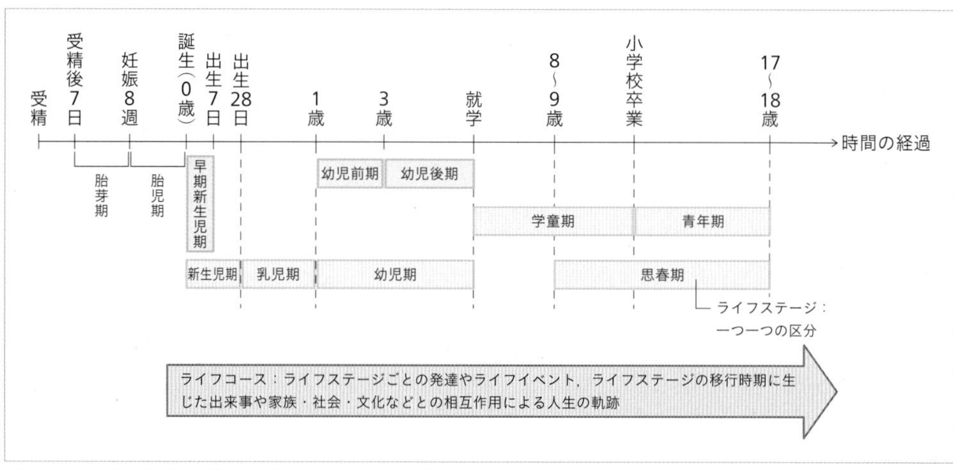

図1-1 小児の年齢区分とライフステージ・ライフコース

えた多領域・多職種との協働を進めていく。

2 小児の特徴

小児は，その発達段階ごとに特徴があり，成長・発達段階の特徴に起因する健康問題がある。健康問題があるときには，発達の課題を踏まえた支援を必要とするものの，一般的な発達段階だけでなく，一人一人がもっている力，その子らしさの発揮を目指したその子の成長・発達を踏まえた支援が求められる。また，家族との相互作用が大きいことから，家族とパートナーシップを築くこと，家族を含めた支援を提供することが必要である。

❶成長・発達段階ごとに特徴があり，発達段階の特徴に起因する健康問題を有する

小児期は成長・発達の急激な変化を遂げる時期であり，身体機能が成熟していくプロセスで成長・成熟の途上にある機能は健康上の脆弱性となる。発達段階には特徴と乗り越えるべき課題（発達課題）が存在する。たとえば，乳児期から幼児期は免疫能が未熟であり感染症に罹患しやすい。また，発達課題は，健康レベルにかかわらずすべての小児が直面するものである。発達に伴い生活も変化するため，成長・発達と生活・社会化の状況の相互作用に影響された健康問題が生じることがある。たとえば，乳幼児の事故は家庭内で発生することが多いが，学童期や思春期になると学校への登下校や家庭外での活動が増え，交通事故など家庭外で発生する事故が増加する。このように，小児の成長・発達の特徴と各発達段階で起こりやすい健康問題を理解する必要がある。

❷健康問題に対して発達の課題を踏まえた支援を必要とする

先に述べたように小児は成長・発達が著しい存在であるため，小児に健康問題が生じた場合には成長・発達における課題と健康問題から発生した課題の両方に取り組まなければならない。たとえば，幼児期は自立した排泄などの基本的生活習慣を身につけることが発達段階における課題の一つである。この期間に，身体的な問題でトイレまで歩くことが難しかったり，入院によって家とは異なる環境での生活を余儀なくされたりする場合，小児

の身体状況や取り巻く環境を把握したうえで，治療を進めながらもその子の発達の課題への取り組みを促進するための症状緩和と環境調整が求められる。

❸一人一人が力をもっており，その子らしさがある

子どもの権利に関する条約で保障されているように，小児は権利を有した主体である。実際に小児看護師として小児に接すると，小児から自分なりの病気や生活・将来への考えや希望を教えてもらったり，治療に対する向き合い方やがんばり・対処法や家族・他者を思っている気持ちを聞いたりすることで，小児が一人の人間として自立した存在であることを実感する。小児に健康問題が生じると，その子らしさやもてる力を発揮することが難しくなることがある。しかし，大人中心や医療中心で何をするかを小児に教えるのではなく，その子の力と思いを大切にし，その子が自分らしく力を発揮することを支援するという視点をもつことが小児への看護では大切である。

❹家族との相互作用が大きい

家族は小児にとって最も身近で安心する大切な存在である。また，家族はその子をよく理解してケアを提供する者でもある。小児がもっている力を発揮するためには未熟な状態にある成長・発達について，それぞれの小児に合わせた手助けが必要であり，生活全般において家族がその役割を担(にな)っていることがほとんどである。また，小児の生活習慣といった健康生活のありよう，体調変化の気づきや病気の発見，医療利用などは家族に依存しており，家族の健康に対する考え方や取り組み方が小児の健康に影響を与える。その一方で，小児が深刻な病気になった場合などは，家族も不安や自責の念・悲しみなどの情緒の揺らぎを体験したり，家族の生活が変化したりするなど様々に影響を受ける。そのため，小児への看護では，小児と家族の相互作用を理解し，家族を含めた看護および家族とのパートナーシップを築くことが大切となる。

2. 子どもと家族

1 家族とは

家族とは，絆(きずな)を共有し，情緒的な親密さによって互いに結びつき，家族の構成員として互いに認め合っている2人以上の人々と定義される。家族は，家族を構成しているメンバーが相互作用するシステムを内包する（**家族システム論**）。家族のシステムは，モビールのようにバランスをとっており，子どもの病気への罹患(りかん)や入院などは，「家族が病院に付き添うため仕事を休む」「きょうだいの留守番時間や家事手伝いが増える」など，家族システム全体へと影響を与える。一方で，家族システムには恒常性を保つ働きがあるため，小児の病気療養などからの影響に対して家族全体で安定を取り戻そうとする力も生じる。

2 家族の機能と役割

家族の構成員はそれぞれに機能と役割をもっている。家族内での役割は家族システムに

おいて階層性をもっており，家族の誰もが同じ役割を担っているわけではない。一般的な親の役割は，①住まい・衣服・食事などを確保する経済機能，②危機などに対応できる子どもの健康的な情緒をはぐくむことや家族全体が情緒的なまとまりを維持すること，③しつけ・就学・他者との交流をとおして生活などの社会化を行うこと，④遊ぶ・相談にのるなど子どもへの情緒的な支援，⑤子どもに必要なセルフケアを代償すること（子どもの世話をすること），⑥子どもの健康増進・ヘルスプロモーションとされるが，健康問題を有する子どもの親は，これらにくわえて⑦子どもの疾患の症状・徴候・状態に気づき，判断できること，⑧子どもにとって必要な医療を選択し，利用すること，⑨子どもが安心して検査・処置を受けられるように情緒的支援を行うことやその環境を整えること，⑩子どもの健康問題に関連したセルフケアを代償することや子どものセルフケアを促進すること，などの役割である。

3 家族の発達と発達課題

家族は構成員個人だけでなく，家族全体としても発達する（図1-2）。小児看護においては，小児とその家族の発達をとらえ，より良い健康とQOL（quality of life：生活の質）を実現できるように，家族の生活，親の育児，親による子どもへのセルフケアの代償と発達に合わ

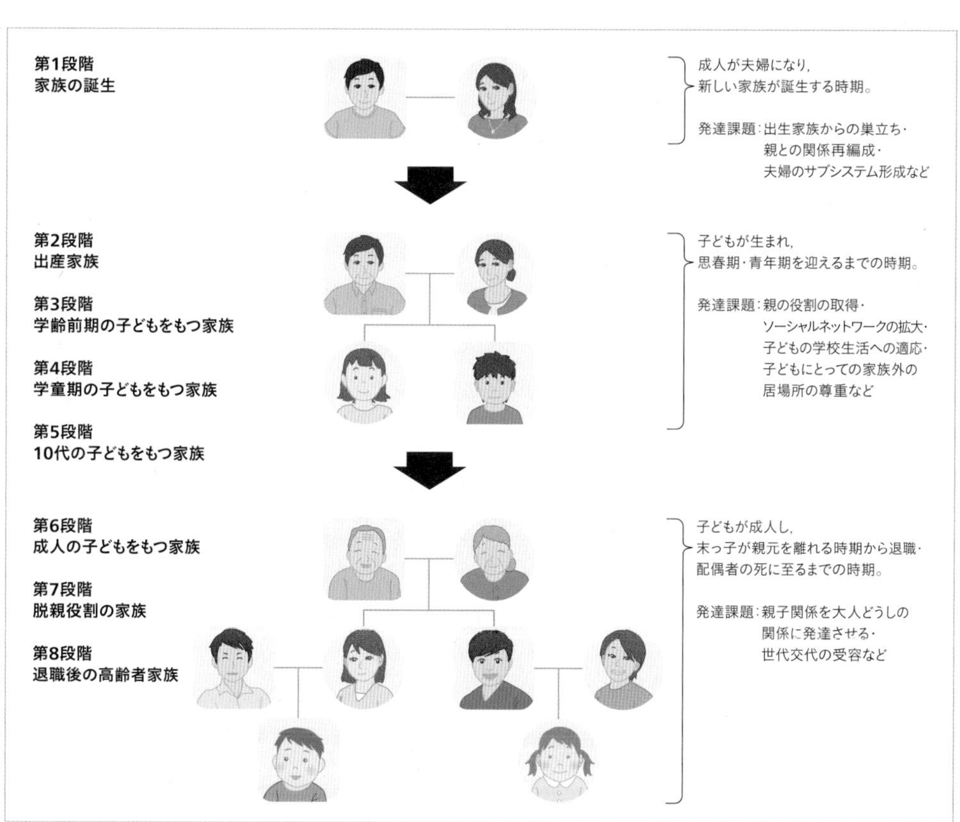

図1-2 家族の発達と発達課題

せた親から子どもへの移行を支援する。

C 小児看護の目標

1. 子どもと家族中心のケア

小児への看護では，医療中心の看護ではなく，小児とその家族の生活を中心として，治療・療養を捉え，発達を促進させながらその子らしい生活のなかに治療や療養を組み込んでいくことが重要である。急性期では治療・処置を優先することが小児にとって最善である場合もあるし，慢性期では学校生活を中心に据えて自己注射などの処置を組み込むことが重要な場合もある。小児の成長・発達とからだの状況を的確にアセスメントして，医療と生活のバランスを図ることが肝要である。

また，小児は認知・発達の未熟さがあり，医療にかかわる意思決定を親などが担（にな）うことが多い。小児看護師は，治療方針から日常生活上の日々の意思決定などに至るまで，様々な場面で小児にとっての最善が実現するように，その子を理解し，アドボケーター（代弁者）としての役割を担うことで，子ども中心のケアを実現する。

小児は，身体性・心理性・社会性いずれも未熟で生活習慣も確立途上である。そのため，生活上・治療療養上のセルフケアの代償者が必要で，かつ将来的には代償されたセルフケアを自分のセルフケアとして身につけていかなければならない。小児看護師は，このような小児の特徴を理解して子ども中心のケアを行う（図 1-3）。

子どもと家族中心のケアは，全人的な視点に立ったトータルケアで，QOL の維持・向上を図ることで，その子と家族の状態に則した自立を支援することへとつながる。小児の自立とは，「社会諸集団への参加を，青年期・成人期の同一世代として，社会から通常求められる程度達成すること，あるいは，からだの状態を考慮し，必要な場合に周囲の支援を得ながら社会諸集団への参加を達成すること」[1]とされており，看護の場でも小児が最適な健康状態を維持しながら，一人の人間として成熟し自立することを目指して看護の提

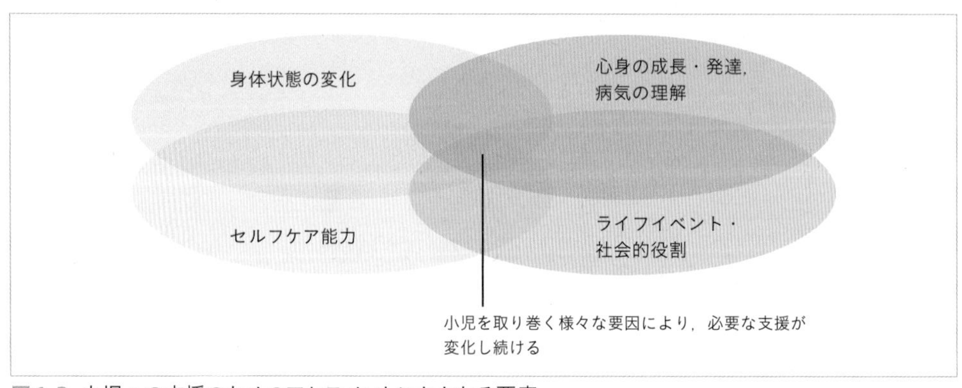

図 1-3 小児への支援のためのアセスメントにかかわる要素

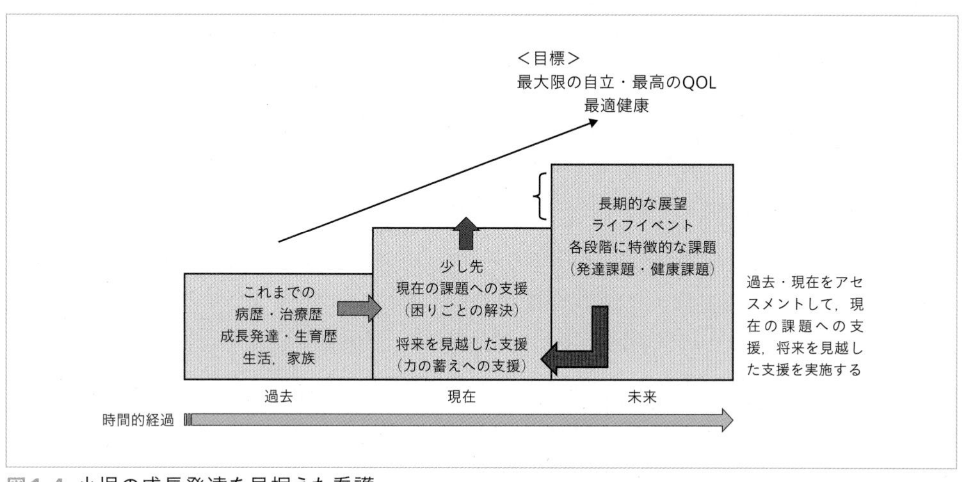

図1-4 小児の成長発達を見据えた看護

供を行う（図1-4）。

D 小児看護の役割

1 小児の成長・発達を支援する

小児は健康問題が生じたとき，発達課題と健康問題の双方から発生した課題に取り組む必要があることは先に述べた。そのため，小児の健康に関する支援は，小児の成長・発達への理解と支援なしには行うことはできない。小児は，体験・学習（learning）しながら発達していくため，病気の経験が小児にとって成長・発達の機会になるよう支援することも大切である。入院で親から離れて生活するなど初めての出来事を経験することは，小児とってストレスや不安であると同時に，がんばった経験にもなる。それぞれのがんばりを支え，できるだけポジティブな経験として，その子の成長・発達の促進につながるように支援していく。小児看護師は，小児のがんばりを褒めたり，治療や療養生活のなかでも，可能な限り子どもが自分で体験し，学べるよう働きかけ，主体的な活動を支えることと，環境調整を行う。

2 家族を含めた支援

❶一般的な健康状態の小児の家族への支援

小児と家族は相互に作用しており，小児は家族の健康信念や，病気の受け止め方に影響を受ける。親は乳幼児には乳幼児健康診査受診や予防接種などの小児の健康の維持・増進を図る役割，小児の基本的生活習慣の身につけやセルフケアを補完する役割，成長・発達に見合った食生活などの小児が健康的な生活を送る基盤となる家族生活を維持する役割を担っており，親が子育て能力や小児の病気についてのヘルスリテラシーを身につける必要がある。看護師は，家族への情緒的支援，家族生活への支援，家族のヘルスリテラシー促進のための支援を行う。

❷病気の小児の家族への支援

小児が深刻な病気だと診断されることは，家族に衝撃や不安，自責の念を与えるほか，入院や小児の治療・療養に合わせた生活への調整などの必要性を生じさせる。看護師は，家族の不安などを緩和し家族が小児の病気と共にある生活へと適応していけること，慢性疾患や障害など長期にわたる治療や療養が必要な場合では家族が小児の病気を受け入れて，療養生活における小児と家族のセルフケアを促し，療養生活をその家族らしく元の生活に組み込んでいけるように支える。

具体的には，家族それぞれの不安を軽減して家族の適応を支援すること，家族一人一人が健康であること，家族一人一人と家族全体が小児の病気と共にある生活に適応していることを目指す。そのために，家族の小児の病気への理解，小児の心身の苦痛，社会的問題などを解決し，家族の心身の問題・経済的問題のほか家族の役割調整や生活の調整などの問題を解決し，小児と家族が主体として病気に取り組めるように支援する。

❸きょうだいへの支援

小児看護ではきょうだいへの支援も忘れてはならない。患児が病気になることで健康なきょうだいは，「親の関心が病気のきょうだいに向けられること」「病院での付き添いなどのために親と分離する時間が長くなること」へとつながり，心配・不安・疎外感・孤独・怒り・嫉妬などの感情を体験する。患児の病状やなぜ親が不在になるのかなどの説明がないと，何が起きているのかわからない状態に置かれ，不安や疎外感を強めることになる。幼児期では退行（赤ちゃんがえり）がみられたり，親と離れたがらないなどの行動がみられたりすることもある。学童期では学校に行きたがらない，友達と喧嘩をするなどの問題行動がみられるときもある。しかし，きょうだいが病気になったことやそれに伴う生活の変化に対する反応である場合が多く，きょうだいの行動の根底にある思いに気づく必要がある。また，きょうだいの療養を通じて，やさしさや思いやりを身につけたり，社会性が高まったり，自分のことを自分で行うといったセルフケアや家事の手伝いなどができるようになるなどのポジティブな成長を遂げる機会となることも知られている。

きょうだいは，自分自身で患児の病気を克服することができないので，病気のきょうだいとそれに伴う家族の体験に対して受動的な立場になりやすく，達成感が得られにくい。説明がないことで蚊帳（かや）の外に置かれた疎外感とわからないことによる不安が高まりやすい。親が病気の患児のことをどのようにきょうだいに説明したらよいのかわからないといった場合もあるため，きょうだいへはできるだけ早期（診断後すぐなど）に病気の説明や，病気のきょうだいの今後の生活・きょうだい自身の生活についての情報提供を行うようにする。親は病気である患児のことに精一杯で，健康なきょうだいに気を向けられない，十分な時間をきょうだいに割けないなどの理由から，病気の小児の世話ときょうだいの世話のバランスを図ることに悩んでいるときもある。家族がきょうだいのための時間をつくれるように支援を進めていく必要がある。

3 社会で果たす役割

小児の健康は，医療の実態的進歩や環境・社会の影響も受けやすい。世界では，貧困した地域・社会で小児の健康維持・増進のための社会資源を十分に提供できないといったことが生じている。また，わが国でも地域の人口減少や高齢化のほか，小児科をもつ病院・診療所の減少や医療の偏在化があるといわれている。

近年は，医療や医療機器の革新により，これまで救うことができなかった命の救命が可能になった。小児期から生涯にわたり疾病と共に生活する小児が，身体状態をコントロールしながらより良い生涯を送ることを支援するなど，救命・治癒だけでなく，より良い健康を目指すための支援が小児看護に求められる。小児看護は，子ども一人一人のもてる力の発揮，成長発達，健康への支援，家族への支援，さらに小児のより良い健康を目指した社会・環境への働きかけも担（にな）う。

II 小児看護の場と特徴

小児は成長・発達と身体状態に合わせて，様々な場で看護が提供される。それぞれの場で小児の特徴や看護師による支援の目的を理解して，子ども中心のケアを提供する。

小児と家族にとって医療の場は特異な非日常の場で，本来の生活は家庭・地域（コミュニティ）で営まれている。小児が健康問題を抱えると，医療を重視せざるを得ない生活になるが，回復や成長に合わせて，医療と日常の生活との移行期の生活，日常生活に医療を組み込む生活へと移行できるように支援をする。その際，医療と日常生活のバランスの変動に敏感に対応する。たとえば，手術や集中治療室での治療が必要だったり，急性期疾患での入院や慢性疾患で急性状況に陥り入院治療が必要になったりする場合は，本来の日常生活から医療を重視した生活にならざるを得ない（図1-5）。また，病状が改善し，退院するときは日常生活に戻るための，家での療養への適応や，学校への復学，病気と共にある在宅での生活など，その子と家族の状況に合った生活への移行を支援する。必要なときは医療を生活に組み込んだ日常生活を構築する。看護師はこのようなプロセスにおいて常に，小児の心身の状態と成長・発達をアセスメントしながら，医療とその子らしい生活とのバランスのとれたケアを提供する。

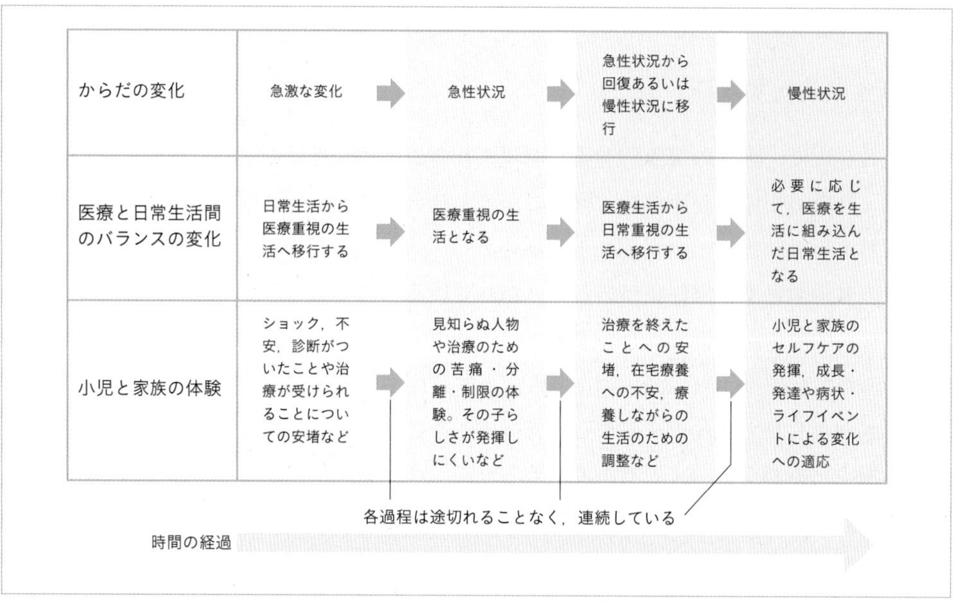

図 1-5　小児の状態と生活と医療のバランス

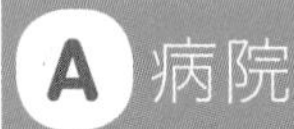

病院

1. 入院病棟

入院中の小児は，治療が必要な健康状態であるが，病気があること以外は普通の子どもであり，入院中もその子らしさを発揮した活動や生活ができるように支援する。病気による身体状態や治療・療養で活動に制限が生じることや，親が小児に代わって様々な意思決定を担（にな）う場面が生じるが，その子の成長・発達と個別性に合わせた環境を整備したり，不要な制限をなくして，可能な限りその子らしく過ごせる環境を整えたり，小児自身でできる意思決定は小児自身が行えるように調整するなど，小児が主体になるケアを行う。

また，入院は小児だけでなく，家族への影響も大きい。小児に付き添ったり，仕事の調整・きょうだいの世話といった様々な調整を家族はしなければならなくなる。家族自身のセルフケアや，家族を手伝ってくれる祖父母の存在の有無など，家族が利用できる資源をアセスメントする。10 か条からなる病院のこども憲章（1988［昭和 63］年）では，入院前・入院中・入院後に子どもがもつ権利があげられており，その一つには小児と家族をひとまとまりとしてとらえ，支援することが提唱されている。病院の中で小児が家族といられること，また同時に，家族自身の休息や安寧（あんねい）が病院の中で支援されることも大切である。

入院中の小児を看護する看護師は，入院生活のなかでの小児と家族を最もよく知る専門職の一人である。退院時には，外来・在宅・地域の看護職や協働する多職種への情報共有を病状と共に行い，その子らしさやセルフケアのありようなどを共有することが，その後の個別性に合わせた看護を継続するためには重要になる。

2. 小児外来

外来は，小児・家族と看護師とが最初に出会う場で，小児と家族と医療者との信頼関係構築の始まりの場である。慢性疾患や障害をもつ小児と家族には定期的に受診する場でもあり，乳幼児健診などの，プライマリヘルスケアの場でもある。外来を受診する小児と家族の目的を理解して小児と家族に合った支援を提供することが大切である。外来を受診する小児と家族は，急な体調不良，病気の経過や検査・処置への不確かさなどにより不安を抱いていることが多い。そのため，できるだけ不安が軽減するようにかかわる。また，受診に至るまで（あるいは受診と受診の間の期間）の様子・経過を小児や家族から聴取し，小児の状態とセルフケア能力をアセスメントしたり，小児のこれまでの経験について尋(たず)ねたりすることで，その子に合ったケアを提供できる。

外来では，多くの患者が来院するため必要時にトリアージを実施し，重症な小児が適切なタイミングで診察や処置を受けられるようにしなければならない。そのため，処置・検査を急いで行う場合もあるが，処置時に説明なく押さえつけられた経験がその後の小児の検査・処置，医療者に対する恐怖や不信につながることもある。プレパレーションやディストラクションを用いて可能な限り小児の恐怖や苦痛を軽減することや，正確な技術で素早く処置を終わらせるようにするなどの子ども中心のケアを提供し，小児のがんばる力を引き出す。

長期間にわたり受診が必要になる小児に対しては，看護計画を立案し，小児・家族と共有したうえで長期的なゴールに向かってステップアップしていけるように支援する。その際，小児の成長・発達とそれに伴うライフイベント，病状の変化などに合わせた支援を計画・実施することが大切である。

外来看護では，外来から入院となった場合の病棟への情報提供などによって小児・家族と病棟との橋渡しを行う。また，退院し，外来通院になったときには，病棟からの情報の入手とケアプランの共有で，小児と家族が継続した看護ケアを受けることができるようにする。

B 在宅・家庭

在宅・家庭での療養は，医療中心の療養ではなく，小児と家族の生活に必要な療養を組み込んだものである。医療を整えるだけでは不十分で，小児と家族のQOLを維持・向上することを目指す。在宅・家庭では小児と家族のセルフケア能力を必要とする。在宅での生活の初期，小児と家族は医療を中心としていた状態から生活や自立支援を中心としたケアへと移行していく。その後，小児と家族はセルフケアを発揮して安定した生活を維持することを目指す。小児の成長・発達に合わせたセルフケアを行い，家族が不足しているところを補っていく。

看護師は，小児と家族が療養を生活に組み込めているか，セルフケア状況はどうかをアセスメントしながら直接ケアや教育的支援を提供する。また，小児は成長・発達に伴って，①身体機能や治療が変化すること（例：筋ジストロフィーで徐々に身体機能が低下していく場合，体重増加に伴うてんかん薬の調整など），②ライフイベントに伴う生活調整，③親から小児へのセルフケアの移行があるため，繰り返し継続的な病状，身体機能，セルフケアを評価し，必要な治療や生活に合わせた社会資源の導入，成長・発達，病状，ライフイベントに合わせた親が小児へのセルフケアの移行を支援する。

在宅・家庭でのケアを行う看護師は，小児の日常生活を家族とのパートナーシップのもとに支え，状態の変化に応じた病院（入院・外来），保育園・学校，施設との連携や照会，家での小児と家族の様子とセルフケアに関する情報共有を行う。

C 保育園

乳幼児期は成長発達の著しい時期でもあり，基本的生活習慣と集団生活を体験することで社会性を身につける時期のため，ふだんの様子，保育園の健診，親からの情報収集と連携をとりながら，小児の成長·発達を支援する。また，必要時の多職種支援へとつなげる。

幼児期の小児は免疫能(めんえきのう)が未熟で感染症にかかりやすい。その子の様子と，保育園全体の感染症の発生と流行の情報をキャッチし，園内の感染症のまん延を防ぐための感染予防策を実施する。小児の発達に合わせた手洗いの教育など，セルフケアの教育的支援も実施し，小児が自分でやってみること，それをとおして発達を促進する。保育園の看護師は，小児の発達を支援しながら，家族が小児の健康をどのように維持していくのかについての教育的支援を行い，保育園での事故・怪我，感染症罹患(かんせんしょうりかん)，そのほかの健康問題について外来などと情報共有をしていく。

D 学校

学童期以降の小児の生活で，学校は過ごす時間も長く生活の中心で，友達，学習などをとおして自らの適格感や勤勉性・自尊感情をはぐくんでいく。学童期から思春期にかけて通学中・部活動中などの事故や，友人や勉強の問題から落ち込みや不登校になることもある。発達障害では友達との遊びや学習についていけないなど障害の影響が顕著になることがある。学校では学校保健安全法により毎年健康診断が行われる。そのほか，保健教育などにより，自らのからだと健康に関心とセルフケア力をもった大人となることの基盤をつくる。小児のヘルスリテラシーをはぐくみ，身につけた基本的生活習慣をもとに，健康で質の高い生活を自己管理していくための力を養う。

慢性疾患や障害をもつ小児では学校生活を入院時から病院と学校間の連携を図り，治療中の学習の機会や学校とのつながりの確保，治療後の復学，病気や障害をもちながら学校生活を小児・家族・学校への情報提供などによって継続し，計画的に支援することが重要である。現在のわが国は，小学校・中学校は義務教育である一方，現実には医療的ケア（一般的に学校や在宅などで日常的に行われている，痰（たん）の吸引・経管栄養・気管切開部の衛生管理などの医行為を指す）と共に生活する小児が，医療的ケアがあるために学校に通えない，親の付き添いが求められるなどがあり，家庭・訪問看護師・養護教諭との連携や，学校看護師の充実も求められている。

知的障害者・肢体不自由者・身体虚弱者・弱視者・難聴者・そのほか障害のある者で特別支援教育を受けることが適当な小児は特別支援教育を受けることができる。特別支援教育とは，障害のある小児の自立や社会参加に向けた主体的な取り組みを支援するという視点に立ち，小児一人一人の教育的ニーズを把握し，そのもてる力を高め，学習上の困難を改善または克服するため，適切な指導および必要な支援を行うものである。特別支援教育には，特別支援学校・特別支援学級・通常の学級に在籍しながら通級による指導として特別な指導を受けられるものがある。入院中の上記の小児は，身体虚弱者（病弱教育）などとして院内学級などが病院に設置されている場合には転校することで教育を継続できる。在宅療養中の小児でも，同様に地域の特別支援教育を受けることができる。また，インクルーシブ教育の推進も重要とされ，障害のある者と障害のない者が共に学び，障害のある者に必要な「合理的配慮」が提供されることで障害のある者が一般的な教育制度から排除されないこと，自己の生活する地域での初等中等教育の機会が得られることの大切さが訴えられている。

E 施設

重症心身障害児施設・乳児院などの施設は，病院とは異なり生活の場である。重症心身障害児などはからだへのケアによって体調を整えることが必要であるため，施設では医療ケアもされるが，生活の場であることを忘れず，生活の土台としての医療と生活のバランスをとり，小児それぞれの成長発達の促しとQOLの促進とを図ることが重要である。また，体調の急激な変化などが生じて施設から病院へ入院をするときは，施設でのその子について病院との情報共有を図る。長期入所の場合には，家族とのつながりを維持することも大切で，家族との情報共有をし，小児の成長・発達，状態を家族が理解できるようにする。短期や中期入所の場合には，自宅での様子を家族に尋（たず）ね，小児の個別性に合ったケアを提供する。

F 多職種協働

小児へのケアは，子どもと家族中心のケアであり，最適な健康状態と子どもの成長・発

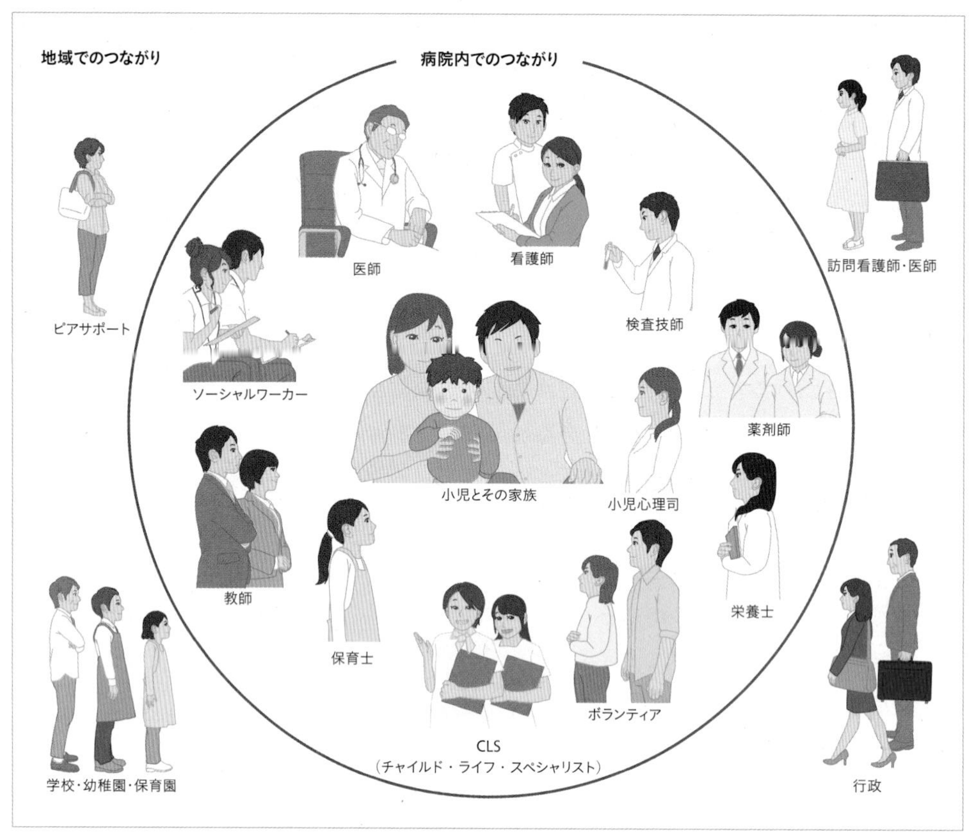

図1-6 小児看護のトータルケアのための多職種協働

達やその子らしい生活，さらにその子と家族のセルフケアを支援することを目標とするため，治療を担う医師・看護師だけでなく，トータルケアを多職種共同で実践することが肝要である。外来・病棟・在宅・保育園や学校・施設のいずれでもトータルケア提供のための多職種協働が必要である。多職種協働にかかわる専門職などは，成長・発達や状態によって小児の生活上，発達上から変化する。たとえば，学童期の小児であれば，学校に関する支援は欠かせず，教師との協働が必要である。

小児を支える多職種には，医師，異なる場の看護師，検査・リハビリテーションなどにかかわる専門職者（理学療法士，作業療法士など），心理士，チャイルド・ライフ・スペシャリスト，医療ソーシャルワーカー，地元の学校教師，養護教諭，院内学級の教師，保育士，保育園看護師，保健師，区役所·市役所などの自治体の職員など，多岐にわたる。しかし，こうしたトータルケアの中心には小児本人と家族がいることを忘れてはならない（図1-6）。また，看護師の一番の協働のパートナーシップは小児の家族と築かれる。家族と協働して多職種と共に小児がどうしたいのか，小児にとっての最善は何かを見いだし，共有し，ケアすることが子どもと家族中心のケアにおける多職種協働である。

G チーム医療

子どもと家族中心のケアを実現するためには，身体的な問題のみに着目するのではなく，身体的問題を抱える子どもと家族の生活や成長発達への影響に対する支援を提供することが求められ，多職種協働のチーム医療が肝要になる。看護師は，医療のあらゆる場に存在することから，チーム医療の要としての役割を果たすことが求められる。チーム医療とは，医療に従事する多種多様な医療スタッフが，それぞれの高い専門性を前提に，目的と情報を共有し，業務を分担しつつも互いに連携・補完し合い，患者の状況に的確に対応した医療を提供することとされ[2, 3]，その効果として，疾病の早期発見・回復促進・重症化予防など医療・生活の質の向上，医療の効率性の向上による医療従事者の負担軽減，医療の標準化・組織化を通じた医療安全の向上などがある[4]。

効果的なチーム医療のチームは，職種間・チームの構成員間にオープンなコミュニケーションがあり，明確な目標が共有されており，互いを尊重する性質をもっている。小児看護においては，子どもと家族の価値観・目標をチームが共有し，子どもと家族もチームの一員に含めることが子どもと家族中心のケアにおけるチーム医療である。

文献

1） 谷川弘治，他編：病気の子どもの心理社会的支援入門；医療保育・病弱教育・医療ソーシャルワーク・心理臨床を学ぶ人に，第2版，ナカニシヤ出版，2009，p.76.
2） チーム医療推進協議会：チーム医療の定義と理念，https://www.team-med.jp/philosophy（最終アクセス日：2022/5/17）
3） 厚生労働省：チーム医療の推進について（チーム医療の推進に関する検討会報告書），https://www.mhlw.go.jp/shingi/2010/03/dl/s0319-9a.pdf，2010.（最終アクセス日：2022/5/17）
4） 前掲2）.

本章の参考文献

・ Friedman MM, et al.：Family nursing research；research, theory, and practice, 5th ed, Prentice Hall, 2003.
・ Duvall EM, Miller BC：Developmental tasks；individual and family, in Marriage and family development, Harpercollins College Div, 1984.
・ 文部科学省初等中等教育局特別支援教育課：学校における医療的ケアの必要な児童生徒等への対応について，https://www.mhlw.go.jp/file/06-Seisakujouhou-12200000-Shakaiengokyokushougaihokenfukushibu/0000180999.pdf（最終アクセス日：2019/10/14）
・ 文部科学省：共生社会の形成に向けたインクルーシブ教育システム構築のための特別支援教育の推進（報告），文部科学省初等中等教育分科会，https://www.mext.go.jp/b_menu/shingi/chukyo/chukyo3/044/houkoku/1321667.htm

第2章

小児看護・医療における諸統計とその変遷・展望

この章では

- 小児看護・医療の歴史を学ぶ。
- 統計データをもとに小児看護の変遷を理解する。
- 小児看護の国際動向を学ぶ。
- 小児看護・医療の課題と展望について理解する。

I 小児看護・医療の歴史

A わが国における小児医療の歴史

1. 小児医療の変遷

わが国では,明治より前の時代には,漢方医による小児医療が提供されていた。1896（明治29）年に現在の日本小児科学会につながる小児科研究会が創立され,同時期に機関紙「小児科」が刊行された。1890年代の帝国大学（東京帝国大学）小児科学教室の創設と同時期に,ドイツ小児科学がわが国に伝わり，1901（明治34）年には日本小児科学会が設立された。この時期の小児医療の中心的課題は，結核やポリオ・肺炎や消化器疾患などの感染症の患者の治療が多くを占めていた。

第2次世界大戦終結後の1945（昭和20）年には，戦災により多くの医療施設が機能できず医療従事者が不足し，予防医薬品や衛生材料が安定的に供給されないといった困難な状況が生じた。このような状況下で日本の小児医療は，アメリカ小児科医学の影響を強く受けて発展した。また，終戦直後のわが国は感染症まん延の脅威にさらされていた。このようななか1948（昭和23）年に公布された予防接種法は,感染症の重篤化予防に貢献した。

1965（昭和40）年には母子保健法が制定され，現在に至るまで，妊娠中から幼児期までを支援する，妊産婦健康診査および乳幼児健康診査などの制度を提供し続けている。1980年代には人工肺サーファクタントを使用した治療によって早産児の生命予後が著明に改善され，新生児死亡率がさらに低下した。また小児医療も世界最高水準にまで到達した。

1990年代になると感染症がさらに減少した一方で，予防接種による種痘後脳炎（しゅとうごのうえん）などの有害作用が社会問題となった。これを受けて1994（平成6）年の予防接種法改正では，接種要件が接種を怠ると罰則が科せられる義務接種から，罰則規定のない任意接種へと変更された。

2000年代後半になると乳幼児が使用可能な吸入ステロイド薬による気管支喘息（きかんしぜんそく）の軽症化など，小児の疾病（しっぺい）構造は大きく変化した。その結果，現在では感染症にかわって，事故や悪性腫瘍（あくせいしゅよう）などで死亡する小児のほうが多い状況となった。また近年の医療技術の進歩により新生児死亡率は著しく低下しており，新生児集中治療室（neonatal intensive care unit；NICU）を退院した小児や，重症度が高い疾病をもちながら成人へと移行する小児が増加している。このような健康障害に関連した継続的に医療を必要とする小児の増加に伴い，小児と家族のQOLを担保する医療の在り方が求められている。特に，小児がんサバイバーに対する晩期合併症への対応や長期的フォロー，アレルギー疾患患者では家族からセルフケアへの移行の支援，発達障害のある小児への長期的フォローなど，各疾患や障害の状況に応じた小児医療の提供が求められている。このような情勢のなかで，ライフステージとライフサイクルの観点で生命の誕生から次世代の出生までを対象とする成育医療の概念が提言された。2002（平成14）年には現在の国立成育医療研究センターが開設され，2018（平成30）年には日本小児科学会より成育支援の重要性が含まれた提言が出されるなど，成育医療という概念は小児医療を支えるものとなっている。

また，小児医療は発達の途上にある小児と家族を対象に，養育機能向上への支援，軽症の外来受診への対応，医療的ケアが必要な小児や発達障害のある小児への生活支援など，地域での小児と家族の生活を，保育・教育・福祉などの多職種と連携しながら支援することが求められる。

2. わが国の小児の入院施設

わが国では，近代医療の発展する前の奈良時代から，淳和（じゅんな）皇后により孤児を養育する収容施設が存在した。それは明治時代を経て，第2次世界大戦後の戦災孤児の収容施設であるエリザベス・サンダースホームなど，現在まで連綿と続いている。近代的な医療による小児の入院治療を行う施設としては，1889（明治22）年の帝国大学での小児科学教室の設置を皮切りに，大学附属病院および一般病院の小児科を中心として，小児医療が担（にな）われるようになった。欧米の小児病院での小児医療の進歩を受けて，1965（昭和40）年には，わが国で初めての小児総合医療施設である国立小児病院が開設された。その後，地方自治体が母体である小児総合医療施設が全国に設立された。

近年の著しい少子化の影響により，近年，小児科を標榜（ひょうぼう）する一般病院は減少し続けており，1990（平成2）年は4119施設であったが2022（令和4）年には2485施設となっている[1)]。2017（平成29）年の全国の1日当たりの15歳未満の子どもの患者数は，入院が約2.8万人，外来が約74万人である[2)]。小児医療の全体的な患者数は，出生数の減少によって入院・外来ともに減少しており，小児医療の経済的な状況の逼迫（ひっぱく），入院施設の減少，過疎化・偏在化が進んでいる。入院する小児の傷病としては，先天奇形・変形および染色体異常，周産期に発生した病態，呼吸器系の疾患，神経系の疾患の割合が多い。

B わが国における小児看護の歴史

1. 小児看護の歴史的変遷

1887（明治20）年に帝国大学にて，官立で初めての近代看護師教育が開始された。1904（明治37）年には，学校に看護師が初めて雇い入れられた。1915（大正4）年に医学博士である弘田長（ひろたつかさ）により「小児看護の栞」が刊行された。「病児の看護」の項では，看護師には，客観的な観察力を有して小児に代わり病状を把握し迅速に対応する能力が必要である旨が記述されている。この頃の看護師には，主には診療の補助をする役割が期待されていた。1942（昭和 17）年に保健師・助産師・看護師が医療関係者として規定され，1948（昭和23）年に公布された保健師助産師看護師法の第 5 条に看護師は「厚生労働大臣の免許を受けて，傷病者若しくはじよく婦に対する療養上の世話又は診療の補助を行うことを業とする者をいう」と規定された[3)]。1965（昭和 40）年以降に小児専門病院が設立された後から，小児と母親が病院でも共に過ごせることが大切とされながらも，家族面会は制限されている病院が多かった。また一方では，入院中の小児に家族が付き添うことが許されていて，小児の世話を担（にな）う要員としての付き添いが求められる状況は 1970 年代になってからも継続しつつも，少しずつ母親と小児を 1 単位としてケアするという考え方が浸透してきた。その結果，現代ではファミリーハウスなどの付き添い家族への支援体制も整備されつつあり，家族は小児を支援するチームの一員であると同時に，支援される対象でもあると考えられるようになっている。

1994（平成 6）年に少子・高齢社会看護問題検討会の報告書で，看護系大学・大学院などの高等教育の重要性が指摘された。その結果，看護系大学・大学院の設置が進み，看護系大学は 1991（平成 3）年の 11 校から，2020（令和 2）年は 274 校へと，劇的に増加した[4)]。また 2002（平成 14）年に行われた看護婦から看護師への名称改正と看護教育のカリキュラム改正に伴い，小児看護の教育においても，専門職として能力向上が求められるようになった。また近年の医療の進歩や社会情勢の変化に伴い，小児看護が対象とする時期は，新生児期から移行期を経過した成人期まで広がりをみせ，対応すべき疾患・障害・症状の多様性も増している。さらに核家族化や地域コミュニティーの希薄化，小児と触れ合う経験が少ないままに親となる両親の多さにより，子育てをする力の低下が指摘されており，家庭での良好な養育が行われるための支援も求められる。このように，現在および今後の小児看護には，広い知識に根ざし，小児を中心に家族も含めて支援をする視点が肝要である。

2. 小児看護の専門分化

小児の疾病（しっぺい）構造の変化，治療技術の進歩に応じて，小児看護にもより高い専門性が求められている。アメリカでは，専門分野に特化した大学院での学位取得，高度レベルの国家認証，小児および家族に焦点を当てた実践の基準を満たした**高度実践看護師**（advanced practice nurse；APN）が増加している[5)]。わが国でも，1990 年代に入ると日本小児看護学会・日本新生児看護学会などが，2000 年代には日本小児がん看護学会が設立され，小児看護の臨床・教育・研究の知見が共有されるようになった。このような流れのなかで，日本看護協会が「熟練した看護技術及び知識を用いて，水準の高い看護実践のできる認定看護師を社会に送りだすことにより，看護現場における看護ケアの広がりと質の向上を図ることを目的」[6)]に認定看護師を設定している。2002（平成 14）年には**小児看護専門看護師**が認定され，現在は小児看護に関連する認定看護分野として，新生児集中ケアおよび小児救急看護が設けられており，2020（令和 2）年には小児プライマリケアへの名称変更が行われ，プライマリケアの重要性が確認されている。医療機関での急性状況における看護と共に重篤な状態にある小児の重症化予防・外来および地域などのプライマリケアの場におけるトリアージなどの知識を身に付けた，臨床と研究の両面で力を発揮して小児と家族をケアする看護師の育成が求められている。

Ⅱ 小児看護・医療における諸統計

小児の健康の向上を目的とした看護・医療を行う際，まず，それらに関する現状を正確に把握し，問題を明確化すること，次にそれらを評価し，看護・医療にその結果を生かすことが求められる。国や地域の健康状態を表す健康指標は，経年の変化，地域による分布の違い，小児の年齢や疾患などの属性の特徴など，国や地域の現状を知るだけでなく，保健・医療活動を評価する材料としても非常に重要である。日本国民の医療・保健に関連する政策を推進する厚生労働省をはじめ，わが国の政府が公表する統計データは，政府統計の総合窓口（e-Stat）にまとめて公表されている。これらのような国の統計データは，さらに，国際比較・持続可能な開発目標（Sustainable Development Goals：SDGs）のためのモニタリングや開発途上国の開発のためなど国際的にも活用されている。本節では，それら様々な統計資料をもとに，小児の健康状態の変遷と課題について探っていきたい。

A 人口の動向

男女別に年齢ごとの人口を表した人口ピラミッドは，開発途上国などでは，出生数が多く，死亡などにより，年齢を重ねていくうちに人口が少なくなる三角形のピラミッド状の形を示す。しかし，わが国の人口ピラミッドは，老年人口（65歳以上）が多く，年少人口（0～14歳）が少ない，つぼ型とよばれる形状をしている（図2-1）。

わが国は，老年人口の割合が全人口の21％を超える「**超高齢社会**」であり，医療・福祉など増加する高齢人口の問題への対応が課題となっている。一方，出生率の低下により，小児の数が少なくなる**少子化**は，わが国の人口問題の一つであり，国をあげて，少子化をめぐる現状調査と対策が実施されている。これらの人口問題は，相互に関係し合っており，人口減少に対応した社会づくりが急務とされている。総務省は，人口推計を実施しており，統計結果は毎年一般に公開されている。また，少子化の現状と対策の結果は，少子化社会対策白書として毎年報告され，内閣府のホームページより閲覧することができる。2022（令和4）年，わが国の総人口は約1億2495万人であり，2011（平成23）年以降，年々減少しており，今後も減少することが推定されている。そのうち，65歳以上の老年人口は総人口の約29％を占め，今後も増加が推定されている。2025年には団塊の世代が75歳以上となる**2025年問題**，2035年には団塊の世代のジュニアが65歳以上となる**2035年問題**

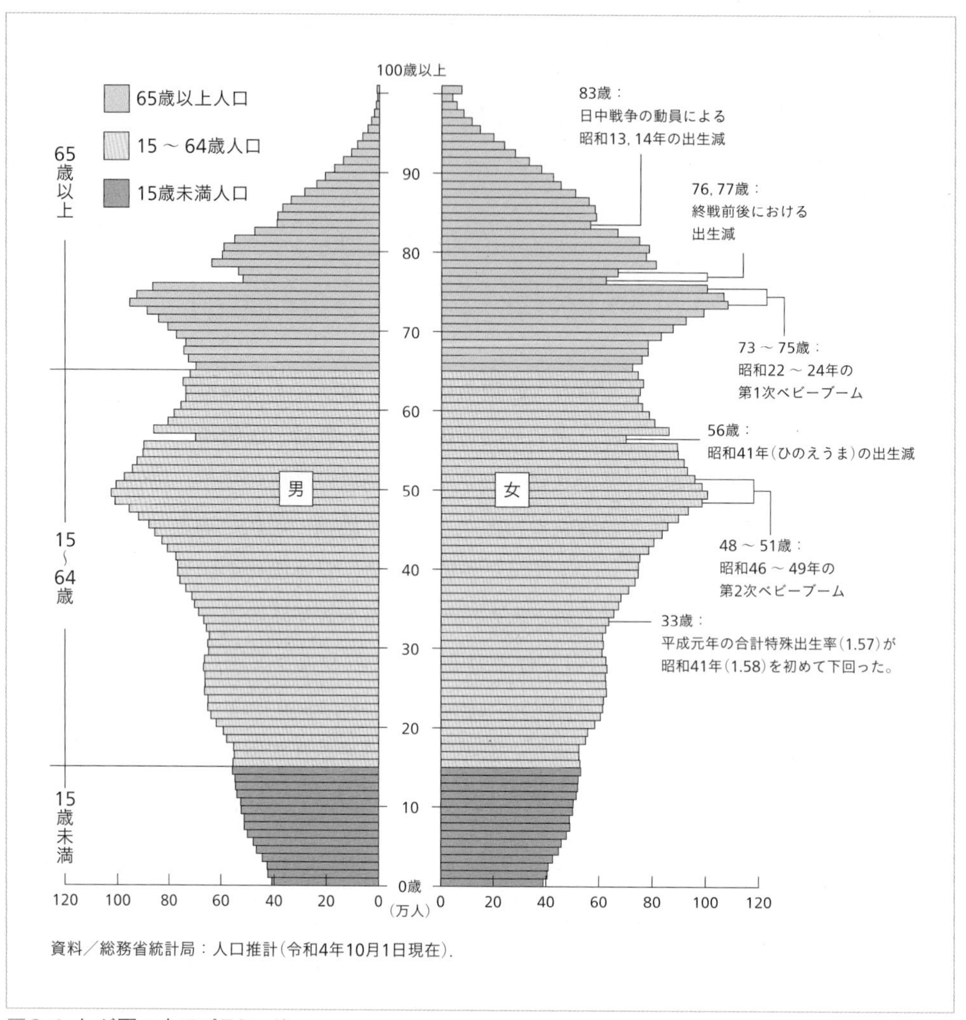

図 2-1 わが国の人口ピラミッド

に対して，国をあげて医療介護改革に取り組んでいる。一方，2022（令和 4）年の 15 歳未満の年少人口は，総人口の 11.6%であり，今後さらに減少することが推定されている（図 2-2）。

B 出生と家族にかかわる統計

1. 出生数

わが国の年間の**出生数**は，第 1 次ベビーブームである 1947（昭和 22）～ 1949（昭和 24）年の約 270 万人をピークとして，第 2 次ベビーブームである 1971（昭和 46）～ 1974（昭和 49）年の約 210 万人を境に，徐々に減少を続け，2022（令和 4）年には過去最低の 77 万 747 人（概数）となった（図 2-3）。

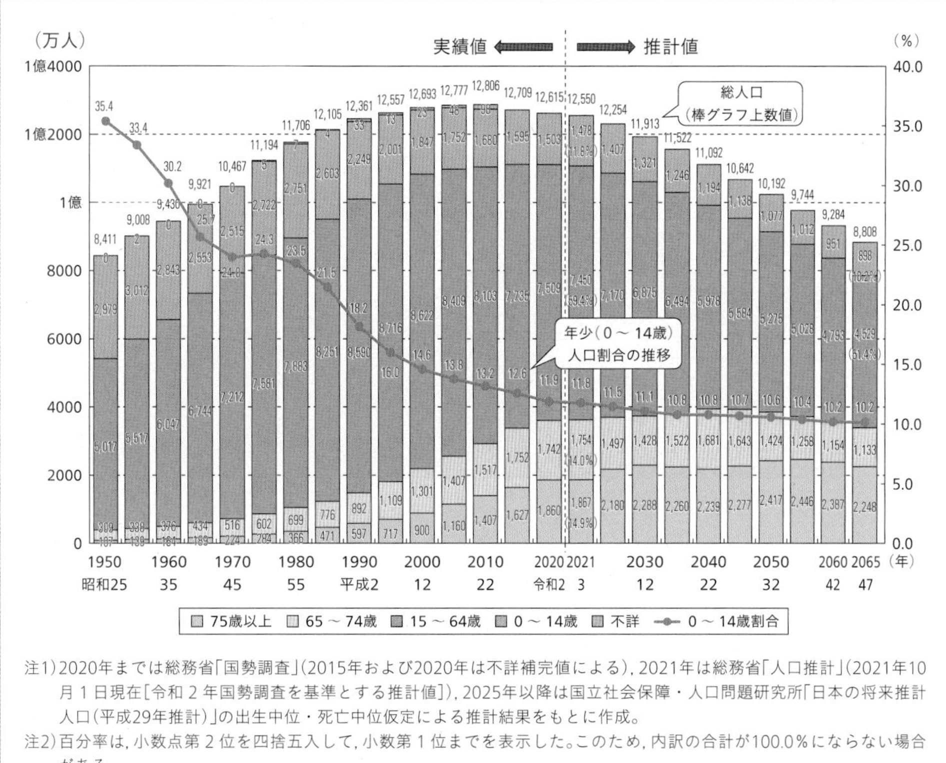

注1）2020年までは総務省「国勢調査」(2015年および2020年は不詳補完値による)，2021年は総務省「人口推計」(2021年10月1日現在[令和2年国勢調査を基準とする推計値])，2025年以降は国立社会保障・人口問題研究所「日本の将来推計人口(平成29年推計)」の出生中位・死亡中位仮定による推計結果をもとに作成。

注2）百分率は，小数点第2位を四捨五入して，小数第1位までを表示した。このため，内訳の合計が100.0%にならない場合がある。

資料／内閣府：令和4年版少子化社会対策白書　概要(PDF版)第1章　少子化をめぐる現状，p.2，2021.

図2-2 わが国の総人口および人口構造の推移と見通し

2. 合計特殊出生率

合計特殊出生率とは，ある期間に測定された女性の年齢別出生率を再生産年齢（通常15～49歳）にわたり合計したものであり，1人の女性が一生の間に産む子どもの数に相当する。2.07を下回ると人口数が維持されない，すなわち人口減少となる。わが国の合計特殊出生率は，第1次ベビーブーム期には4.3を超えていたが，その後，急速に減少し，1957（昭和32）年頃より，1966（昭和41）年の丙午（ひのえうま）を除いて，ほぼ横ばいの約2.1台で推移していた。しかし，第2次ベビーブーム以降，徐々に減少を続け，1989（平成元）年に丙午を下回る1.57（1.57ショック），2005（平成17）年に過去最低の1.26となった。その後は，微増することはあったものの低下を続け，厚生労働省の2023（令和4）年人口動態統計月報年計（概数）によると，同年の合計特殊出生率は1.26である（図2-3）。

3. 出生時の母親年齢，世帯構造

第1子の出生時の母親の平均年齢は，1975（昭和50）年25.7歳，2015（平成27）年，2021（令和3）年ともに30.9歳である。第1子出産平均年齢の上昇には，晩婚化や共働き

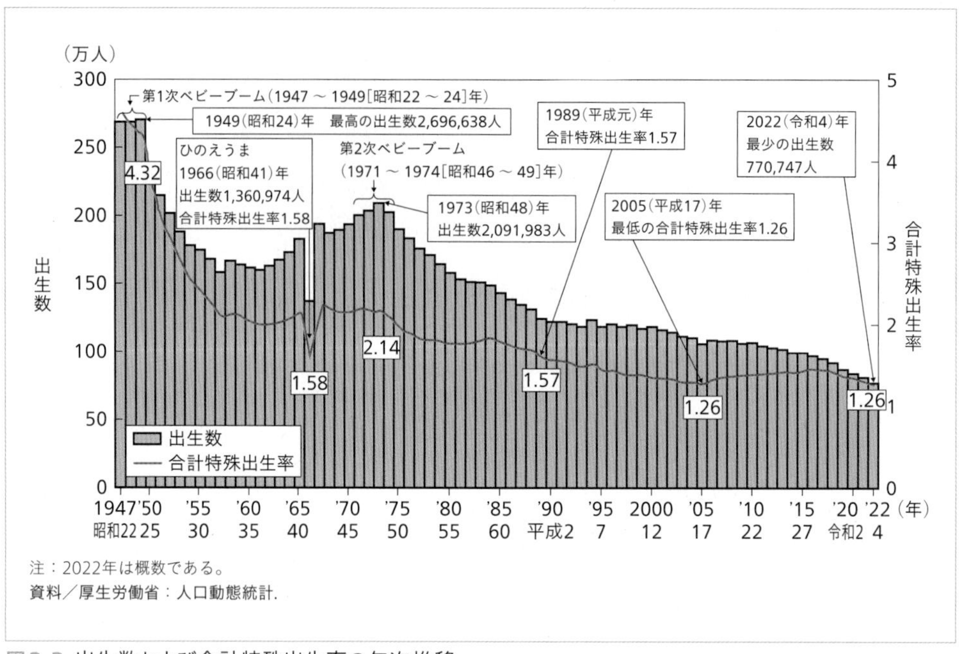

注：2022年は概数である。
資料／厚生労働省：人口動態統計.

図2-3 出生数および合計特殊出生率の年次推移

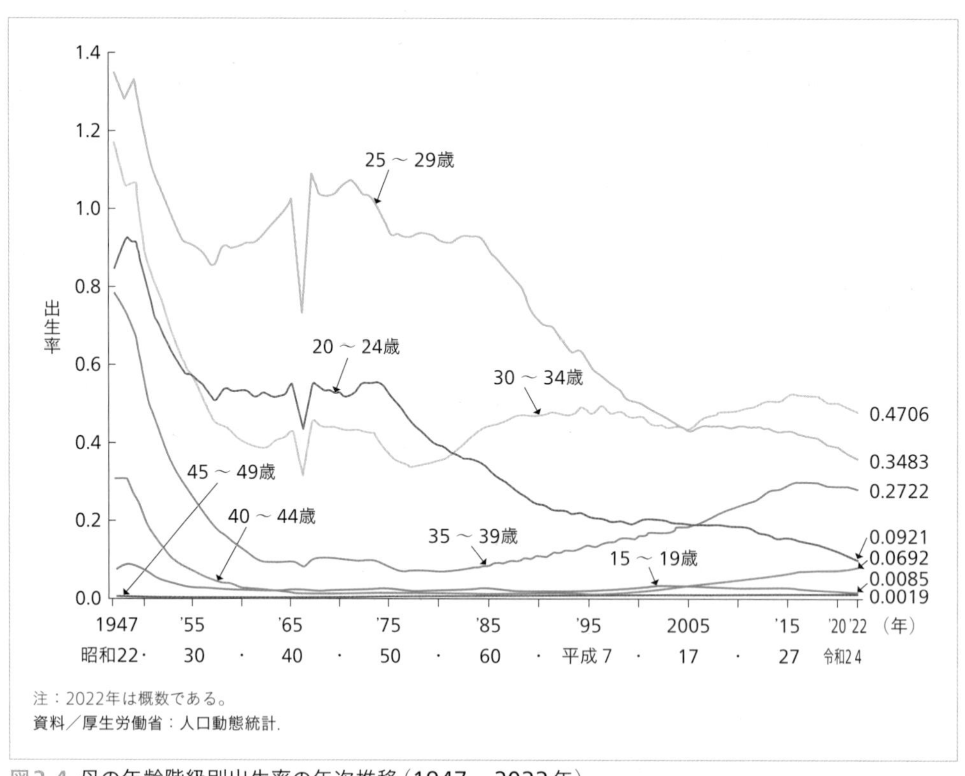

注：2022年は概数である。
資料／厚生労働省：人口動態統計.

図2-4 母の年齢階級別出生率の年次推移(1947〜2022年)

の増加も関係していると考えられる。平均年齢の上昇で，高齢出産に伴う妊娠・出産のリスクに応じたケアの提供も大切になる（図 2-4）。近年，少子化対策として，妊娠前から女性とパートナーが生活や健康に向き合う「プレコンセプションケア」などもある。

わが国の世帯構造は，世帯員が 1 人で構成される「単独世帯」，世帯主と配偶者のみで構成される「夫婦のみの世帯」，父親または母親と未婚の子どもで構成される「ひとり親と未婚の子のみの世帯」が増加し，2001（平成 13）年頃まで全世帯の 10％以上を占めていたが，世帯主を中心に直系三世代以上で構成される「三世代世帯」は，減少している。2021（令和 3）年の世帯構造は，「単独世帯」が 29.5％，「夫婦と未婚の子のみの世帯」が 27.5％，「夫婦のみの世帯」が 24.5％，「三世代世帯」は，全世帯の 4.9％であった。また，「ひとり親と未婚の子のみの世帯」の割合は 7.1％である（表 2-1）。わが国の世帯構造は，夫婦のみ，もしくは夫婦またはひとり親とその未婚の子どもからなる核家族が増加する**核家族化**，また，**未婚化**や**晩婚化**の進行という結婚をめぐる変化を示している。このような家族構成の核家族化による変化が，育児の孤立化や家庭の養育力の低下などを招いているという指摘もある。

表 2-1 世帯構造別，世帯類型別世帯数および平均世帯人員の年次推移

年次	総数	世帯構造						世帯類型				平均世帯人員
		単独世帯	夫婦のみの世帯	夫婦と未婚の子のみの世帯	ひとり親と未婚の子のみの世帯	三世代世帯	その他の世帯	高齢者世帯	母子世帯	父子世帯	その他の世帯	
	推計数（単位：千世帯）											（人）
昭和61年（1986）	37 544	6 826	5 401	15 525	1 908	5 757	2 127	2 362	600	115	34 468	3.22
平成元年（'89）	39 417	7 866	6 322	15 478	1 985	5 599	2 166	3 057	554	100	35 707	3.10
4（'92）	41 210	8 974	7 071	15 247	1 998	5 390	2 529	3 688	480	86	36 957	2.99
7（'95）	40 770	9 213	7 488	14 398	2 112	5 082	2 478	4 390	483	84	35 812	2.91
10（'98）	44 496	10 627	8 781	14 951	2 364	5 125	2 648	5 614	502	78	38 302	2.81
13（2001）	45 664	11 017	9 403	14 872	2 618	4 844	2 909	6 654	587	80	38 343	2.75
16（'04）	46 323	10 817	10 161	15 125	2 774	4 512	2 934	7 874	627	90	37 732	2.72
19（'07）	48 023	11 983	10 636	15 015	3 006	4 045	3 337	9 009	717	100	38 197	2.63
22（'10）	48 638	12 386	10 994	14 922	3 180	3 835	3 320	10 207	708	77	37 646	2.59
25（'13）	50 112	13 285	11 644	14 899	3 621	3 329	3 334	11 614	821	91	37 586	2.51
28（'16）	49 945	13 434	11 850	14 744	3 640	2 947	3 330	13 271	712	91	35 871	2.47
令和元年（'19）	51 785	14 907	12 639	14 718	3 616	2 627	3 278	14 878	644	76	36 187	2.39
3（'21）	51 914	15 292	12 714	14 272	3 693	2 563	3 379	15 062	623	63	36 165	2.37
	構成割合（単位：％）											
昭和61年（1986）	100.0	18.2	14.4	41.4	5.1	15.3	5.7	6.3	1.6	0.3	91.8	·
平成元年（'89）	100.0	20.0	16.0	39.3	5.0	14.2	5.5	7.8	1.4	0.3	90.6	·
4（'92）	100.0	21.8	17.2	37.0	4.8	13.1	6.1	8.9	1.2	0.2	89.7	·
7（'95）	100.0	22.6	18.4	35.3	5.2	12.5	6.1	10.8	1.2	0.2	87.8	·
10（'98）	100.0	23.9	19.7	33.6	5.3	11.5	6.0	12.6	1.1	0.2	86.1	·
13（2001）	100.0	24.1	20.6	32.6	5.7	10.6	6.4	14.6	1.3	0.2	84.0	·
16（'04）	100.0	23.4	21.9	32.7	6.0	9.7	6.3	17.0	1.4	0.2	81.5	·
19（'07）	100.0	25.0	22.1	31.3	6.3	8.4	6.9	18.8	1.5	0.2	79.5	·
22（'10）	100.0	25.5	22.6	30.7	6.5	7.9	6.8	21.0	1.5	0.2	77.4	·
25（'13）	100.0	26.5	23.2	29.7	7.2	6.6	6.7	23.2	1.6	0.2	75.0	·
28（'16）	100.0	26.9	23.7	29.5	7.3	5.9	6.7	26.6	1.4	0.2	71.8	·
令和元年（'19）	100.0	28.8	24.4	28.4	7.0	5.1	6.3	28.7	1.2	0.1	69.9	·
3（'21）	100.0	29.5	24.5	27.5	7.1	4.9	6.5	29.0	1.2	0.1	69.7	·

注 1）平成 7 年の数値は，兵庫県を除いたものである。
2）平成 28 年の数値は，熊本県を除いたものである。
資料／厚生労働省：令和 3 年国民生活基礎調査の概況.

C 小児の死亡にかかわる統計

わが国の小児の死亡にかかわる統計データは，厚生労働省が毎年実施する人口動態調査で確認することができる（表 2-2）。死亡数などの数値データの現状と経年の変化や，小児の死因の特徴を理解して，看護を提供する必要がある。

表2-2 人口動態総覧（率），年次推移

	出生率（人口千対）	合計特殊出生率	死亡率（人口千対）	乳児死亡率（出生千対）	新生児死亡率（出生千対）	死産率（出産千対）	周産期死亡率（出産千対）	早期新生児死亡率（出生千対）
明治33（1900）年	32.4	…	20.8	155	79	88.5	…	…
43（1910）年	34.8	…	21.6	161.2	74.1	84.2	…	…
大正9（1920）年	36.2	…	25.4	165.7	69	66.4	…	…
昭和5（1930）年	32.4	…	18.2	124.1	49.9	53.4	…	…
15（1940）年	29.4	…	16.5	90	38.7	46	…	…
25（1950）年	28.1	3.65	10.9	60.1	27.4	84.9	…	15.1
35（1960）年	17.2	2	7.6	30.7	17	100.4	…	10.6
45（1970）年	18.8	2.13	6.9	13.1	8.7	65.3	…	6.6
55（1980）年	13.6	1.75	6.2	7.5	4.9	46.8	20.2	3.9
60（1985）年	11.9	1.76	6.3	5.5	3.4	46	15.4	2.6
平成2（1990）年	10	1.54	6.7	4.6	2.6	42.3	11.1	1.9
7（1995）年	9.6	1.42	7.4	4.3	2.2	32.1	7	1.5
12（2000）年	9.5	1.36	7.7	3.2	1.8	31.2	5.8	1.3
17（2005）年	8.4	1.26	8.6	2.8	1.4	29.1	4.8	1
20（2008）年	8.7	1.37	9.1	2.6	1.2	25.2	4.3	0.9
21（2009）年	8.5	1.37	9.1	2.4	1.2	24.6	4.2	0.8
22（2010）年	8.5	1.39	9.5	2.3	1.1	24.2	4.2	0.8
23（2011）年	8.3	1.39	9.9	2.3	1.1	23.9	4.1	0.8
24（2012）年	8.2	1.41	10	2.2	1	23.4	4	0.8
25（2013）年	8.2	1.43	10.1	2.1	1	22.9	3.7	0.7
26（2014）年	8	1.42	10.1	2.1	0.9	22.9	3.7	0.7
27（2015）年	8	1.45	10.3	1.9	0.9	22	3.7	0.7
28（2016）年	7.8	1.44	10.5	2	0.9	21	3.6	0.7
29（2017）年	7.6	1.43	10.8	1.9	0.9	21.1	3.5	0.7
30（2018）年	7.4	1.42	11.0	1.9	0.9	20.9	3.3	0.7
令和元（2019）年	7.0	1.36	11.2	1.9	0.9	22.0	3.4	0.7
2（2020）年	6.8	1.33	11.1	1.8	0.8	20.1	3.2	0.7
3（2021）年	6.6	1.30	11.7	1.7	0.8	19.7	3.4	0.6
4（2022）年	6.3	1.26	12.9	1.8	0.8	19.3	3.3	0.6

注：新生児死亡の昭和 18 年以前は 1 か月未満の死亡である。令和 4 年は概数である。

$$出生率=\frac{年間出生数}{人口}\times 1000$$

$$合計特殊出生率=\frac{年間の母の年齢別出生数}{年齢別女性人口}\quad 15〜49歳までの合計$$

$$死亡率=\frac{年間死亡数}{人口}\times 1000$$

$$乳児死亡率=\frac{年間乳児死亡数}{年間出生数}\times 1000$$

$$新生児死亡率=\frac{年間新生児死亡数}{年間出生数}\times 1000$$

$$死産率（総数・自然・人工）=\frac{年間死産数（妊娠満12週以後の死児の出産）（総数・自然・人工）}{年間出産数（年間出生数＋年間死産数）}\times 1000$$

$$周産期死亡率=\frac{年間周産期死亡数}{年間出生数＋年間の妊娠満22週以降の死産数}\times 1000$$

$$早期新生児死亡率=\frac{年間早期新生児死亡数（生後1週［7日］未満の死亡数）}{年間出生数}\times 1000$$

資料／厚生労働省：人口動態統計.

1. 新生児死亡

新生児死亡とは，生後4週（28日）未満の新生児期の死亡のことで，通常，出生千対の**新生児死亡率**で表す。新生児死亡は，母体の健康状態や養育環境の影響を強く受けるため，地域の保健・医療水準や環境衛生を反映する重要な指標である。戦後より，新生児死亡率は著しく改善し，1950（昭和25）年には出生千対27.4人であったが，近年は出生千対1人を割っており，2022（令和4）年は出生千対0.8人（概数）であった（表2-2）。この値は，世界の新生児死亡率との比較においても優れている。新生児死亡率の改善の理由として，栄養状態の改善，母親の健康状態の改善，予防接種の普及などといった公衆衛生の改善と医学の進歩があげられる。

2. 周産期死亡

周産期死亡とは，世界保健機関（World Health Organization：WHO）によって定められた「疾病及び関連保健問題の国際統計分類第10回改訂」（ICD-10）の定義に合わせ，妊娠満22週以後の死産と早期新生児死亡を合わせたもののことを指し，通常，出産千対の周産期死亡率で表す。周産期死亡は母体と胎児の健康状態を反映する指標として非常に重要である。わが国の周産期死亡率は，1980（昭和55）年には出産千対20.2人であったが，公衆衛生の改善などにより著しく改善した。近年は，「健やか親子21」「子ども・子育てビジョン」「少子化社会対策大綱」「ニッポン一億総活躍プラン」などの政策によって，ハイリスク出産が増加しているにもかかわらず，周産期医療体制の整備などにより周産期死亡率は漸減（ぜんげん）しており，2022（令和2）年は出産千対3.3人（概数）と，海外と比較しても非常に高水準で推移している（表2-2）。

3. 乳児死亡

乳児死亡とは，生後1年未満の死亡を指し，通常，出生千対の乳児死亡率で表す。乳児死亡は，母体の健康状態や養育条件などの影響を強く受けること，地域の衛生状態の良否，経済や教育を含めた社会状態を反映する指標として重要である。わが国の乳児死亡率は，戦後の1950（昭和25）年に出生千対60.1人であったが，その後著しく改善し，近年は世界的にも有数の低率国であり，2022（令和4）年は出生千対1.8人（概数）であった（表2-2）。乳児死亡率の低下の理由として，新生児死亡の改善と同様に，栄養状態の改善，母親の健康状態の改善，予防接種の普及などといった公衆衛生の改善と医学の進歩があげられる。そのため，肺炎など感染症による死亡は減り，2022（令和4）年の乳児死亡の死因は，「先天奇形等」「呼吸障害等（周産期に特異的な呼吸障害および心血管障害）」「不慮の事故」「妊娠期間等に関連する障害」「乳幼児突然死症候群」となっている（表2-3）。乳児の不慮の事故は窒息が主であり（図2-5），原因の解明とともに，医療者，保護者などへの知識の普及，啓発が重要である。

表2-3 年齢別, 死因順位（1～5位）および死亡率（人口10万対）（2022［令和4］年）

年齢	第1位		第2位		第3位		第4位		第5位	
	死因[4)]	死亡率	死因[4)]	死亡率	死因[4)]	死亡率	死因[4)]	死亡率	死因[4)]	死亡率
全年齢総数[1)]	悪性新生物（腫瘍）	316.1	心疾患	190.8	老衰	147.1	脳血管疾患	88.1	肺炎	60.6
0歳[2)3)]	先天奇形等	62.9	呼吸障害等	25.9	不慮の事故	7.4	妊娠期間等に関連する障害	5.4	乳幼児突然死症候群	5.1
1～4	先天奇形等	3.3	不慮の事故	1.7	悪性新生物（腫瘍）	1.4	心疾患	0.7	肺炎	0.5
5～9	悪性新生物（腫瘍）	1.8	先天奇形等	0.6	不慮の事故	0.6	その他の新生物（腫瘍）	0.3	心疾患	0.2
10～14	自殺	2.3	悪性新生物（腫瘍）	1.6	不慮の事故	0.6	先天奇形等	0.5	心疾患	0.4
15～19	自殺	12.2	不慮の事故	3.6	悪性新生物（腫瘍）	2.3	心疾患	0.8	先天奇形等	0.5

注 1）総数には年齢不詳を含む。
2）0 歳の死亡率は出生 10 万に対する率である。
3）乳児（0 歳）の死因については乳児死因簡単分類を使用した。
4）死因名は次のように略称した。
心疾患（高血圧性を除く）：心疾患
先天奇形，変形および染色体異常：先天奇形等
周産期に特異的な呼吸障害および心血管障害：呼吸障害等
胎児および新生児の出血性障害および血液障害：出血性障害等
資料／厚生労働省：人口動態統計月報年計（概数）.

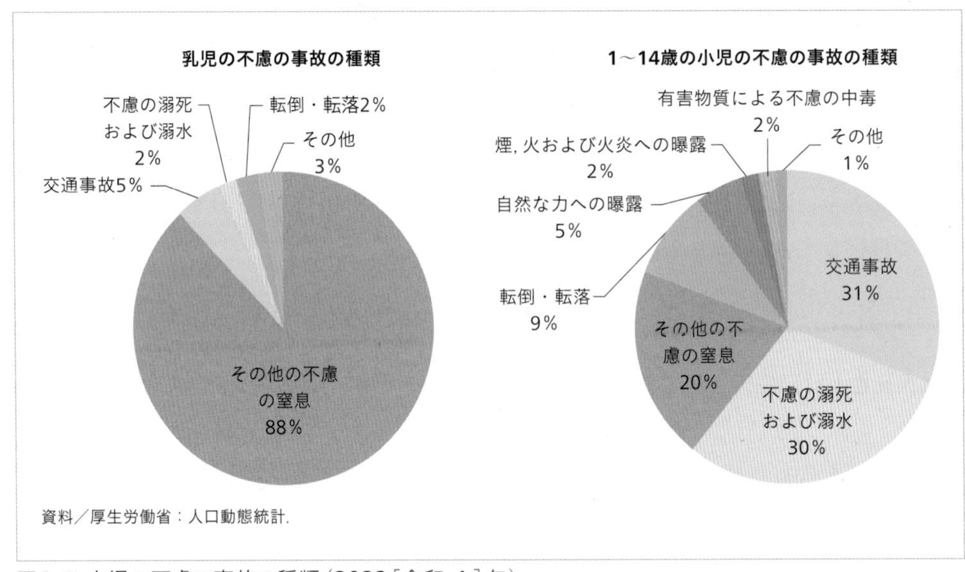

図2-5 小児の不慮の事故の種類（2022［令和 4］年）

4. 子どもの死亡

0～4歳をすぎると小児の死亡率は急激に低下する（表2-4）。死因は，年齢区分で異なる特徴があるため，その特徴を理解する必要がある。

悪性新生物（腫瘍）は，総人口の死因の第1位であり，小児がん（0～14歳）の治癒率は

表2-4 性・年齢（5歳階級）別にみた死亡率（人口10万対）

年齢	1985（昭和60）年	1995（平成7）年	2005（17）年	2010（22）年	2015（27）年	2020（令和2）年	2021（3）年	2022（4）年*
総数[1]	625.5	741.9	858.8	947.1	1029.7	1112.5	1172.7	1285.7
0～4歳	145.3	118.3	73.9	64.4	54.5	44.4	43.7	44.5
5～9	21.1	19.0	11.1	8.6	8.6	6.1	6.7	6.4
10～14	16.5	15.9	9.8	9.4	8.4	8.0	8.3	8.1
15～19	47.2	39.6	27.6	23.6	20.4	22.5	21.9	23.3

注1）年齢不詳を含む。
＊2022年は概数である。
資料／厚生労働省：人口動態統計.

約70～80％の生存率が認められているが，10～14歳の第2位，5～9歳の第1位，1～4，15～19歳の第3位と上位を占めている。

「不慮の事故」は，乳児でも上位に位置していたが，1歳以降も依然として上位を占めている（表2-3）。しかし，内容は乳児とは異なり，約31％を交通事故が占め，その他，浴槽，屋外などでの溺水，窒息，転倒・転落が大半を占めている（図2-5）。成長発達により活動範囲が拡大し，事故内容が変化することを理解する必要がある。

思春期以降の子どもにとって，重要な課題が自殺である。10～19歳の死因の第1位は，自殺であり（表2-3），文部科学省も児童生徒の自殺予防に係る取り組みを実施している。事故防止，自殺予防について，医療者，親などへの知識の普及，啓発の実施，学校，家庭，地域との連携が重要である。

Ⅲ 小児看護・医療の国際的動向

様々な健康指標を用いて，世界の現状・課題を理解することは，国際社会全体の平和と安定，発展のために非常に重要なことである。世界の健康指標は，**国際連合**（United nations：UN），**世界保健機関**，**国際連合児童基金**（United Nations International Children's Emergency Fund：UNICEF）などの国際機関によって，国ごとに集められた統計データをもとに提供されている。これらの統計データは，総務省統計局がわかりやすくまとめており，閲覧することができる。本節では，国際社会の共通の目標と照らし合わせ，健康指標をもとに小児の看護・医療の国際的動向について述べる。

A 人口の動向

人口の動向はUNが提供する統計データから把握することができる。まず，第2次世界大戦以降，人口が急激に増加する**人口爆発**が起こったことによる食料，住宅，用水，雇用の不足による貧困層の拡大や環境破壊，資源枯渇が起こるとされる**人口問題**が指摘されている。2020（令和2）年の総人口は，約78億人であり，人口推定では2030年までに86

億人，2050年に97億人，そして2100年には104億人に達する（図2-6）。増加率は低下しているものの世界人口は今後も増加することが推定されており，小児の健康の向上のためには保健・医療対策だけでなく，将来にわたり持続可能な資源活用，地球環境など包括的な対策が必要である。

もう一つの課題として，世界的な**少子高齢化**があげられる。年齢区分別に人口動態をみると，年少人口（0～14歳）がほぼ横ばいであるのに対し，高齢者（65歳以上）は漸増（ぜんぞう）していく（図2-7）。わが国は世界に先駆けて急速に少子高齢化が進んでいるが，今後は，世界的にも同様の人口動態をたどることも想定し，少子高齢化に対応できるような国際社会を構築していく必要がある。

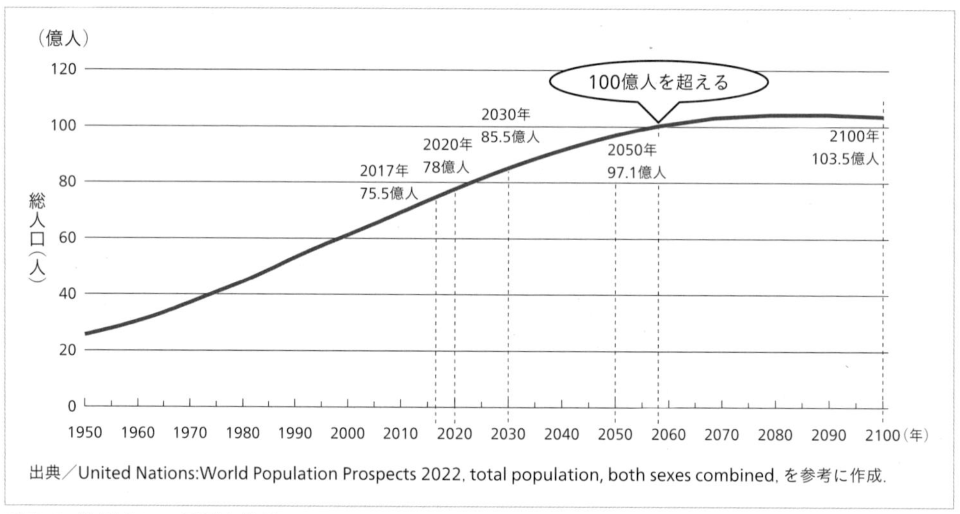

出典／United Nations:World Population Prospects 2022, total population, both sexes combined, を参考に作成.

図2-6 世界人口の累計と推計

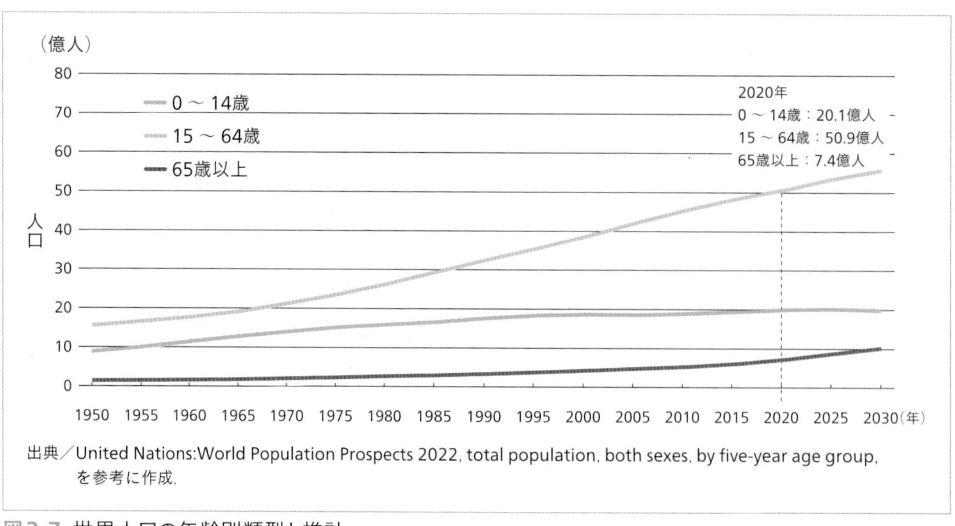

出典／United Nations:World Population Prospects 2022, total population, both sexes, by five-year age group, を参考に作成.

図2-7 世界人口の年齢別類型と推計

B 国際社会の共通目標と健康課題

1990（平成2）年以降，貧困・教育・感染症のまん延の減少など，特に開発途上国の抱える課題が大幅に改善された。その理由として世界規模の課題に対して具体的な目標値が設定され，世界各国が一丸となって働きかけたことがあげられる。本項では，世界の健康問題に対して効果をあげたといわれる「ミレニアム開発目標」と2015（平成27）年から達成に向けて各国が取り組んでいる「持続可能な開発目標」について説明し，現在の小児看護・医療の課題を探っていきたい。

1. ミレニアム開発目標

2000（平成12）年にニューヨークで国連ミレニアム・サミットが開催され，189の国連加盟国の首脳が集まり議論が交わされた。そのなかで採択された「国連ミレニアム宣言」をもとに，**ミレニアム開発目標**（Millennium Development Goals；**MDGs**）が提言された。MDGsは，国際社会が一丸となって取り組むべき課題に対して共通の目標を掲げたものである。具体的には，極度の貧困と飢餓の撲滅などの8つの目標が掲げられた。8つの目標のうち3つ（表2-5，目標4・目標5・目標6）が健康に関する目標であり，それぞれの目標に対して具体的な目標値が設定された。

MDGsの達成に向けた取り組みによって様々な健康課題の改善が認められた。たとえば，1990（平成2）～2015（平成27）年の間に，5歳未満の小児の死亡率は53％減少し，感染症に関しては，HIVの感染を40％減少させることができた。一方で，このような対策に取り残された人々がいることが明らかとなった。最貧困層と富裕層の格差・地域格差など世界全体で健康格差が認められており，小児や妊産婦の健康状態を表す母子保健に関する目標4，5も改善はしたものの，達成には至らなかった（表2-5）。

2. 持続可能な開発目標

2015（平成27）年，ニューヨークで国連サミットが開催され，ミレニアム開発目標の結果を受け，すべての人の平和と豊かな生活を目標とした「持続可能な開発のための2030アジェンダ」が採択された。このアジェンダをもとに，**持続可能な開発目標**（**SDGs**）が提言された。SDGsは達成期限の2030年までに達成すべき目標として，MDGsの目標以外に気候変動など地球の保護や経済格差など新たな分野を盛り込み，開発途上国だけではなく先進国も含むすべての国が取り組むべき課題として17の目標と169のターゲットが掲げられた（表2-6）。健康に係（かか）る目標は，目標3に集約され，MDGsで達成できなかった5歳未満の乳幼児死亡率の削減・妊産婦の健康の改善に関する内容のほか，新たにがんや糖尿病，精神疾患などの非感染性疾患も包含されており，小児の肥満など生活習慣病の予防や治療の視点も盛り込まれている（表2-7）。すべての目標を解決するためには，複数の分

表 2-5 ミレニアム開発目標（MDGs）と達成状況

ロゴ	目標	達成状況
1 ERADICATE EXTREME POVERTY AND HUNGER	目標 1： 極度の貧困と飢餓の撲滅	• 1 日 1.25 ドル以下で生活する人が 14%減少した • 開発途上地域における栄養不良の人々の割合が半減した
2 ACHIEVE UNIVERSAL PRIMARY EDUCATION	目標 2： 初等教育の完全普及の達成	• サハラ以南アフリカを除く，開発途上地域における小学校の純就学率は 91%まで達した
3 PROMOTE GENDER EQUALITY AND EMPOWER WOMEN	目標 3： ジェンダー平等の推進と女性の地位向上	• 開発途上地域での初等・中等教育における男女格差は解消した
4 REDUCE CHILD MORTALITY	目標 4： 児童死亡率の削減	• 5 歳未満児死亡率は 53%減少した
5 IMPROVE MATERNAL HEALTH	目標 5： 妊産婦の健康の改善	• 世界の妊産婦死亡率は 45%減少した • 開発途上地域の妊産婦のうち，望ましい妊産婦健診を受けているのは 2014 年段階で 52%にすぎなかった
6 COMBAT HIV/AIDS, MALARIA AND OTHER DISEASES	目標 6： HIV／エイズ，マラリア，その他の疾病の蔓延の防止	• 2000～ 2013 年で，世界の HIV／エイズの感染は 40%減少した • マラリア対策により，2000～ 2015 年で推定 620 万人以上の命が救われた • 結核対策により，2000～ 2013 年で推定 3700 万人の命が救われた
7 ENSURE ENVIRONMENTAL SUSTAINABILITY	目標 7： 環境の持続可能性を確保	• オゾン層破壊物質は除去・消滅され，オゾン層の回復が見込まれる • 2015 年には世界人口の 91%（1990 年と比較して 15%改善）が改良された飲料水源を使用
8 GLOBAL PARTNERSHIP FOR DEVELOPMENT	目標 8： 開発のためのグローバルなパートナーシップの推進	• 政府開発援助（ODA）は 2000～ 2014 年に 66%増加 • 携帯電話の契約数が 10 倍に増加 • インターネット普及率が 2000 年の 6%から 2015 年までに 43%に増加

出典／ United Nations：The Millennium Development Goals Report 2015，2015．を参考に作成．

野で連携し，包括的に取り組む必要があることが指摘されている。

C 小児の死亡にかかわる統計

小児の死亡にかかわる統計データは，UN や UNICEF が提供する統計データから把握することができる。前述したように現在も 5 歳未満の小児，妊産婦の死亡は世界的な課題であり，それらの現状を把握するとともに，小児の死因の特徴を理解し，医療・看護に生かす必要がある。

1. 小児の死亡

1990（平成 2）年には，出生千対 93.2 人の 5 歳未満児，出生千対 64.8 人の乳児，出生千対 36.7 人の新生児が死亡していたが，MDGs の採択後，小児の死亡率の減少は加速し，

表2-6 持続可能な開発目標（SDGs）

目標	詳細
①貧困	あらゆる場所あらゆる形態の貧困を終わらせる。
②飢餓	飢餓を終わらせ，食料安全保障および栄養の改善を実現し，持続可能な農業を促進する。
③保健	あらゆる年齢のすべての人々の健康的な生活を確保し，福祉を促進する。
④教育	すべての人に包摂的かつ公正な質の高い教育を確保し，生涯学習の機会を促進する。
⑤ジェンダー	ジェンダー平等を達成し，すべての女性および女児の能力強化を行う。
⑥水・衛生	すべての人々の水と衛生の利用可能性と持続可能な管理を確保する。
⑦エネルギー	すべての人々の，安価かつ信頼できる持続可能な近代的なエネルギーへのアクセスを確保する。
⑧経済成長と雇用	包摂的かつ持続可能な経済成長およびすべての人々の完全かつ生産的な雇用と働きがいのある人間らしい雇用（ディーセント・ワーク）を促進する。
⑨インフラ，産業化，イノベーション	強靱（レジリエント）なインフラ構築，包摂的かつ持続可能な産業化の促進およびイノベーションの推進を図る。
⑩不平等	国内および各国家間の不平等を是正する。
⑪持続可能な都市	包摂的で安全かつ強靱（レジリエント）で持続可能な都市および人間居住を実現する。
⑫持続可能な消費と生産	持続可能な消費生産形態を確保する。
⑬気候変動	気候変動およびその影響を軽減するための緊急対策を講じる。
⑭海洋資源	持続可能な開発のために，海洋・海洋資源を保全し，持続可能な形で利用する。
⑮陸上資源	陸域生態系の保護，回復，持続可能な利用の推進，持続可能な森林の経営，砂漠化への対処ならびに土地の劣化の阻止・回復および生物多様性の損失を阻止する。
⑯平和	持続可能な開発のための平和で包摂的な社会を促進し，すべての人々に司法へのアクセスを提供し，あらゆるレベルにおいて効果的で説明責任のある包摂的な制度を構築する。
⑰実施手段	持続可能な開発のための実施手段を強化し，グローバル・パートナーシップを活性化する。

資料／外務省国際協力局：持続可能な開発のための 2030 アジェンダと日本の取組，https://www.mofa.go.jp/mofaj/gaiko/oda/sdgs/pdf/000270587.pdf を参考に作成．

過去数十年間で世界の小児の生存率が飛躍的に向上した。小児の生存率は，1990（平成 2）年時と比較すると飛躍的な改善は認められてはいるものの 2020（令和 2）年，出生千対 36.6 人の 5 歳未満児，出生千対 27.4 人の乳児，出生千対 17.0 人の新生児が死亡している（図 2-8）。その数は人数で表すと，年間，推定 500 万人の 5 歳未満の小児，240 万人の新生児が死亡していることになる。また，サブサハラアフリカ，南アジアで生まれた小児の死亡率が高く地域格差が認められているため，その要因を検討し，予防，対策を講じる必要がある。

新生児の死因は，早産・分娩時の異常・敗血症・肺炎が約 80％を占める。新生児を除く 5 歳未満の小児の死因は，肺炎・下痢・けが・マラリア・麻疹（ましん）・エイズが 60％以上を占めている（図 2-9）。これら 5 歳未満の小児の死因はワクチン接種などの予防や治療・処置など適切な対策が講じられれば命を奪われることがないものがほとんどである。このように，世界には健康格差があることを理解し，世界のすべての小児の健康の向上のために，国際社会が一丸となって取り組む必要がある。

表2-7 持続可能な開発目標（SDGs）：目標3．あらゆる年齢のすべての人々の健康的な生活を確保し，福祉を促進する

3.1	2030年までに，世界の妊産婦の死亡率を出生10万人当たり70人未満に削減する。
3.2	すべての国が新生児死亡率を少なくとも出生1000件中12件以下まで減らし，5歳未満死亡率を少なくとも出生1000件中25件以下まで減らす。 2030年までに，新生児および5歳未満児の予防可能な死亡を根絶する。
3.3	2030年までに，エイズ，結核，マラリアおよび顧みられない熱帯病といった伝染病を根絶するとともに肝炎，水系感染症およびその他の感染症に対処する。
3.4	2030年までに，非感染性疾患による若年死亡率を，予防や治療を通じて3分の1減少させ，精神保健および福祉を促進する。
3.5	薬物乱用やアルコールの有害な摂取を含む，物質乱用の防止・治療を強化する。
3	2020年までに，世界の道路交通事故による死傷者を半減させる。
3.7	2030年までに，家族計画，情報・教育および性と生殖に関する健康の国家戦略・計画への組み入れを含む，性と生殖に関する保健サービスをすべての人々が利用できるようにする。
3.8	すべての人々に対する財政リスクからの保護，質の高い基礎的な保健サービスへのアクセスおよび安全で効果的かつ質が高く安価な必須医薬品とワクチンへのアクセスを含む，ユニバーサル・ヘルス・カバレッジ（UHC）を達成する。
3.9	2030年までに，有害化学物質，ならびに大気，水質および土壌の汚染による死亡および疾病の件数を大幅に減少させる。
3.a	すべての国々において，たばこの規制に関する世界保健機関枠組条約の実施を適宜強化する。
3.b	主に開発途上国に影響を及ぼす感染性および非感染性疾患のワクチンおよび医薬品の研究開発を支援する。また，知的所有権の貿易関連の側面に関する協定（TRIPS協定）および公衆の健康に関するドーハ宣言に従い，安価な必須医薬品およびワクチンへのアクセスを提供する。同宣言は公衆衛生保護および，特にすべての人々への医薬品のアクセス提供にかかわる「知的所有権の貿易関連の側面に関する協定（TRIPS協定）」の柔軟性に関する規定を最大限に行使する開発途上国の権利を確約したものである。
3.c	開発途上国，特に後発開発途上国および小島嶼開発途上国（しょうとうしょかいはつとじょうこく）において保健財政および保健人材の採用，能力開発・訓練および定着を大幅に拡大させる。
3.d	すべての国々，特に開発途上国の国家・世界規模な健康危険因子の早期警告，危険因子緩和および危険因子管理のための能力を強化する。

出典／国際連合広報センター：Sustainable Development Goals（SDGs），を参考に作成．

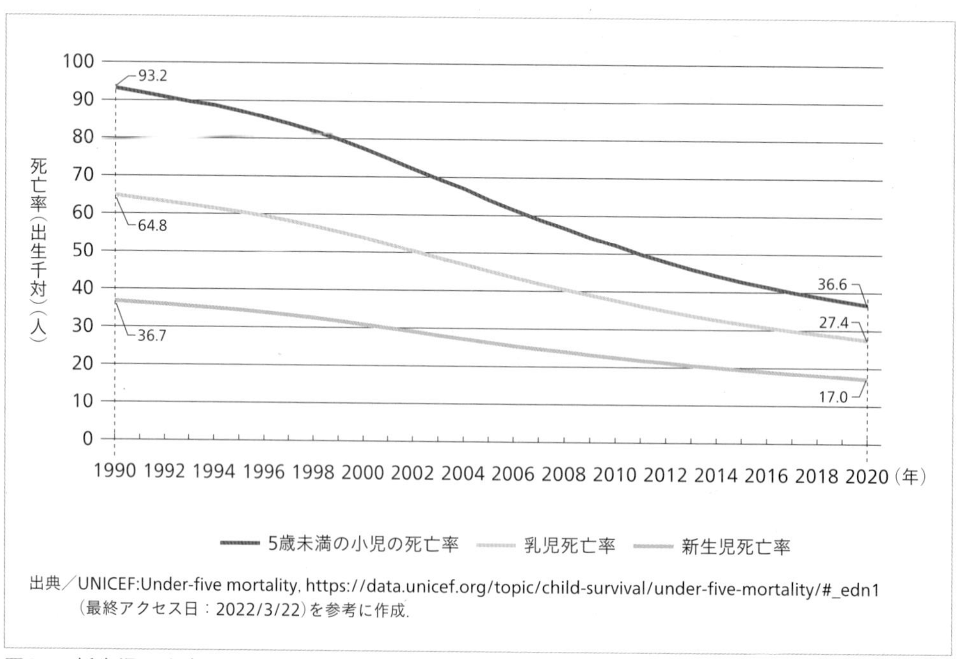

出典／UNICEF:Under-five mortality. https://data.unicef.org/topic/child-survival/under-five-mortality/#_edn1（最終アクセス日：2022/3/22）を参考に作成．

図2-8 新生児死亡率，乳児死亡率，5歳未満の小児の死亡率の年次推移（出生千対）

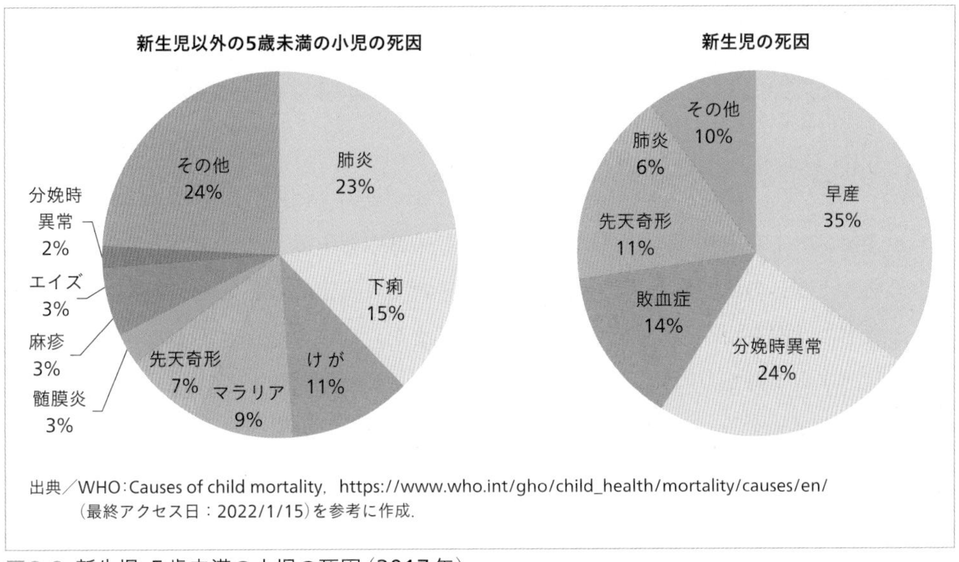

図2-9 新生児，5歳未満の小児の死因（2017年）

2. 妊産婦の死亡

妊産婦の死亡の原因として決断の遅れ，搬送・アクセスの遅れ，治療の遅れの3つの遅れが指摘されている。特に開発途上地域では，社会・経済・文化的な理由によって3つの遅れが生じ，妊産婦が命を落としている。母親の死は，特に最貧困層の小児の健全な成長に影響を及(およ)ぼすため，妊産婦死亡の原因を明らかにし，支援する必要がある。

Ⅳ 小児看護・医療の課題と展望

少子高齢社会となり，核家族化が進むなど，著しい社会情勢の変化によって，小児看護・医療における新たな課題が生じている。また医療技術や情報通信技術の進歩に伴い，高度なテクノロジーを駆使した医療の提供，障害や疾患の長期的管理，成人期への移行のケアなどが求められるようになり，社会保障および医療の制度の拡充，多様な対象者への適切なケアの提供など，小児医療や看護に求められる内容も大きく変化している。専門化を進めつつプライマリケアを含めた，多様な状況にある小児と家族への対応が求められる状況である。これらの課題に柔軟かつ適切に対応して小児と家族が最適な健康を保持・増進して生活ができるようにケアを提供することは，健全な次世代の育成にもつながる，小児看護・医療の重要な役割である。

A 社会の変化への対応

1. 地域での子育て支援

わが国における平均初婚年齢の高齢化や，生涯未婚率の上昇，離婚率の上昇は，多様な人生のありようへの気づきや，若年層が結婚や子育てに肯定的なイメージをもてなくなっているなどの状況を反映していると推測される。また，地域コミュニティのつながりの希薄化に起因する子育て力の低下，都市部の保育所などの建築困難などは，子育てに関するソーシャルキャピタル（column）の脆弱性（ぜいじゃくせい）とももとらえられ，小児医療・看護の適切な介入が求められる一分野といえる。

少子化や家族の多様化が進み，ひとり親世帯などの要支援家庭の数が増加している。このほか虐待の相談件数は年々増加しており，このような家庭・子育てにおける健康保護への支援も必要である。家族の在り方の多様化が進んでいる。このような現代において，小児の養育環境は様々であり，先入観や固定概念に縛られずに，虐待やマルトリートメントなどの予防に取り組みながら，それぞれの小児と家族にとって最適な生活環境を整え，必要なときには，適切な看護・医療が受けられる環境を整備しておくという予防的介入の重要性が増している。

2. 貧困にある小児への支援

昨今，小児のいる世帯の貧困率は年々上昇している。世帯主が18歳以上65歳未満で小児がいる世帯の12.6%，そのうち「大人が1人」の世帯では48.1%，「大人が2人以上」の世帯では10.7%と，ひとり親家庭の貧困率が著明に高い[7]。わが国の相対的貧困率*はOECD加盟34か国中の10番目に高く，OECD平均を上回っている。また「大人が1人」

Column ソーシャルキャピタル（社会関係資本）

社会におけるネットワーク・規範・信頼などの資本を指す[1]。近年わが国でも高齢者分野で健康（介護予防など）とソーシャルキャピタルの醸成との関係性が明らかにされつつある。研究での取り組みは最近であるが，飛鳥時代の聖徳太子の述べた「和を以て貴しとなす」に始まり，2011（平成23）年の東日本大震災からの復興では「絆」という言葉が人々の助け合いの輪をつないでいる。今後，子育て支援，障害や疾患をもつ小児への看護においても，ソーシャルキャピタルの醸成を考慮に入れていくことが求められる。

1） Putnam, R.D., et al.:Making Democracy Work;Civic Traditions in Modern Italy, Princeton University Press, Princeton, NJ, 1993, p.163-185.

の小児がいる現役世帯の相対的貧困率はOECD加盟国中最も高い[8]。さらに，2022（令和4）年の人口動態調査における乳児死亡率（出生千対）は全体では1.8，従業員数が100人以上の団体に勤める家庭では1.0，無職の世帯では17.1であり[9]，家庭の経済的な状況が小児の健康に大きな影響を与えていることがわかる。

このように，小児の貧困はわが国の小児医療が取り組むべき重要な課題である。2013（平成25）年に「子どもの貧困対策推進法」が制定され，2021（令和3）年の小児の貧困率を10％未満にすることを目標にし，子ども食堂の提供や学習支援が行われている。これらの公的な取り組みとは別に，非営利団体による取り組みも，小児と家族を支えている。看護師は貧困などの家庭の状況を把握しながら，小児とかかわり，健康増進への支援を行う必要がある。特にプライマリケアである小児科診療所では，地域の小児の健康への予防，早期発見，支援の入り口の役割がある。不適切な受診行動，小児の健康管理の理解不足，小児と家族の困難な関係性などが貧困によって生じている可能性もあり，教育機関や地域と連携しながら，支援が必要な小児と家族を早期に把握し，適切な支援につなげることが重要である。小児の貧困に対する先駆的な取り組みとして，小児科診療所において子ども食堂の運営も行われている。このように医療のみではなく，地域の資源と連携しながら支援を行うことが，小児の貧困対策には重要であり，今後のさらなる取り組みが求められる。

B 疾病構造の変化・技術の進歩に応じた医療・看護の提供

1. プライマリケアにおける継続的な支援

15歳未満の年少人口およびその総人口比は減少しているが，医療技術の進歩により乳幼児死亡率は低下し，一方でNICUでの治療・ケアを受ける小児の数が増加している。また医療機器の質が向上したことで，在宅で生活できる医療的ケアが必要な小児を含む障害がある小児の数は，2005（平成17）年は9987人，2017（平成29）年は1万8951人と急激に増加している[10]。このような小児がNICUなどを退院した後の生活の場は主に自宅であり，家族の養育に関連した負担は大きい。2016（平成28）年6月に児童福祉法および障害者総合支援法で医療的ケア児について言及され，2018（平成30）年4月の診療報酬改定において児童発達支援事業所での看護師配置などの加算基準が見直された。これらに伴い，障害児通所支援・居宅介護や訪問看護・訪問診療などの訪問支援・障害福祉などのサービス利用などを計画する相談支援事業など，利用可能な社会資源の整備が少しずつ進められている。小児と家族が医療的ケアのある生活に対応しながら，社会資源の利用などが十分にできる在宅療養の体制の構築が進められている。障害や疾病（しっぺい）の有無にかかわらず，す

＊ **相対的貧困率**：貧困線を下回る等価可処分所得（世帯の可処分所得を世帯人員の平方根で割って調整した所得）しか得ていない者の割合。貧困線は，等価可処分所得の中央値の半分の額であり，経済協力開発機構（Organisation for Economic Co-operation and Development；OECD）が基準を定めている。

べての小児が，その子どもなりに健やかに成長･発達していくことができる環境を整備し，継続的に子どもと家族を支援をすることが求められている。

また食物アレルギー・アトピー性皮膚炎・気管支喘息などのアレルギー疾患の患者数および，神経発達症の小児の数の増加など，家庭での養育が中心となる健康障害を抱えて成人期まで移行する小児が増加している。地域における総合的な支援の推進とともに，成人移行にあたっての支援についても重点的に取り組む必要性が生じている。看護と医療および関連する領域の多職種が連携してチームとなり，家庭での養育を担う家族のセルフケア能力向上を目指した支援，慢性疾患や障害のある小児への対応・災害時の小児と家族への対応などが検討されており，小児とその家族に適切に看護・医療を提供する体制の整備が進められている。

2. 医療技術の進歩に応じた支援

2001（平成 13）年，ヒトゲノム解析計画の成果論文が学術雑誌『Science』と『Nature』に発表された。遺伝性疾患の原因遺伝子の同定が進むことで，希少遺伝性疾患の早期発見や，将来的な治療にもつながると考えられている。また 1997（平成 9）年に制定された臓器移植法によりわが国でも脳死後の臓器提供が可能になった。当初は 15 歳未満の小児を対象外としていたが，2010（平成 22）年 7 月の改正により本人の意思が不明な場合には家族の承諾による臓器提供が可能となり，15 歳未満の小児も臓器提供ができるようになり，2016（平成 28）年末までに，19 人の 18 歳未満の小児が心臓移植を受けており，そのうち 10 歳未満の小児は 5 人であった。今後は，人工多能性幹細胞（iPS 細胞）・胚性幹細胞（ES 細胞）を用いての臓器移植の実現が期待されている。このような最新の医療技術の知識と技術，疾患や治療を受ける小児や家族の身体的支援および，小児と家族が適切な意思決定ができるような支援，プライバシーの確保や精神面のケアを含めた意思決定後の家族への継続的支援などが，新たな看護・医療の課題となっている。

3. 情報技術の進歩に応じた支援

近年の著しい ICT（Information and Communication Technology；情報通信技術）の進歩により，小学生・中学生・高校生すべてにおいて，スマートフォンやタブレット・パソコンを利用したことのある者の割合が増加しており，これらを用いた情報交流（SNS）が小児の社会性の発達などに多大な影響を与えている。日本小児連絡協議会から「子どもと ICT（スマートフォン・タブレット端末など）の問題についての提言」が出されるなど，小児と家族のメディアリテラシーを高めていくかかわりが重要な意味をもっている。

また一方で，情報技術の進歩は看護・医療の在り方にも新たな方策を提示している。たとえばオンライン診療は，診療報酬の対象となっている。COVID-19 感染拡大に伴う 2020（令和 2）年 4 月の時限的･特例的な措置の発出[11]により，対象の疾患の制限がなくなったこともあり，慢性疾患や障害のある小児の定期受診においても活用されることが増え，小児と家族の通院に伴う身体的・経済的負担が軽減されている。まだオンライン診療の保険診療には課題も残されているが，今後さらに整備が進むことで，オンライン診療の普及と精錬が進み，小児と家族のより良い生活に対する医療・看護からの支援につながることが期待される。

文献

1）厚生労働省ホームページ：医療施設調査　表6　小児科，産婦人科，産科を標ぼうする施設数の年次推移．https://www.mhlw.go.jp/toukei/saikin/hw/iryosd/22/dl/11gaikyou04.pdf（最終アクセス日：2023/9/26）
2）厚生労働省ホームページ：小児医療の体制構築に係る指針．https://www.mhlw.go.jp/content/10800000/000662970.pdf（最終アクセス日：2020/9/14）
3）保健師助産師看護師法第5条
4）文部科学省：看護学教育分野別評価の重要性と必要性．https://jabne.or.jp/upload/pdf/jabne20210327.pdf（最終アクセス日：2020/12/31）
5）中村美鈴，江川幸二監訳：高度実践看護；統合的アプローチ，へるす出版，2017，p.70.
6）日本看護協会ホームページ：http://nintei.nurse.or.jp/nursing/qualification/cn（最終アクセス日：2022/11/2）
7）厚生労働省ホームページ：2019年国民生活基礎調査の概況，6貧困率の状況，表11，図13．https://www.mhlw.go.jp/toukei/saikin/hw/k-tyosa/k-tyosa19/dl/14.pdf（最終アクセス日：2020/9/14）
8）内閣府ホームページ：平成26年版子ども・若者白書（全体版）第3節　子どもの貧困，第1-3-39図．https://www8.cao.go.jp/youth/whitepaper/h26honpen/b1_03_03.html（最終アクセス日：2019/4/10）
9）e-Statホームページ：2022年人口動態調査人口動態統計確定数乳児死亡，世帯の主な仕事別にみた生存期間別乳児死亡数・率（世帯の主な仕事別出生千対）及び百分率.
10）平成30年度厚生労働科学研究費補助金障害者政策総合研究事業「医療的ケア児に対する実態調査と医療・福祉・保健・教育等の連携に関する研究（田村班）報告」.
11）厚生労働省：新型コロナウイルス感染症の拡大に際しての電話や情報通信機器を用いた診療等の時限的・特例的な取扱いについて．https://www.mhlw.go.jp/content/000620995.pdf（最終アクセス日：2020/12/31）

本章の参考文献

・小林登：成育医療とは，life stage そして life cycle からみた小児医療の未来，小児科診療，61（6）：1057-1062，1998.
・厚生労働省ホームページ：平成30年（2018）人口動態統計月報年計（概数）の概況　第7表　死因順位別死亡数・死亡率　性・年齢別．https://www.mhlw.go.jp/toukei/saikin/hw/jinkou/geppo/nengai18/dl/h7.pdf（最終アクセス日：2020/9/15）
・日本小児科学会将来の小児科医を考える委員会：将来の小児科医への提言2018（2016年版改訂）．http://www.jpeds.or.jp/modules/guidelines/index.php?content_id=103（最終アクセス日：2019/4/16）
・日本小児総合医療施設協議会（JACHRI）ホームページ：日本小児総合医療施設協議会について．http://www.jachri.or.jp/jachri（ジャクリ）とは/jachri概要/（最終アクセス日：2019/8/27）
・厚生労働省ホームページ：平成29年（2017）患者調査の概況　統計表3　推計患者数，総数－入院－外来－・年齢階級・傷病大分類別．https://www.mhlw.go.jp/toukei/saikin/hw/kanja/17/dl/kanja.pdf（最終アクセス日：2019/8/27）
・藤原素子：学校看護の歴史的考察，北海道女子短期大学研究紀要，30：99-105，1994.
・弘田長：小児看護の栞，金原商店，1915．http://dl.ndl.go.jp/info:ndljp/pid/934434/72
・常葉恵子：小児看護の歴史と現状，看護学雑誌，39（9）：880-883，1975.
・内閣府ホームページ：少子化対策白書．https://www8.cao.go.jp/shoushi/shoushika/whitepaper/index.html（最終アクセス日：2022/1/13）
・厚生労働省：合計特殊出生率について．https://www.mhlw.go.jp/toukei/saikin/hw/jinkou/kakutei17/dl/tfr.pdf（最終アクセス日：2022/01/13）
・内閣府：令和3年版少子化社会対策白書　概要（PDF版）第1章　少子化をめぐる現状，2021，p.2. https://www8.cao.go.jp/shoushi/shoushika/whitepaper/measures/w-2021/r03pdfgaiyoh/pdf/03gaiyoh.pdf（最終アクセス日：2022/01/13）
・厚生労働省：厚生労働統計に用いる主な比率及び用語の解説．https://www.mhlw.go.jp/toukei/kaisetu/index-hw.html（最終アクセス日：2022/01/13）
・厚生労働省：令和2年（2020）人口動態統計月報年計（概数）の概況．https://www.mhlw.go.jp/toukei/saikin/hw/jinkou/geppo/nengai20/dl/kekka.pdf（最終アクセス日：2022/01/14）
・UNICEF：世界子供白書2017　表1基本統計．https://www.unicef.or.jp/sowc/2017/pdf/01.pdf（最終アクセス日：2022/01/16）
・藤田利治：新生児死亡の歴史的変遷．周産期医学，29：1451-1457，1999.
・厚生労働省：周産期医療の体制構築に係る指針．https://www.mhlw.go.jp/stf/seisakunitsuite/bunya/0000186912.html（最終アクセス日：2022/01/16）
・政府統計の総合窓口（e-Stat）ホームページ：データセット　人口動態調査・人口動態統計　確定数総覧．https://www.e-stat.go.jp/stat-search/files?page=1&layout=datalist&toukei=00450011&tstat=000001028897&cycle=7&tclass1=000001053058&tclass2=000001053061&tclass3=000001053063（最終アクセス日：2022/01/16）
・国立がん研究センター　がん情報サービスホームページ：最新がん統計．https://ganjoho.jp/reg_stat/statistics/stat/summary.html（最終アクセス日：2022/01/16）
・文部科学省：児童生徒の自殺予防に係る取組について（通知）．http://www.mext.go.jp/a_menu/shotou/seitoshidou/1395959.html（最終アクセス日：2022/01/16）

・総務省統計局ホームページ：世界の統計，https://www.stat.go.jp/data/sekai/0116.html（最終アクセス日：2022/01/16）
・United Nations ホームページ：World Population Prospects 2019，https://population.un.org/wpp/（最終アクセス日：2022/01/15）
・United Nations：The Millennium Development Goals Report 2015，2015.
・United Nations International Children's Emergency Fund：Under-five mortality，https://data.unicef.org/topic/child-survival/under-five-mortality/#_edn1（最終アクセス日：2022/01/16）
・World Health Organization：Child mortality and causes of death，https://www.who.int/data/gho/data/themes/topics/topic-details/GHO/child-mortality-and-causes-of-death（最終アクセス日：2022/01/16）
・Thaddeus S，Maine D.：Too far to walk: maternal mortality in context，Social Science & Medicine，38（8）：1091-110，1994.
・内閣府ホームページ：平成 30 年版少子化社会対策白書（全体版）初婚年齢の推移．https://www8.cao.go.jp/shoushi/shoushika/whitepaper/measures/w-2018/30pdfhonpen/pdf/s1-3.pdf（最終アクセス日：2019/8/27）
・厚生労働省ホームページ：平成 26 年版厚生労働白書　図表 1-1-2　生涯未婚率の推移．https://www.mhlw.go.jp/wp/hakusyo/kousei/14/backdata/2-1-1-02.html（最終アクセス日：2019/4/10）
・日本老年学的評価研究ホームページ：JAGES（Japan Gerontological Evaluation Study，日本老年学的評価研究）プロジェクト．https://jages-test.opensource-workshop.jp/about_jages/（最終アクセス日：2019/4/10）
・金子淳子：子ども食堂，作業療法ジャーナル，52（5）：448-452，2018.
・日本学校保健会ホームページ：平成 28 ～ 29 年度児童生徒の健康状態サーベイランス事業報告書．https://www8.cao.go.jp/youth/youth-harm/chousa/h29/net-jittai/pdf/2-1-1-1.pdf（最終アクセス日：2019/4/10）
・日本小児連絡協議会：子どもと ICT（スマートフォン・タブレット端末など）の問題についての提言．http://plaza.umin.ac.jp/~jschild/conf/pdf/2015_ict.pdf（最終アクセス日：2019/4/10）
・黒木春郎：小児地域医療におけるオンライン診療；オンライン診療に取り組んで，小児保健研究，78（1）：9-13，2019.

第3章 小児看護・医療の法と倫理

この章では

- 小児看護・医療の法律について学ぶ。
- 小児看護・医療における子どもの有する権利を理解する。
- 小児看護・医療において看護師に求められる倫理的配慮を理解する。

I 小児看護・医療における法律

A 母子保健法

母子保健法（1965［昭和 40］年制定）は，妊産婦と乳幼児の健康の保持および増進を図るため，妊産婦と乳幼児に対する保健指導，健康診査・医療そのほかの措置を講じて，国民保健の向上に寄与することを目的としている。2019（令和元）年に母子保健法の一部改正があり，産後ケア事業が法制化された（2021［令和 3］年 4 月 1 日施行）[1)]。

1. 母子保健法の対象

母子保健法の対象は，**妊産婦・乳児・幼児・保護者・新生児・未熟児・低体重児**である（表3-1）。

2. 内容

❶妊娠の届出と母子健康手帳

妊娠した者は速やかに市町村長に妊娠の届出を行い，届出をした者に対して市町村は母子健康手帳を交付する。

❷健康診査

妊婦健診・スクリーニング検査・1 歳 6 か月児健診・3 歳児健診を行う。それ以外にも必要に応じて健康診査を行い，または健康診査を受けることを推奨する。

❸保健指導

妊産婦もしくはその配偶者，乳児・幼児の保護者に対して，妊娠・出産または育児に関して，必要な保健指導を行う。

❹新生児などの訪問指導

新生児・未熟児であって育児上必要があると認めるときには，医師・保健師・助産師そのほかの職員による家庭訪問を行う。

表 3-1 母子保健法の対象

妊産婦	妊娠中または出産後 1 年以内の女子
乳児	1 歳に満たない者
幼児	満 1 歳から小学校就学の始期に達するまでの者
保護者	親権を行う者，未成年後見人そのほかの者で，乳児または幼児を現に監護する者
新生児	出生後 28 日を経過しない乳児
未熟児	からだの発育が未熟のまま出生した乳児であって，正常児が出生時に有する諸機能を得るに至るまでの者
低体重児	体重が 2500g 未満の乳児

❺低体重児の届出

体重が 2500g 未満の乳児（低体重児）が出生したときには，保護者は速やかに乳児の現在地の市町村に届け出なければならないと定められている。

❻養育給付

養育のため病院または診療所に入院することを必要とする未熟児について，その養育に必要な医療の給付，または養育医療に要する費用を支給することができる。費用の支給は，養育医療の給付が困難であると認められた場合に限るとしている。

❼母子健康包括支援センター（子育て世代包括支援センター）の設置

母子健康包括支援センター（子育て世代包括支援センター）は，母性と乳児・幼児の健康の保持増進のために，支援に必要な実情の把握や健康相談・保健指導・健康診査・助産そのほかの母子保健に関する事業を行う[2)]。

産後ケアとは，出産後 1 年を経過しない女子および乳児の心身の状態に応じた保健指導，療養に伴う世話または育児に関する指導，相談そのほかの援助をいう。改正法では産後ケア事業の実施の努力義務が規定された。対象者は産後ケアを必要とする出産後 1 年を経過しない女子および乳児である。実施主体は市町村で，短期入所事業，通所事業，訪問事業，産前から母子健康包括支援センター（子育て世代包括支援センター）やそのほかの関係機関，母性および乳児の保健および福祉に関する事業との連携を図り，妊産婦および乳児に対して支援の一体的な実施に努めなければならない。

B 児童福祉法

児童福祉法（1947［昭和 22］年制定）は，18 歳未満のすべての者が健全に育成されることを目的としている。2016（平成 28）年の一部改正では，児童の権利に関する条約にのっとった児童の権利と児童の福祉を保障するための原理が明確化された。児童虐待防止対策の強化を図るため，2019（令和元）年に児童福祉法の一部改正があり，児童の権利養護，児童相談所の体制強化と関係機関間の連携強化，児童相談所の設置促進が示された（2020［令和 2］4 月 1 日施行）[3)]。

1. 児童福祉法の対象

児童福祉法の対象は，**18 歳未満のすべての児童**である（表 3-2）。年齢については，児童自立支援事業など満 22 歳まで受けることができるものもある。

2. 内容

❶児童相談所の設置

都道府県は児童相談所を設置しなければならない。児童相談所は，市町村間の連絡調整，情報の提供，児童に関する家庭そのほかの相談，必要な調査と医学的・心理学的・教育学

表3-2 児童福祉法の対象

児童	満18歳に満たない者
乳児	満1歳に満たない者
幼児	満1歳から小学校就学の始期に達するまでの者
少年	小学校就学の始期から満18歳に達するまでの者
障害児	からだに障害のある児童，知的障害のある児童，精神に障害のある児童，治療方法が確立していない疾病そのほか特殊の疾病であって，障害者の日常生活及び社会生活を総合的に支援するための法律第4条第1項の政令に定めるものによる障害の程度が同項の厚生労働大臣が定める程度である児童

的・社会学的および精神保健上の判定や指導，要保護児童の保護措置などを行う。

❷小児慢性特定疾病医療費の支給

指定小児慢性特定疾病（しっぺい）医療機関に通い，入院する小児慢性特定疾病にかかっている児童等が小児慢性特定疾病医療支援を受けたときは，医療費支給認定保護者に対して，医療費が支給される。

❸子育て支援事業

放課後児童健全育成事業，子育て短期支援事業，乳児家庭全戸訪問事業，養育支援訪問事業，地域子育て支援拠点事業，一時預かり事業，病児保育事業および子育て援助活動支援事業などが行われている。

❹そのほか

児童福祉施設に関すること，障害児通所支援，指定障害児入所施設に関すること，保育所および保育士に関すること，児童生活自立支援，里親に関することなどがある。

C 児童虐待の防止等に関する法律

児童虐待の防止等に関する法律（2000［平成12］年制定）は，児童の権利利益の擁護に資することを目的としている。この法律では，児童に対する虐待の禁止，児童虐待の予防および早期発見そのほかの児童虐待の防止に関する国および地方自治体の責務，児童虐待を受けた児童の保護および自立の支援のための措置などを定めており，児童虐待の防止などに関する施策を促進する内容となっている。

児童虐待の防止等に関する法律は，1933（昭和8）年に児童虐待防止法として制定されたが，1947（昭和22）年の児童福祉法制定に伴い，廃止された。しかし深刻化する児童虐待の予防と対応方策のため，2000（平成12）年に，児童虐待の防止等に関する法律として制定された。

なお，2016（平成28）年に児童虐待防止対策の強化を図るために児童福祉法・母子福祉法ともに一部改正され，児童虐待の発生予防から自立支援までの一連の対策のさらなる強化が図られている。内容は母子健康包括支援センター（子育て世代包括支援センター）の法制化，児童相談所の設置自治体の拡大や体制，権限の強化，里親委託などの推進，18歳以上の者に対する支援の継続などである。さらに，2019（令和元）年に児童虐待防止対策の強化を図るため児童福祉法と共に一部改正され，親権者・児童福祉施設の長などのしつけによる体罰の禁止，関係機関間の連携強化が示された。

1. 児童虐待の定義

保護者とは親権を行う者，未成年後見人など児童を監護する者をいい，**児童**とは18歳未満の者をいう。**児童虐待**とは保護者が児童に対し行う，**身体的虐待・性的虐待・ネグレクト・心理的虐待**のことをいう。

2. 内容

❶国·地方公共団体の責務

児童虐待の予防と早期発見，迅速かつ適切な児童虐待を受けた児童の保護および自立の支援，また児童虐待を行った保護者に対して親子の再統合の促進への配慮と児童虐待を受けた児童が良好な家庭環境で生活するために必要な配慮への指導と支援を行うための体制の整備を行う。また児童相談所等関係機関の職員・児童の福祉に職務上関係ある者の研修など必要な措置を行う。

❷児童虐待の早期発見

学校・児童福祉施設・病院そのほか児童の福祉に業務上関係のある団体の教職員，児童福祉施設の職員・医師・保健師・弁護士・そのほか児童の福祉に業務上関係のある者は，児童虐待を発見しやすい立場にいることを自覚し，児童虐待の早期発見に努める。

❸通告

児童虐待を受けたと思われる児童を発見した場合，速やかに市町村・都道府県の設置する福祉事務所もしくは児童相談所に通告しなければならない。通告を受けた場合は，当該児童との面会のほか，当該児童の安全の確認のための措置を行う。措置には，児童相談所への送致，必要に応じて一時保護，当該児童の保護者の出頭，調査，質問を行う。児童の保護者が出頭の要求に応じない場合において，児童虐待が行われている疑いがあるときは，児童の安全を確認し，その安全を確保するために児童の福祉に関する事務に従事する職員が児童を捜索することができる。

❹児童虐待を行った保護者に対する指導

児童虐待を行った保護者は，親子の再統合への配慮とそのほかの児童虐待を受けた児童が良好な家庭的環境で生活するために必要な配慮のもとに指導を受ける。

D 学校保健安全法

学校保健安全法は，学校における児童生徒等および職員の健康の保持増進を図るため，学校における保健管理に関し必要な事項を定めるとともに，学校における教育活動が安全な環境において実施され，児童生徒等の安全の確保が図られるよう，学校における安全管理に関し必要な事項を定め，学校教育の円滑な実施とその成果の確保に資することを目的としている。

学校保健安全法は 1958（昭和 33）年に学校保健法として制定され，2008（平成 20）年に学校保健法が一部改正され，2008（平成 20）年に「学校保健安全法」に改称された。（2009［平成 21］年 4 月施行）。学校保健安全法施行規則では環境衛生検査，健康診断，感染症の予防，学校医，学校歯科医および学校薬剤師の職務執行の準則，安全点検などが定められている。

1. 学校保健安全法の対象

学校保健安全法の対象は，学校における児童生徒・職員である。学校とは幼稚園・小学校・中学校・義務教育学校，高等学校，中等教育学校，特別支援学校，大学及び高等専門学校である（学校教育法第一条）。児童生徒等とは，学校に在学する幼児，児童，生徒又は学生をいう。

2. 内容

❶学校保健

学校の管理運営として，学校保健計画の策定，学校環境衛生基準に照らして設置する学校の適切な環境の維持，保健室の設置を行う。養護教諭そのほかの職員は相互に連携して，健康上の問題があると認めるときは，当該児童生徒等に対して必要な指導を行うとともに，必要に応じその保護者に対して必要な助言を行う。その他，就学時・毎学年定期の健康診断の実施，感染症の予防として児童生徒の出席停止，学校の臨時休業について規定されている。学校における感染症については文部科学省令で定められている。

❷学校安全

児童生徒等に生じる危険を防止し，事故などにより児童生徒等に危険が現に生じた場合において適切に処理できるように，学校の施設や管理運営体制の整備充実そのほかの必要な措置が実施できるように努める。具体的には，総合的な学校安全計画の策定と実施，学校環境の安全の確保，危険等発生時においてとるべき措置の具体的な内容と手順を定めた対処要項の作成，児童生徒の保護者・警察署そのほかの関係機関・地域の安全を確保するための活動を行う団体・地域住民などとの連携である。

Ⅱ 子どもの権利条約

「**児童の権利に関する条約**（**子どもの権利条約**：1989［平成元］年採択，日本は 1994（平成 6）年批准）」は，18 歳未満の児童（子ども）の基本的人権を国際的に保障するために定められた。本節では，これまでの歴史的変遷（表 3-3）と共に子どもの権利条約についての基本的な

表3-3 子どもの人権に関する歴史的変遷

年	世界的な出来事	世界の動向	日本の動向
1215		マグナ・カルタが配布される。	
1776		**アメリカ独立宣言**が大陸会議によって採択される。 • 自由・平等・幸福の追求を天賦の権利とした。	
1789		**フランス人権宣言**が憲法制定国民議会によって採択される。 • フランス革命の基本原則である人間と市民の権利を記した。	
1918	第1次世界大戦終結		
1922		**世界児童憲章**が制定される。 • 子どもの人権について述べた最初の国際的な宣言であり，すべての子どもは，身体的・心理的・道徳的および精神的な発達のための機会が与えられなければならないとした（成長・発達権の保障）。	
1924		子どもの権利に関する**ジュネーブ宣言**が世界医師会総会で規定される。 • 国際連盟による子どもに関する最初の人権宣言であり，子どもに対して生存と発達を与えることが国，人々の義務であるとした。	
1945	第2次世界大戦終結		
1947			**日本国憲法**が施行される。
1948		**世界人権宣言**が国際連合総会で採択される。 • 世界のすべての人の自由，尊厳と平等を確保する。	
1951			**児童憲章**が制定される。 • すべての児童の幸福を図る。
1959		**児童の権利に関する宣言**が国連総会で採択される。	
1965		**人種差別撤廃条約**が国連総会で制定される。 • 人権および基本的自由の平等の確保。	**母子保健法**が公布される。 • 母性ならびに乳児および幼児の健康の保持および増進を図る。
1966		**国際人権規約**が国連総会で採択される。 • 世界人権宣言の内容を基礎に，社会権規約と自由権規約が定められた。	
1978		子どもの権利条約の草案（初めの具体的な案）がポーランド政府から提出される。	
1979		**国際児童年**にポーランドが提出した「児童の権利に関する条約」の草案から最終草案を作成するための作業部会が設置される。	
1989		**児童の権利に関する条約**が国連総会で採択される。	
1990		**児童の権利に関する条約**が発効される。	
1994			**児童の権利に関する条約**を批准する。
2000		**武力紛争における児童の関与に関する児童の権利に関する条約の選択議定書**が国連総会で採択される。 **児童の売買，児童売春及び児童ポルノに関する児童の権利に関する条約の選択議定書**が国連総会で採択される。	**児童虐待防止法**を施行する。
2002			**武力紛争における児童の関与に関する児童の権利に関する条約の選択議定書**に署名する。 **児童の売買，児童売春及び児童ポルノに関する児童の権利に関する条約の選択議定書**に署名する。
2004			**武力紛争における児童の関与に関する児童の権利に関する条約の選択議定書**を批准する。
2011		**通報制度に関する選択議定書**が国連総会で採択される。	

考え方について説明する。

A 子どもの権利条約の特徴

人権とは，国籍・居住地・性別または民族・肌の色・宗教・言語そのほかの地位に関係なく，すべての人間に固有の権利とされ，すべての人が差別を受けることなく平等に人権を享受することができる。

子どもの人権が認められるようになってから，歴史的にはまだ日が浅い。その背景には，戦争による多くの子どもの犠牲があった。第1次世界大戦によって多くの子どもの命が奪われたことに対する反省から，1924（大正13）年，「**ジュネーブ宣言**」として初めて国際的に宣言された。しかし，第2次世界大戦によって，再び多くの子どもが命を奪われ，不当に就労させられた。これらの出来事により第2次世界大戦終結後，1959（昭和34）年に「**児童の権利に関する宣言**」が国際連合によって採択された。1960（昭和35）年代前半頃までは，戦後の悲惨な事態から子どもを保護することが，子どもの人権の保障だと考えられていた。その後，**人種差別撤廃運動**や社会構造の変化により，すべての人に平等な権利を要求するなかで，子どもを一人の人間としてとらえる考え方に変化していった。このような社会情勢のなか，「**子どもの権利条約**」は，1989（平成元）年に国連総会で採択され，1990（平成2）年に国際条約として発効した。わが国は，採択の5年後の1994（平成6）年に批准した。この条約における児童（子ども）は18歳未満のすべての者とみなし，子どもを一人の人間としてその基本的人権を認めると同時に，子どもであるがゆえの成長過程における特別な配慮，暴力や搾取などからの保護についても定めている。

B 子どもの権利条約の基本的な考え方

子どもの権利条約は前文と本文54条からなり，**4つの柱**（**子どもの生存・発達・保護・参加**）という包括的な権利を実現・確保するための具体的な事項を規定している。子どもにとって最善の利益が考慮されるべきであるとし（第3条1項），父母または場合により法定保護者を子どもの養育および発達についての第一義的責任者としている（第18条1項）。そして，国を監督・補助する役割に位置付けている。

1. 生存の権利

生存の権利は，十分な栄養や清潔な飲用水など生活水準の保障，受けられる最高水準の医療や保健サービスを享受する権利などを指し，すべての子どもの命を保障している。

2. 発達の権利

発達の権利は，身体的・精神的・道徳的および社会的な発達のために，子どもの生まれもった才能や能力を十分に伸ばして成長できるよう，教育や遊び・文化活動に参加する機会を提供されることを保障している。

3. 保護される権利

保護される権利は，身体的・精神的な暴力や搾取，不当な労働など，子どもの幸せを奪うものからの保護を保障している。

4. 参加する権利

参加する権利は，子どもが自由に情報を集めたり，意見を表明することを認め，集まってグループをつくったり，自由に活動することを保障している。

III 医療における子どもの権利

A 医療において子どもの権利が脅かされやすい状況

小児看護における子どもの権利については，「**看護者の倫理綱領**（2003［平成15］年公表）」「**病院における子どもの看護『勧告』**（1982［昭和57］年発表）」「**児童の権利に関する条約**（子どもの権利条約）」に基づいて，1999（平成11）年に日本看護協会が**小児看護領域で特に留意すべき子どもの権利と必要な看護行為**として，9つの権利を示している。表3-4に，9つの権利と具体的にこれらの権利がどのような場面で脅(おびや)かされやすいかについて示す。

看護師がこれらの**子どもの権利を擁護する役割**（アドボケーター）を担(にな)っていることは，看護基礎教育や臨床現場での継続教育のなかでも周知されるようになってきたが，実際には子どもの権利が守られていない場面は多く見受けられている。子どもの権利が脅かされやすいのは，子どもの認知・理解・意思決定などにかかわる能力が，発達段階や疾患や障害の特性によって大きく異なるため，その能力を正確に判断することが難しいこと，意思表示が困難な子どもの場合は何が子どもの最善なのかがわかりにくいこと，子どもと親権者である親の意向や望みが異なる場合は親の意向が優先され子どもの権利が尊重されないことなど，子どもを権利の主体として位置付けられないことが関係している。また，子どもが入院・通院している施設の組織的な問題，たとえば時間的制約やマンパワー不足・医療者の人間関係などによって，子どもの権利を守る実践を困難にしていることもある。

表3-4 小児看護において留意すべき子どもの権利と権利が脅かされやすい状況の例

留意すべき子どもの権利	脅かされやすい状況の例
説明と同意	幼少の子どもは，理解できないからという理由で，子どもに治療や検査・処置などについて伝えられずにいることがある。また，子どもは状況を受け止められないだろう，子どもは大人が守らなければならないという理由で，病気や病状について何も伝えられずにいることがある。このような場合，親の意向が重視されやすい。
最小限の侵襲	子どもにとって苦痛の最も少ない治療や検査方法がわかっているのに，医師の指示に従って治療や検査が行われることがある（坐薬が苦手な子どもに坐薬を使う，鎮静下の検査を嫌がっているのに鎮静をかける，不要なテープによる固定や了解を得ないで行う抑制など）。
プライバシーの保護	幼少の子どもは，カーテンを開けたまま衣服を脱がされたり，排泄をさせられたりすることが多い。年長の子どもにおいては，排泄状況など羞恥心につながるようなことも，ほかの子どもの前で尋ねられたりすることがある。また，検査結果や病状説明などが，大部屋で行われることもある。
抑制と拘束	術後などのクリティカルな状況で，出血予防，チューブ類の安全管理などのために，何らかの形で四肢が固定されることがあるが，子どもの意識が回復した状態になっても，子どもに了解を得なかったり，その固定が修正されないことがある。動くことで検査や処置が安全に進められないという理由で，医療者が子どもの許可なく，突然押さえ付けるといったことも起こりやすい。
意志の伝達	子どもが，自分なりの言葉や行動で，痛みや症状，希望などについて伝えているのに，甘えている，精神的なもの，などの理由で受け止めてもらえず伝わらないことがある。また，マンパワー不足で子どもの意志を確認しないまま，親や医療者のペースでものごとが進むと，子どもが自分の意志を表明する機会が与えられない状況が起こりやすい。
家族からの分離の禁止	病院の都合で決められた規則により，子どもが家族に会うことが制限されていることがある。きょうだいは感染予防の観点から面会が禁止されている施設も多く，きょうだいどうしが会うことが感染予防の利益を上回る場合も，会うことが検討されないことがある。また，子どもの不安や恐怖心が高まる場面（検査や処置など）に，親の同席が許可されないことがある。
教育・遊びの機会の保証	遊んでいたり，学習している子どもの都合を考慮せずに，医療者の都合のみで許可なく遊びや学習が中断されてしまうことがある。小児患者が少ない施設や病棟では，教師や保育士の配置もなく，教育や遊びの機会の提供がまったくないこともある。また，家庭で生活している医療的ケア児においては，教育や遊びの機会が極度に制限されている。
保護者の責任	子どもは親から適切な保護と援助を受ける権利があるが，親の養育能力が不足しているため十分なケアが受けられないことがある（虐待など）。病気の子どもの親が家庭で子どもを看護するにあたっての十分な指導が行われていなかったり，サポートが提供されていないことがある。
平等な医療を受ける	ほかの施設に転院すれば受けられる治療や検査について伝えられず，選択の機会が与えられなかったり，必要であるのに受けられなかったりすることがある。急性疾患と慢性疾患の子どもが混在している病棟などでは，長期入院の子どもが優遇されるような状況が生じやすい。また，社会資源などについての情報が十分に提供されていないことがある。

B 子どもの意思決定

1. 意思決定とは

意思決定とは，「2つ以上の選択肢から1つ以上を選ぶこと」[4]で，①置かれている状況や問題状況を分析する，②健康状態や能力，問題のとらえ方を分析認識する，③目的，目標を設定して選択肢を探索する，④優先順位を検討する，⑤意思決定の方向に向けて実現するように計画を立てる，⑥実施した後に結果を評価する[5]，というプロセスをたどる。医療における治療やケアの意思決定の方法は，その意思決定の主体，すなわちだれが決め

表3-5 「だれが決めるか」による意思決定の分類

パターナリズム	患者に選択する能力がないという想定で，選択の機会は与えられず，医療者が意思決定する。
shared decision making	医療者と患者が話し合い，協働して，一緒に意思決定をする。医療者は，患者が選択肢を比較して，自分の意向と価値観に合った意思決定をするために必要な情報をできる限り提供し，患者は自分の意向や価値観，自分が得た情報を医療者に伝え，話し合いのプロセスを経て合意に達する。
informed decision making	患者が自分で主体的に意思決定を行う。医療者と患者で一緒に決めるのではなく，患者は医療者以外からも積極的に多くの情報を収集する。

出典／中山和弘，岩本貴編：患者中心の意思決定支援；納得して決めるためのケア，中央法規，2012，p.21-23，を参考に作成.

子どもの権利が尊重されていない検査・処置の例

❶事例

5歳の男の子。発熱と呼吸苦で外来を受診し，採血が行われることになった。母親は「この子は，予防注射でもいつも大暴れなので，注射するとは伝えないで押さえ付けてさっさと終わらせちゃってください」と看護師に伝えた。看護師は母親の言うとおりに，子どもを待合室から抱っこして処置室に連れて行き，「ちょっと検査するから，この台に横になるよ～」と子どもを処置台に寝かせた。子どもは「何するの？　何で横になるの？　お母さんは何で来ないの？　どこにいるの？」とびっくりして看護師に質問した。看護師は「1回検査するね，お母さんは外で待っているよ，終わったらすぐにお母さんに会えるからね」とだけ子どもに伝え，子どもの腕に駆血帯を巻いた。子どもは「何巻いてるの？きつい，取って！　お母さん～，助けて～」と泣き出し，足をバタバタし始めた。もう1人の看護師が子どもの足を押さえ，処置担当の看護師が採血をしようとした。「それ何？注射？　押さえないで，痛いよ」と泣き叫ぶ。看護師は子どもの固定をしっかりとして，素早く採血を終わらせ，「終わったよ～，上手にできたね，お母さんのところに行こう！」と抱っこで母親の元に子どもを連れて行った。次にX線撮影が予定されていたため，子どもは母親と一緒に放射線科に移動した。白衣を着た放射線技師がやってくると，子どもは「もう家に帰る～」と，泣きながら走って逃げ出した。

❷解説

この事例のなかの子どもは，検査や処置が進むなかで，自分の疑問を一つ一つ言葉にしてきちんと伝えているが，看護師はそれに一つも応じていない。最初は冷静に質問していた子どもも，自分の疑問が解決されず，看護師のペースで処置が進んでいくため，泣き叫ぶことしかできなくなっている。この経験によって，次のX線撮影ではもはや逃げ出すしか選択肢はなくなるほど追いつめられてしまっている。この事例は，本質的に子どもが権利の主体として位置付けられておらず，親と看護師の意向のみで医療処置が進められているという点で，権利が脅かされている。まず子どもと話をして子どものアセスメントをする，母親に同席してもらう，子どもの疑問を無視することなくそれに応じるなどのケアが提供されていれば，結末は大きく変わっただろう。

るかによって，いくつかに分けることができる（表3-5）。**インフォームドコンセント，インフォームドアセント**の概念の普及に伴い，治療やケアの方法の選択においては，医療者が決定するのではなく，患者が，あるいは，患者と共に決定する，小児医療においては，患者である子どもの了承を得る，親が医療者と共に決定する，という方向にシフトしてきている。この方向へのシフトは，子どもの知る権利・自己決定権・自律の原則に基づいた，子どもの尊厳を最大限に尊重する実践の重要性を意味している。

2. 小児医療現場での意思決定の現状

小児医療の進歩に伴い，かつては治療が困難・不可能とされていた疾患についても治療の手だてを見いだすことができるようになった。しかしその一方で，重篤な疾患をもつ子どもや，重篤な状態に陥った子どもの治療の継続や生命維持にかかわる方針の決定などに関する複雑な意思決定場面が増え，新たな倫理的課題が生じてきている。このような状況においては，個別性が高いこと，不確実性が高いこと，子どもの意向確認が難しいこと，関係する者の価値観が強く影響することなどから，子どもの最善の利益がわかりにくい。日本小児科学会の倫理委員会は「重篤な疾患を持つ子どもの医療をめぐる話し合いのガイドライン」を作成し，治療方針の決定にあたっては，子ども・親・関係する多職種が，子どもの最善の利益について真摯(しんし)に話し合い，それぞれの価値観や思いを共有して支え合い，パートナーシップを確立していくプロセスが最も重視されるべきであると提言している[6]。

また，生命の長さや質に関係する治療方針の決定にとどまらず，子どもの闘病生活における日常的な場面においても，検査や処置・内服の方法を決める，入浴や遊び・学習などの1日のスケジュールを決めるなど，意思決定場面の連続である。このような場面で，子どもに対して適切に情報や選択肢が与えられ，選ぶ機会が与えられているのかを考えると，看護師を含めた医療者および親主導で決定がなされていることが多いのが現状である。

3. 子どもの意思決定支援

意思決定を妨げる要因として，「情報や知識が足りないこと」「ある選択肢に周囲の人が過大・過小な期待をかけていること」「周りの人の価値や意見がよくわからないこと」「自分の選択を聞き，認めてくれる人がいないこと」「そのことを乗り越えるスキルや支援がないこと」などがあげられる[7]。したがって，子どもの意思決定を支援するためには，日常的な様々な場面でのプレパレーションのプロセスをとおして，医療者と子どもとの間に信頼関係を確立しながら，子どもが理解できる方法で情報や知識が与えられること，子どもが自分の気持ちや疑問を伝えること，自分で選択し親や医療者にその選択を伝えること，自分の意思が受け入れられることなどによって子ども自身が経験を積み重ね，意思決定に参加する力を高めていく必要がある。子どもが意思決定に参加する力は，発達段階のみならず，個々の経験や子ども自身が受けた支援の質の度合いによって大きく左右される。言葉で意思を伝えられない子どもの場合は，言葉にならない子どもの声を読み取る力とアセスメント能力が看護師には求められる。

4. 親の意思決定支援

小児医療においては，子どもが状況を理解する能力や方針を判断する能力が未熟であることや，法的には満18歳に達しない者は未成年者となり親の親権に服することから，親が意思決定のプロセスにおける代理決定者として中心的役割を担(にな)うことになる。子どもの治療方針に関する親の意思決定に関する報告によると，半数以上の親が医療者と共同の意思決定を望んでいる一方で，30％程度は医療者に決めてほしいと望んでいるという報告もある[8)]。その報告のなかで，子どもの意思決定における親の役割遂行に影響する因子と

Column

シェアード・ディシジョン・メイキング

シェアード・ディシジョン・メイキング（Shared Decision Making，SDM）とは，医療提供者が患者に対して治療法や代替案などを説明し，医学的知識だけでなく患者自身の価値観や好みなどを共有したうえで話し合い，それぞれの患者に合った治療法を医師と患者が協力して選択する意思決定のプロセスをいう。日本語では，共有意思決定や共同意思決定と訳されることが多い。

●事例紹介

10歳の男の子。繰り返す頭痛で外来を受診し，頭部MRI撮影が予定された。医師は「学校を休みたくないだろうから，入院せずに外来で検査しよう。MRIは検査台に横になっていれば終わるし，痛くないから大丈夫。大きな音がするからヘッドフォンで音楽を聴きながらしよう。○月×日の△時に予約を入れました」と子どもと母親に伝えた。

予約当日，検査時に聴く音楽CDを持って来院した子どもは，薄暗い検査室に着いたとたん表情が曇り，撮影装置に入るや否や「ここから出して！」と泣き叫んだ。検査を中止し，検査室看護師・放射線技師・子ども・母親で話し合いをしたところ，母親が「この子，暗所や狭所が苦手みたいなんです」と話し，子どもも「ぼくは狭いところが苦手で，実はトイレに入るときもドキドキするの。MRIは大きな音に耐えればいいと思っていた」と話した。その後，看護師は非鎮静下と鎮静下の検査について，プレパレーションブックを用いて親子に説明し，「どちらの検査方法が良いですか？」と尋(たず)ねた。子どもは「入院でもいいからお薬で眠った状態で検査したい。眠るお薬の点滴なら我慢できる」と話した。母親は「鎮静剤に副作用はありますか？　何時間くらい病院にいることになりますか？」など医師に質問し，医師はその疑問に答えた。最終的に母親も鎮静のリスクも理解したうえで，子どもが決めた鎮静下での検査に同意し，日を改めて入院して検査をすることとなった。

●事例の解説

本事例の親子は，MRI検査の受け方にどのような選択肢があるのかを知らぬまま，医師が決めた方法で検査を行うことにした。しかし，検査の不成功を機に，子どもは自身が閉所恐怖症であることを伝えることができ，またプレパレーションによりMRI検査とその検査方法に選択肢があることを理解した。そして，取れる選択肢とその詳細を知ったうえで，自分ができそうな検査の方法を選択することができた。医療者が子どもにもわかるようにあらゆる選択肢を提示し，話し合いにより子どもと家族の意向や価値観に合った方法が選択できるようなプロセスを踏むことをSDMという。治療や検査のみならず，日常的な生活上の様々な決定でも，子どもと家族が主体的に参加し意思決定できるようにSDMを行うことが子どもと家族中心のケアへとつながる。

して，信頼とコミュニケーションを基盤とする親と医療者との関係，親の知識と経験，親の責任と自分に期待される役割を基盤とする親子の関係があげられていた。

看護師は，親が子どもの状況を十分に把握し意思決定できるだけの情報や知識が与えられているか，親が子どもの意向を十分にくみ取れているかを十分にアセスメントし，親の選択と子どもの選択が異なると考えられる場合は，子どものアドボケーターとして，親と共に話し合うプロセスを積み重ねていく必要がある。意思決定のすべての場面で大切なのは，様々な人がかかわり，異なった価値観が存在するなかにおいても，子どもにとっての最善は何かということを，子ども・親・関連する職種で繰り返し話し合うことである。

IV 小児医療・小児看護における倫理的配慮

A 看護師に求められる倫理的感受性

日本小児看護学会は，日常的な場面での倫理的課題を整理し，看護師が倫理的思考から倫理的実践へ至る際に有用な指針として「**小児看護の日常的な臨床場面での倫理的課題に関する指針**」を作成した。この指針のなかで強調されていることは，看護師が子どもと24時間かかわる子どもの擁護者として，自分の目で見たり，耳にしたりしたことのなかで「これは変ではないか」「倫理的に問題ではないか」ということに気づく**倫理的感受性**を高めていくことである。そして，気づくだけでなく，気づいたらその課題に対応し，倫理的なケアの実践に向けて，看護チーム・多職種チームで，子どもの最善の利益についての検討を積み重ねていくことも倫理的看護実践のためには必要である。

B 子どもの権利を尊重した倫理的実践

前述した「小児看護の日常的な臨床場面での倫理的課題に関する指針」のなかで，日常的な臨床場面での倫理的課題に関する行動指針が示されている（**表3-6**，**巻末資料**）。小児看護における倫理的実践のためには，「子ども中心の視点」「家族とのパートナーシップという視点」「成長発達を支援するという多職種協働という視点」をもつことが大切である。

1. 子ども中心の視点

子どもは，成長発達過程にあるため，自分の意思や気持ちを大人のように表現できないことが多く，だれかがそれを読み取り，気づいていかなければ，その意思や気持ちは置き去りにされてしまう。また，親子の密接な絆(きずな)から，知らず知らずのうちに，子どもは親の顔色や表情をうかがい，心理状況に気を遣い，自分の気持ちを押し込めてしまうこともあ

表3-6 小児看護の日常的な臨床場面での倫理的課題に関する行動指針

1）看護師の基本的姿勢

❶看護師の価値観や信念，態度が倫理的判断に多大な影響を及ぼすため，自分の傾向を認識しておくようにします。他者の価値観を知ることにより自分の価値観に気づくこともできます。
❷医療者の価値観を押しつけないようにし，相手の価値観を尊重します。
❸日本文化の影響（和を尊ぶ，お任せ，本音と建前など）や社会の変化（価値観の多様化，情報化社会など）を理解するようにします。
❹子どもの権利に関する法律や政策，専門職の倫理規定などの知識を習得し，実践に活用できるようにします。
❺日頃から倫理的感受性を磨き，臨床場面での倫理的問題に気づくよう努力します。
❻医療や看護に対する哲学，倫理原則，専門職の倫理規定などを倫理的判断の指標とします。
❼子どもは発達途上にあるため，理解や判断，言語能力が未熟で，権利を十分に主張することが困難な場合があります。子どもの特性，起こりやすい倫理的問題を理解した上で，子どもの最善の利益とは何か，人として尊厳が守られているかを常に問いながらケアを行います。
❽法律上，未成年の子どもは親権に服する年齢であり，法的判断の責任は家族にあります。したがって，実際に医療やケアを受けるのは子どもですが，意思決定の責任を負うのは家族（親権者）です。そのため，子どもと家族の意見が食い違うという問題が生じることもあるため，双方に慎重に関わる必要があることを認識し，実践してゆきます。

2）具体的な取り組み

（1）子どもに対する具体的な取り組み
❶発達段階に合わせて子どもの思いや考えを十分に聴き，子どもを大切にします。
❷効果的なコミュニケーションをはかり，信頼関係を確立します。
❸子どもが理解し納得できるように十分に説明します。
❹医療者だけで考えるのではなく，子どもと一緒に取り組みます。
❺子どもが自分の意見を表明することや，意思決定するプロセスを支援します。
❻子どもの日常生活に関心をもち，しっかりと観察します。気になったことはそのままにせずに子どもに確認する，もしくは観察を継続し，必要な対応を考えます。
❼子どもが家族に気を遣い，本心を話すことができない状況もあるため，どうすることがよいのかを子どもと十分に話し合い，子どもの気持ちを尊重しながら，子どもの最善の利益を保障できる方法を検討します。
❽子どもとの約束を守ります。
❾子どもの安全を保障します。

（2）家族に対する具体的な取り組み
❶病気の子どもをもつことによる家族への影響を理解しながら，思いや考えを十分に聴き，家族を大切にします。
❷家族との効果的なコミュニケーションをはかり，信頼関係を確立します。
❸医療者だけで考えるのではなく，家族と一緒に取り組みます。
❹子どもの病気や治療などを理解し意思決定できるように，家族に十分に情報提供を行います。
❺家族の思いを受け止めながら，意思決定するプロセスを支援します。
❻各々の家族がおかれている状況の違いを理解し，共感的に関わるように努めます。
❼子どもと家族が，お互いの思いや考えを理解し合い，納得できる選択ができるように調整を行います。子どもが家族に気を遣い，本心を話すことができない状況もあることを家族に伝え，子どもにどのように関わるとよいかを一緒に考えます。
❽家族の体調や疲労に配慮し，基本的欲求を満たす支援ができるように努めます。

（3）医療チームにおける具体的な取り組み
❶子どもの権利を擁護する役割を果たします。常に子どもの立場に立って発言をします。
❷倫理的問題に気づいた場合，見過ごさずに声に出して周囲に伝え，チームで話し合い検討することでよりよい方法を見つけます。
❸臨床ではどのような倫理的問題が起こっているのかについて，定期的に話し合う機会をもちます。
❹問題が困難ですぐに解決できないとしても，現実的に何ができるのかをチームで一緒に考え，子どものためによりよい方法を模索します。そして，子どもにとってよりよいことだと納得できるプロセスを経て決定します。
❺問題が困難で解決できない場合，無理だと諦めるのではなく，短期的な目標と長期的な目標を掲げ，計画的に進めます。例えば，子どもにとってよいケアであると分かっていても，病院のシステムの問題で実践できない場合，今できる最善のケアを模索し提供する一方で，システムを変えていくためにはどうすればよいかという長期的なプランを立てて実施します。また，必要に応じて院内の倫理委員会や第三者機関を活用する方法も検討します。

出典／日本小児看護学会：小児看護の日常的な臨床場面での倫理的課題に関する指針，2010，p.2-3を一部改変．

る。さらに，子どもの最大の理解者である親も，病院という場，病状や予後にかかわる場面では，心理的に不安定な状態にあることが多く，子どもの気持ちに気づけず，親の意向でものごとが進んでいってしまうことも少なくない。一方，看護師も子どもの擁護者であるにもかかわらず，子どものケアに対する能力の不足，マンパワー不足による忙しさや病院や病棟の風土，いまだに残る医師主導のパターナリズムや看護師どうしの人間関係の問題などにより，医療者主導でものごとを進めていくことが起こってしまいがちである。

そこで大切なのは，看護師が陥りやすい傾向を理解することと，子ども中心の視点をもつことである。親や看護師がどのように考えるか，どうあるべきだと考えることをもとにケアを始めるのではなく，「この子どもにとって何が最善なのか，この子どもはどのように感じたり，考えたりしているか」「子どもの力はどのような支援により発揮できるのか」と，常に子どもの立場に立って考えていくことが倫理的実践の始まりとなる。

2. 家族とのパートナーシップという視点

子どもにとって親は一番の支えとなる重要な存在であり，子どものことを一番よく知るエキスパートであるため，小児看護の倫理的実践において子どものアドボケーターである看護師の重要なパートナーは親である。したがって，親と看護師が効果的なコミュニケーションを図り，信頼関係を確立し，パートナーシップを形成していくことが非常に重要である。**パートナーシップ**とは，パートナーとしてお互いを認め合い，双方に不足しているものを補完しながら共通の目標をもって取り組んでいくことである。親も看護師も異なる価値観をもっていることを認め合ったうえで，繰り返し述べてきたように「子どもにとって何が最善なのか」を追求していくという共通の目標をもって，お互いの考えや感情，もっている情報を共有していくことが大切である。

3. 成長発達を支援する多職種協働という視点

子どもは，病気や障害があり入院していたとしても，成長発達している存在である。入院生活の1日を例に考えてみると，治療や処置に費やす時間は24時間のうちのほんの一部分であることが多く，それ以外の時間は子どもは子どもとして生活している。子どもの生活に日常を最大限に取り入れ子どもらしい生活を送れるようにすること，自分の力を試す機会が与えられることなど，遊び・教育や心理的支援が当たり前のこととして保障されなければならない。近年，小児医療においては心理社会的側面の支援を専門とする様々な職種がかかわるようになってきた。子どもを中心とした倫理的実践の実現のためには，子どもにかかわるすべての職種で子どもの最善を目指した協働のチーム医療を達成することが必要であり，看護師はその調整をする役割も求められている。そして，現場ではどのような倫理的課題があり，どのような問題が起こっているのかについても，多職種で話し合う場をもつことが大切である。問題がすぐに解決できなくても，現実的に何ができるかをあらゆる側面からチームで模索し，子どもにとって今この方策がより良いことだと子どもや家族・チーム全体が納得できるプロセスを経ることが重要である。

V Evidence Based Nursing（根拠に基づく看護）

Evidence Based Medicine（EBM，根拠に基づく医療）は，マクマスター大学のグヤット（Guyatt, G.H.）によって，1991（平成3）年に提唱された用語である[9]。「研究で得られた最善のエビデンスを臨床的知識・環境と，患者の価値観を統合して，目の前の患者のために使うことである」と定義され[10]，その後臨床疫学（りんしょうえきがく）の手法を用いた臨床実践法として急速に広がった。わが国でも1999（平成11）年に『根拠に基づく医療；EBMの実践と教育の方法』が出版され[11]，2004（平成16）年から厚生労働省の委託事業として日本医療機能評価機構の「医療情報サービス事業（Medical Information Network Distribution Service；Minds）」で，診療ガイドラインが医療者および一般に向けても公開されている[12]。**Evidence Based Nursing**（**EBN，根拠に基づく看護**）は国際看護名誉学会（Honor Society of Nursing, Sigma Theta Tau International：STTI）で，「患者および重要他者と専門職が，研究で得られたエビデンス，患者の経験や希望，専門家の意見，ほかの有用な情報等をもとに，意思決定を共有すること」と定義され[13]，看護ケアの構造やプロセスの理解，患者などケアの対象者の治療やケアへの理解，研究を実践して臨床に適用することを促すことにつながり，最善なケアへの判断につながる。

Evidence Based Practice（EBP；根拠に基づく実践）は，専門職の実践を統合し，根拠に基づく実践を意味する用語として用いられる。

EBPの要素には，研究の成果に基づいた根拠，患者の価値観や行動，専門職の技量・専門性が存在する。経験に基づいた専門家の意見に偏在していた臨床実践の在り方を省（かえり）みて，患者の希望を取り入れながら根拠に基づいた実践を行うことが推奨されている。

EBPは，研究でケアの効果を明らかにすることに焦点をあてる一方，ケアの効率やケアの質には焦点をあてにくい。

研究の成果に基づいた根拠は，制御された状況で実施される。一方EBPは，患者の希望の尊重や効率的かつ質の高いケアの提供が重要である。優れた研究成果があり，それに基づいた介入が有効ということが明らかでも，患者がそれを望まない場合も考えられる。その場合には，患者である小児と家族の意思決定の背景をアセスメントする必要がある。特に小児医療・看護の領域では，患者である小児が発達段階の途上にあり，小児の意向に加えて家族の意思決定が求められる場面が多い。小児の発達段階や生じている健康問題の状況に応じた意思決定ができるように，専門職が技量と専門性を発揮したうえでの介入が求められる。専門職の技量・専門性は，ケア技術のみを指すのではなく，上述の意思決定を支援するコミュニケーション，アセスメント，教育的スキルなど，多岐にわたる。特に小児看護においては，患者の価値観をとらえるための専門職の技量・専門性が求められる。具体的には，発達段階に応じた小児とのコミュニケーションから必要な情報を収集し，アセスメントした結果に基づき小児の思いをアドボケイトすることが，基盤となる重要な技量となる。また,効果の高いケアであっても非現実的なものであれば提供できない。EBPでは，エビデンスと実践の状況を踏まえてケアを行っていく。

このような要素を有するEBPのステップは，①疑問を形にすること，②情報の収集，③批判的吟味，④判断と患者への適用，⑤①～④のプロセス評価，の5段階に分類される。①で，臨床上の疑問をPICO*の形などで整理することで，現在の対象者の課題と，解決のために何を明らかにする必要があるかが明確になる。②～③で必要な情報を収集し，批判的に吟味することで，どのような方策を患者に適用するかが明らかになる。EBPにおいては，**システマティックレビュー**（systematic review：SR）で特定の治療介入の効果を調べた研究の結果を統合して評価し，それぞれの推奨レベルを提示する診療ガイドラインが重要なツールである。しかし小児疾患では研究が少ないことがあり，十分なエビデンスが得られないこともある。また小児看護でも，個別性が高く，研究による知見が蓄積されている過程の場合には，「エビデンスレベルを下げた研究を用いる」「小児以外の対象者に適用された成果も参照する」などの方法で，エビデンスとなる知識を集約することから開始することもある。小児看護では，対象者が発達段階の途上にあり研究を行うにあたって特に倫理的に十分に配慮する必要があることから，研究による知見の集積が難しい場合もある。そのような場合に臨床のなかで行うケアの基となるエビデンスには，研究の成果によって導かれていない，専門家の意見を含めることがある。専門家の意見は階層的ランキング法におけるエビデンスレベルは低いが，様々な実践家が臨床の場でのケアをとおして，時間をかけて確認した実践知というべきものであり，臨床の場では大変重要な意味を有する。また階層的ランキング法には含まれない質的研究も重要なエビデンスとなる。質的研究は，患者の置かれている現実の状況の解釈・理解を専門職にもたらし，量的研究とは異なる側面から介入の質を高めることに貢献する。このように，ランダム化比較試験（randomized controlled trial：RCT）*などエビデンスレベルの高さのみにこだわるのではなく，現実の状況に応じた研究手法で得られた知見・実践知に基づいた知見を集約して，エビデンスに基づいた介入を決定していくことも必要である。

近年，看護の場でもEBPの認識が広まっているが，エビデンスを重視するあまり現在の臨床で行われている看護実践をただ否定したり，エビデンスが最優先で必ず実践すべきと思いこんだりしないことが大切である。つまり臨床研究の成果やガイドラインに盲従するのではなく，これらの情報をもとにどのような看護を対象者に提供すると最適な健康状態を促進できるかを考えることが肝要である。ガイドラインや研究成果のみに沿った看護

＊ **PICO**：臨床上の疑問を「①対象者（patients）や対象となる問題（problem）に対し，②何らかの介入（intervention）があった場合，③比較対象（comparison・control）と比べて，④どのような結果（outcome）が導き出されるか」という4つの要素に定式化することで患者がもつ問題を整理するための手法。

＊ **ランダム化比較試験**：臨床研究（結果を検証するための比較対象を設定した実験）において，対象を無作為に複数のグループに分けて研究を行うこと。

の提供によって，すべての対象者において同様の良い効果が得られるとは限らない。エビデンスという型に自分の看護をはめこむのではなく，エビデンスを用いてより効果的な看護を提供できるように，EBPのステップに沿って思考して判断する必要がある。一方で経験のみに頼った看護に偏ることも避けなければならない。研究成果が研究対象となった患者に即座に還元されない場合であっても，臨床での看護活動と同様に，患者の利益を目的に実施されており，臨床の看護師はその意義を十分に理解する必要がある。日常の臨床活動での経験から得た実践知に研究から得た知見を統合して，目の前の患者にとって最善の介入はどのようなものかを考え続けることが重要である。また研究の場にいる看護師には，臨床で活用可能な知見を，研究によって発信することが求められる。このような研究で得られた知見の臨床への実装（implementation）[14]が昨今課題となっている。研究の場から看護を考える者は，その成果を還元する研究対象者の先にいる多くの患者を認知する必要がある。臨床の場で看護を提供する者は，研究によって明らかにされた理論や看護援助の方法に関心をもち，その最新の状況をよく認知したうえで看護を提供する力も求められる。研究と実践それぞれの場にいる看護師に，現実の状況のなかで協働して，小児と家族の最善の利益を追求することが求められる。

文献

1）厚生労働省：「母子保健法の一部を改正する法律」の施行について（通知）．https://www.mhlw.go.jp/content/000657398.pdf（最終アクセス日：2021/12/08）
2）厚生労働省：子育て世代包括支援センター業務ガイドライン．https://www.mhlw.go.jp/file/06-Seisakujouhou-11900000-Koyoukintoujidoukateikyoku/kosodatesedaigaidorain.pdf（最終アクセス日：2021/12/08）
3）厚生労働省：児童虐待防止対策の強化を図るための児童福祉法等の一部を改正する法律の施行について．https://www.mhlw.go.jp/content/000637877.pdf（最終アクセス日：2021/12/08）
4）中山和弘，岩本貴編：患者中心の意思決定支援；納得して決めるためのケア，中央法規，2012，p.12.
5）中野綾美：子どもと家族の意思決定を支える小児看護を織りなす，日小児看護会誌，22（3）：p.70-75，2013.
6）日本小児科学会，倫理委員会小児終末期医療ガイドラインワーキンググループ：重篤な疾患を持つ子どもの医療をめぐる話し合いのガイドライン，2012，p.2.
7）前掲書1），p.35.
8）Kimberly, A. et al.：Parents of children with cancer：factors influencing their treatment decision making roles, J Pediatr Nurs, 21(5)：p.350-361, 2006.
9）Guyatt, G.H.：Evidence-based medicine, ACP J Club, 114：A1-6, 1991.
10）Sackett, D.L., et al.：Evidence based medicine；what it is and what it isn't, BMJ 312（7023）：p.71-72, 1996.
11）Sackett, D.L., et al. 著，久繁哲徳監訳：根拠に基づく医療；EBMの実践と教育の方法，オーシーシー・ジャパン，1999.
12）日本医療機能評価機構：https://minds.jcqhc.or.jp/s/about_us_overview（最終アクセス日：2019/3/11）
13）Sigma Theta Tau International 2005-2007 Research and Scholarship Advisory Committee：Sigma theta tau international position statement on evidence-based practice february 2007 summary, Worldviews Evid Based Nurs, 5(2)：p.57-59, 2008.
14）Grol R.：Successes and failures in the implementation of evidence-based guidelines for clinical practice, Med Care, 39(8 Suppl 2)：p.1146-1154, 2001.

本章の参考文献

・社会福祉法人恩賜財団母子愛育会愛育研究所編：日本子ども資料年鑑2018，KCT中央出版，2018，p.16-19.
・厚生労働省ホームページ：児童虐待の防止等に関する法律（平成十二年法律第八十二号）．https://www.mhlw.go.jp/bunya/kodomo/dv22/01.html（最終アクセス日：2018/12/25）
・厚生労働省ホームページ：児童虐待の防止等に関する法律及び児童福祉法の一部を改正する法律要綱．https://www.mhlw.go.jp/bunya/kodomo/dv-boushikaisei19-youkou.html（最終アクセス日：2018/12/25）
・厚生労働統計協会編：厚生の指標増刊，国民の福祉と介護の動向2018/2019，厚生労働統計協会，2018，p.98-101.
・文部科学省ホームページ：学校保健法等の一部を改正する法律．http://www.mext.go.jp/b_menu/houan/kakutei/08040703/gakkouhoken.html（最終アクセス日：2018/12/25）
・United Nations Human Rights. What are human rights？ https://www.ohchr.org/en/issues/pages/whatarehumanrights.aspx（最終アクセス日：2022/1/16）
・濱川今日子：子ども観の変容と児童権利条約，「総合調査報告書 青少年をめぐる諸問題」，国立国会図書館調査及び立法考査局，

p.68-69，2009.
・外務省：人権外交．http://www.mofa.go.jp/mofaj/gaiko/jido/（最終アクセス日：2022/1/16）
・外務省：「児童の権利に関する条約」全文．https://www.mofa.go.jp/mofaj/gaiko/jido/zenbun.html（最終アクセス日：2022/1/16）
・Unicef：子どもの権利条約．http://www.unicef.or.jp/about_unicef/about_rig.html（最終アクセス日：2018/12/21）
・日本看護協会編：日本看護協会看護業務基準集 2007 年改訂版，日本看護協会出版会，2007.
・日本小児看護学会：小児看護の日常的な臨床場面での倫理的課題に関する指針，2010.
・三輪富士代：小児の医療現場で出会う患児・家族の人権と看護実践，日赤看会誌，18（1）：p.78-79，2018.
・日本小児看護学会：小児看護の日常的な臨床場面での倫理的課題に関する指針，2010.

第4章 小児保健

この章では

- 母子保健と子育て支援について学ぶ。
- 学校保健の施策について学ぶ。
- 予防接種の意義と対象疾患を学ぶ。
- 難病や障害をもつ小児への保健・福祉について学ぶ。

I 母子保健と子育て支援

近年，女性の社会進出が進み，共働き世帯の増加，少子化，核家族化など，妊娠・出産・育児を取り巻く環境が大きく変化している。すべての小児が健やかに育つことを支援するために，妊娠・出産・育児にまつわる様々な母子保健施策，子育て支援施策が行われている。

ここでは主に地域（市区町村）で行われている支援を中心に述べる（図 4-1）。

A 子育ての支援

1. 出産後～子育ての支援

1 産婦健康診査

産後 2 週間，産後 1 か月など，出産後まもない時期の産婦に対し，母体の身体機能の回復だけでなく，精神状態の把握や授乳の状況を把握するため産婦健康診査が行われている。産後の初期段階の母子の支援の強化のため，国から市町村に対する産婦健康診査の費用助成は，産後ケア事業の実施が要件となっている。

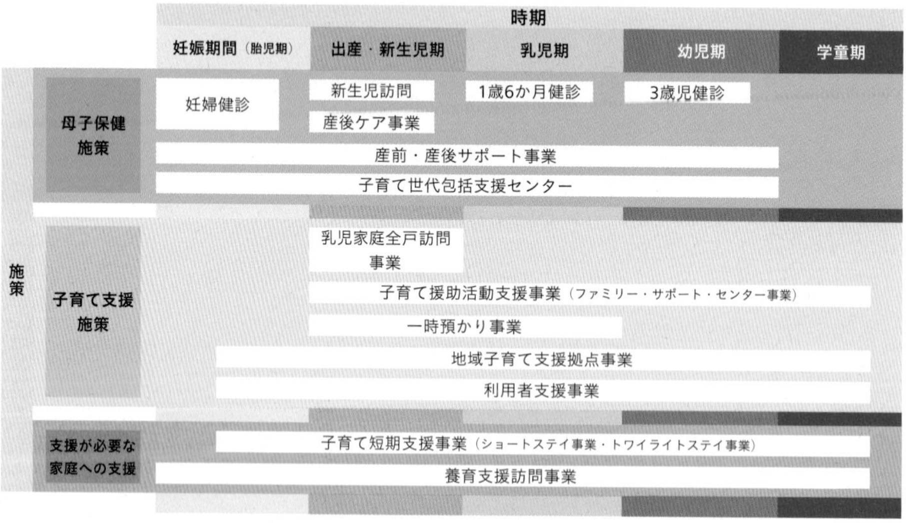

時期
妊娠期間（胎児期）
出産・新生児期
乳児期
幼児期
学童期
施策
母子保健施策
妊婦健診
新生児訪問
産後ケア事業
1歳6か月健診
3歳児健診
産前・産後サポート事業
子育て世代包括支援センター
子育て支援施策
乳児家庭全戸訪問事業
子育て援助活動支援事業（ファミリー・サポート・センター事業）
一時預かり事業
地域子育て支援拠点事業
利用者支援事業
支援が必要な家庭への支援
子育て短期支援事業（ショートステイ事業・トワイライトステイ事業）
養育支援訪問事業

＊上記以外に，地方自治体が地域の実情に応じて単独で実施している事業がある。
資料／社会保障審議会（児童部会社会的養育専門委員会市町村・都道府県における子ども家庭相談支援体制の強化等に向けたワーキンググループ）：第1回資料4，p.32，2018，一部改変．

図 4-1 市区町村における母子保健施策および子育て支援施策の概要

2 新生児訪問と乳児家庭全戸訪問事業

❶新生児訪問

母子保健法第11条に定められた事業で，新生児の発育や栄養の状況，母親の健康状態のほか，生活全般や育児の支援状況なども確認し，疾病（しっぺい）予防や事故予防などについて助言・指導を行う。新生児訪問においては，母親や父親の話に耳を傾け，安心して育児を行えるよう支援を行うことが重要である。併せて，虐待予防の観点からリスクの確認も行う必要がある。

❷乳児家庭全戸訪問事業（こんにちは赤ちゃん訪問事業）

児童福祉法第6条の3第4項に規定されている，基本的には生後4か月までのすべての乳児のいる家庭を訪問する事業である。子育ての孤立化を防ぐため，子育てに関する情報の提供，乳児およびその保護者の心身の状況と養育環境の把握を行うほか，不安や悩みを聞き，助言そのほかの援助を行うことを目的としている。

なお，新生児訪問指導事業と併せて実施することもできるとされているため，同時に行っている市町村もある。

3 乳幼児健康診査（母子保健法第12条・第13条）

母子保健法で明記されている1歳6か月児，3歳児健康診査のほかに，ほとんどの市町村で3～5か月頃に健康診査が実施されている。そのほか9～12か月頃や4～6歳頃の健康診査を行っている市町村もある。実施方法としては，市町村が直接実施している場合と，医療機関に委託して実施している場合がある。

❶1歳6か月児健康診査

この時期は離乳が完了し，乳幼児期から幼児期へ移行する時期である。独歩ができるようになり，有意味語が少しずつ出始め，大人の指示の内容を理解し，行動できるようになってくる。また，相手を意識してコミュニケーションをとるようになってくる。身体発達，精神発達共に大きな変化がある時期であり，発達状況を確認する必要がある。また，食事の内容や生活リズムなどの生活習慣も確認を行う。

歯科については，乳前歯が8本生えそろい，乳臼歯が生えてくる時期である。う歯予防のため，仕上げ磨きについて指導を行う。

自我が芽生えてきた子どもへの対応という，乳児期とは質の異なる育児に，親が戸惑いを感じ，困り感をもっている場合や，子どもが言葉を話さないなど，発達に不安を抱えている場合もあるので，養育状況や親の思いをていねいに聞き取り，健診の場での助言にくわえ，継続的な支援も行っている。

❷3歳児健康診査

3語文を獲得し，大小の比較の理解が可能となり，社会性が発達してきて，ルールのある遊びもできるようになってくる。また，片足立ちや，手すりにつかまらずに階段を昇降できる。排泄（はいせつ）が自立し，食習慣・歯磨き習慣・睡眠時間などの基本的な生活習慣が確立する時期である。

3歳児健康診査はいわゆるトイレトレーニングの悩みが多く聞かれる健診でもあり，小児の成長段階に合った方法でのトレーニングについて指導を行う必要がある。

3歳児健康診査が就学前の最後の健康診査である場合も多いので，養育状況や，発達の状況をていねいに確認し，市町村の事業につなげるなど必要な支援を行う。

歯科については，乳歯20本が生えそろう時期である。う歯の有無のチェックを行うとともに，う歯が多い子どもはネグレクトが疑われるため，養育状況にも注意をする。

4 特に支援が必要な人を対象にした事業

地域（市町村）においては，乳幼児健康診査に代表されるような，すべての親子を対象とした事業がある一方，虐待のリスクがあるなど，養育について特に支援が必要な家庭に向けた事業も実施しており，これらの支援を活用しながら，虐待の予防に努めている。ここでは代表的な事業について説明する。

❶産後ケア事業

2019（令和元）年12月6日の母子保健法の改正により，産後ケア事業が母子保健法に位置付けられ（母子保健法第17条の2），市町村の実施が努力義務とされた。本事業は，家族などから十分な育児などの支援が得られず，心身の不調や育児不安などを抱える出産後1年以内の母親とその子を対象に，助産師などの看護職が中心となり，母親の身体的回復や心理的な安定を促進するとともに，母子の愛着形成を促し，母子とその家族が健やかに生活できるよう支援することを目的としている。病院，診療所，助産所などへの短期入所，産後ケアセンターなどへの通所，または対象者の居宅への訪問により支援を行う。

❷養育支援訪問事業

児童福祉法第6条の3の5に定められている事業であり，若年妊婦や望まない妊娠・子育て不安や孤立感がある，虐待のリスクがあるなど養育支援が特に必要であると判断し

Column

子ども家庭総合支援拠点

2016（平成28）年の児童福祉法の改正により，市町村に子ども家庭総合支援拠点（以下拠点）を設置することが努力義務化され，2018（平成30）年の「児童虐待防止対策体制総合強化プラン」（新プラン）において，2022（令和4）年度までに全市町村に設置するとされた。拠点は，小児とその家庭および妊産婦などを対象に，実情の把握，小児などに関する相談全般から通所・在宅支援を中心としたより専門的な相談対応や必要な調査，訪問などによる継続的なソーシャルワーク業務までを行う機能を担（にな）い，要保護児童対策調整機関として，要支援児童・要保護児童への支援業務と関係機関との連絡調整を実施することとされている。子育て世代包括支援センターと同一の主担当機関が，拠点と2つの機能を担い，一体的に支援を実施することが推奨されている。

た家庭に対し，保健師・助産師・保育士などが家庭訪問し，養育に関する指導・助言などを行うことにより，当該家庭の適切な養育の実施を確保することを目的としている。なお育児，家事援助については子育てOB（経験者）・ヘルパーなどが実施する。

2. 子育て世代包括支援センター

2016（平成28）年の母子保健法の改正により，子育て世代包括支援センター（法律上の名称は母子健康包括支援センター）を市町村に設置することが努力義務とされた（母子保健法第22条）。子育て世代包括支援センター（以下センター）は地域のつながりの希薄化などにより，妊産婦などの孤立感や負担感が高まっているなか，妊娠期から子育て期にわたる総合的な相談や切れ目のない支援を行うことを目的として，保健師などを配置し，母子保健サービスと子育て支援サービスを一体的に運営・提供する機能を担うものである。このことにより，育児不安や虐待の予防に寄与することが期待されている。

B 養育医療

低出生体重児は，正常な新生児に比べ生理的に未熟で，疾病（しっぺい）にもかかりやすい。死亡率も高く，心身の障害の可能性もあるため，生後速やかな適切な処置が必要となる。そのため，入院して医療を受ける必要がある未熟児に対して，養育に必要な医療の給付が行われ（母子保健法第20条），必要に応じ，市町村の保健師などによる訪問指導が行われる。

また，体重2500g未満の乳児が出生したときは，保護者が速やかに市町村に届け出ることが定められている（母子保健法第18条）。

1 養育医療（母子保健法第20条）

養育医療は，出生時体重が2000g以下の乳児または生活力が特に弱い乳児（表4-1）で，医師が入院養育が必要と認めた場合に，その養育に必要な医療に対する費用が一部公費負担されるものである。

表4-1 養育医療の対象となる症状

一般状態	• 運動不安，痙攣がある • 運動が異常に少ない
体温	• 体温が摂氏34度以下
呼吸器・循環器	• 強度のチアノーゼが持続する • チアノーゼ発作を繰り返す • 呼吸数が毎分50を超えて増加の傾向にあるか，または毎分30以下 • 出血傾向が強い
消化器	• 生後24時間以上排便がない • 生後48時間以上嘔吐が持続 • 血性吐物，血性便がある
黄疸	• 生後数時間以内に現れる • 異常に強い黄疸がある

資料／厚生労働省通知（児発第668号）．

C 新生児マススクリーニング

実施主体は都道府県および指定都市である。日本では1977（昭和52）年から新生児マススクリーニングが開始された。検査対象は6疾患であったが，1990年代に従来のガスリー（Guthrie）法に代わる新しい検査法であるタンデムマス法がアメリカで開発され，2014（平成26）年度から日本でも全国で導入されたことに伴い，検査対象疾患が拡大した。

1. 新生児マススクリーニングの概念

新生児マススクリーニングとは，フェニルケトン症など知らずに放置すると，障害が出てくるような先天的な代謝異常症を新生児期に発見し，介入することで障害の発生を予防するという公的な事業である[1]。

2. 新生児マススクリーニングの対象疾患と検査方法

2018（平成30）年時点では，厚生労働省により，20疾患が検査対象疾病（しっぺい）とされている。タンデムマス法では，脂肪酸代謝異常，有機酸代謝異常，アミノ酸代謝異常の20種以上の疾患について同時にスクリーニング可能である。また，タンデムマス法以外の検査方法を用いる疾患として，先天性甲状腺（こうじょうせん）機能低下症，先天性副腎過形成症（タンデムマス法を用いる場合もある），ガラクトース血症がある[2]。

3. 新生児マススクリーニングで見つかる病気の治療

新生児マススクリーニングで見つかる多くの病気に対して治療用特殊ミルクを使用した食事療法が行われる。そのほかカルニチン，ビタミン投与や哺乳間隔（ほにゅうかんかく）の指導，生活指導などが行われる[3]。

D 児童虐待の予防と防止

1. 児童虐待の動向

全国の児童相談所における児童虐待相談対応件数は，2021（令和3）年度，20万7660件で，過去最多であった（前年度比＋1.3%）。相談対応件数は年々増加しており，児童虐待防止法施行前の1999（平成11）年度の1万1631件から約17.9倍になっている（図4-2）。近年の増加は，面前DV（配偶者間暴力の目撃）を理由とした心理的虐待などの，警察からの通告数が増加していることが大きな要因である。

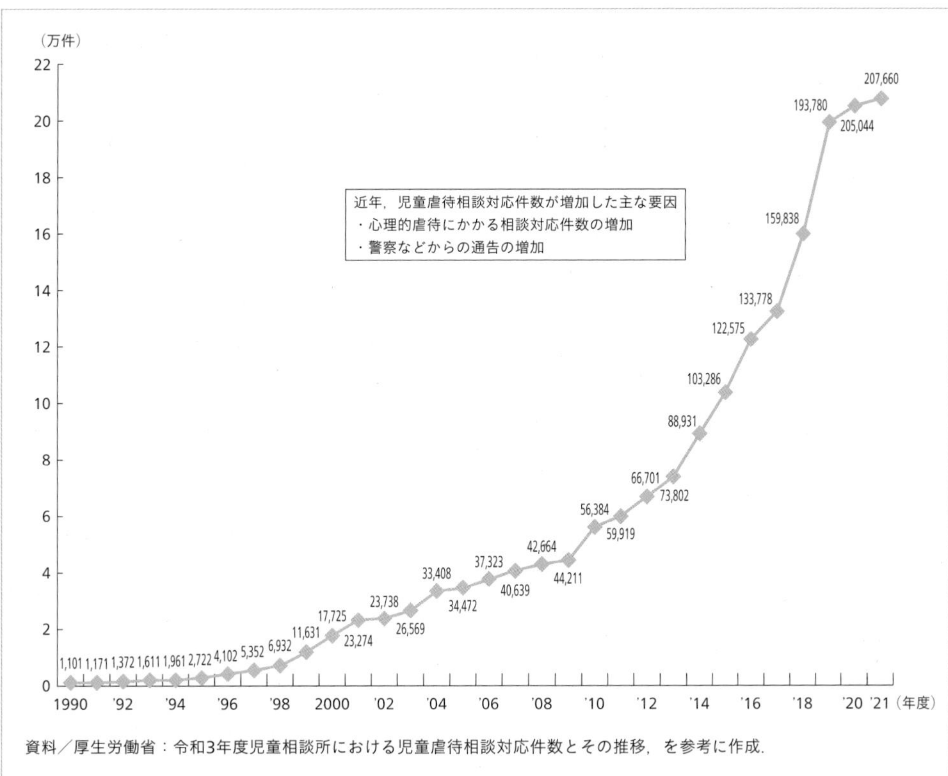

資料／厚生労働省：令和3年度児童相談所における児童虐待相談対応件数とその推移，を参考に作成．

図4-2　児童虐待相談対応件数の推移

2. 児童虐待予防と防止

1　児童虐待予防と母子保健

2016（平成28）年度の母子保健法改正において，母子保健施策が「乳児および幼児に対する虐待の予防および早期発見に資するものであることに留意する」とされた。子ども虐待による死亡事例等の検証報告結果等（第18次報告）によれば，2020（令和2）年度までの児童虐待による死亡例（心中以外）889人中0～3歳の死亡例は715人で，80％を占めており[4]，児童虐待による死亡のリスクは乳幼児期が非常に高いといえる。

市町村においては，妊娠届出や母子健康手帳の交付，新生児訪問，乳幼児健診などを通じ，ほとんどすべての妊婦や乳幼児に出会う機会を有しているため，リスクのある妊婦や母子を早期に把握し支援を行うことが可能である。そのため，母子保健施策を通じて虐待の予防や再発防止に取り組む意義は大きい。

また，母子保健担当者が，虐待を受けているまたは虐待に至る可能性がある児童や特定妊婦を把握した場合は，後述の要保護児童対策調整機関部署と連携して，未然防止や再発防止を行っていくことが重要である。

2　児童虐待対応のしくみ

❶要保護児童対策地域協議会

要保護児童などの早期発見や適切な保護や支援を図るためには，関係機関がその子どもなどに関する情報やとらえ方を共有し，適切な連携のもとで対応していくことが重要である。そのため，関係者間で情報の交換と支援の協議を行う「要保護児童対策地域協議会」(以下，要対協）の設置が児童福祉法において努力義務化されている（児童福祉法第25条の2)。2020（令和2）年度には99.8％の市町村に要対協が設置されている[5)]。

❷要保護児童対策地域協議会の調整機関と構成機関

要対協の調整機関は市町村であり，構成機関は，教育委員会・児童相談所・警察署（関係機関)・小中学校・保育所・民生児童委員協議会・人権擁護委員・医師会などである。

要対協の対象は①要保護児童（保護者のない児童または保護者に監護させることが不適当であると認められる児童)（児童福祉法第6条の3第8項)，②保護者の養育を支援することが特に必要と認められる児童（児童福祉法第6条の3第5項)，③特定妊婦（出産後の養育について出産前において支援を行うことが特に必要と認められる妊婦)（児童福祉法第6条の3第5項）である。

ダウン症候群の小児の支援

❶経緯（支援の必要性への気づき）

生後3か月のN君。ダウン症候群で，A病院産科で出生し，その後定期的に小児科に通院している。家族構成は母親と父親の3人家族。

産科からは「入院中，母親はN君の病気を受け入れようと努めており，母親の養育について気になる点はなかった」との引継ぎを受けていた。退院後，市町村の保健師に早めの新生児訪問を依頼していたが，保健師からの訪問の報告も，母方祖母が泊まり込みで育児を手伝っており，問題なしということだった。

今回が3回目の小児科受診であったが，B看護師は，母親の表情が暗く，N君の皮膚も汚れていて清潔が保たれておらず，これまでと様子が異なったことが気になった。

診察終了後，母親と話すと，母方祖母はN君が3か月になったのを契機に実家に帰ったこと，父親は多忙であるうえに，N君の病気を受け入れず，否定するような言動があることを話すとともに泣き出した。

❷経緯（支援への誘導）

B看護師は母親を待たせ，師長と主任に相談をした。話し合いの結果，虐待とまではいかないかもしれないが，養育に支援が必要な状態であると思われるため，地域の保健師と虐待対応部署（要対協調整機関）への連絡が適当であると判断した。B看護師は母親へ市町村に連絡をするので，相談し，支援を受けてほしいことを伝えた。後日，市町村保健師と虐待対応部門の職員が訪問した結果，母親がストレスから育児がままならない状況に陥っており，要保護児童として支援していくことになったため，今後も情報共有を行っていきたいと連絡が入った。あなたがこのB看護師であったならこの後どのように対応するのがよいと思うか。

❸解説

虐待を疑ったり，養育に支援が必要と考えられる状況を把握した際には，個人で判断するのではなく，組織的な判断が重要である。本人に支援を受ける必要性を説明し同意を得て連絡することが望ましいが，同意がなくても市町村や児童相談所に連絡することが法律上認められており（児童虐待防止法第5条，児童福祉法第21条の10第5項，第25条)，ためらわず，情報提供・通告することが支援につながり，重篤化防止につながることを押さえておきたい。

要保護児童の場合，病院は個別ケース検討会議への参加など，要対協の枠組みの中で情報を共有しながら，関係機関でN君世帯に対する支援方針を共有し役割分担を行う。医療機関がもつ医療情報は，ほかの関係機関では得ることのできない貴重な情報である。一方，保健センターなどでは，自宅での実際の生活状況など病院ではわからない情報を把握しており，関係機関どうしが情報を共有することは，子どもや家庭の全体像を正確にとらえるためには欠かせない。

看護師は，医療職のなかでも家族との距離が近いことが多く，何げない会話や診察の場面から子どもを含めた家族の状況を把握しやすい立場にある。要対協で決まった支援方針や役割分担を踏まえてN君や家族の支援を行うとともに，受診時のN君の様子や養育状況・世帯状況の変化など些細（ささい）な変化も見逃さず，様子を観察することが重要である。そして組織的判断のうえで適宜要対協調整機関に情報を提供し，関係機関全体でN君の健やかな成長に結びつく支援を行っていきたい。

Ⅱ 学校保健施策

A 健康診断

学校における健康診断は，学校保健安全法の規定に基づいて行われるものであり，学校保健の管理の中心といえる。その一方で，学習指導要領において，学校行事の「健康安全・体育的行事」として位置付けられており，教育的な意義があることを十分に理解しておかなければならない。

健康診断の目的は，①児童・生徒の成長状況の把握，②病気の早期発見・早期治療のためのスクリーニング（ふるいわけ），③保健教育への活用などがあげられる。健康診断の結果は，保健調査や日々の健康観察の結果とともに児童・生徒ならびに学校全体の健康について把握する重要な資料となる。児童・生徒など一人ひとりに対する健康相談や保健教育に活用し，学校保健の推進に役立てるべきである。

健康診断の種類は，表4-2の通りであるが，学校保健において重要な位置を占める児童生徒などの定期健康診断の検査項目などについては表4-3に示す。定期健康診断は，学校保健安全法施行規則により，毎学年6月30日までに行うものと定められており，検査項目と実施すべき学年が定められている。

表4-2 学校保健安全法に基づく健康診断の種類

種類		実施時期	実施主体
就学時の健康診断		義務教育就学前年	市町村の教育委員会
児童生徒などの健康診断	定期	毎学年6月30日まで	学校
	臨時	必要があるとき	
職員の健康診断	定期	学校の設置者が定める適切な時期に	学校の設置者
	臨時	必要があるとき	

表4-3 健康診断検査項目と実施学年（2023〔令和5〕年4月現在）

項目	検診・検査方法			幼稚園	小学校						中学校			高等学校			大学
					1年	2年	3年	4年	5年	6年	1年	2年	3年	1年	2年	3年	
保健調査	アンケート			○	◎	◎	◎	◎	◎	◎	◎	◎	◎	◎	◎	◎	○
身長				◎	◎	◎	◎	◎	◎	◎	◎	◎	◎	◎	◎	◎	◎
体重				◎	◎	◎	◎	◎	◎	◎	◎	◎	◎	◎	◎	◎	◎
栄養状態				◎	◎	◎	◎	◎	◎	◎	◎	◎	◎	◎	◎	◎	◎
脊柱・胸郭 四肢 骨・関節				◎	◎	◎	◎	◎	◎	◎	◎	◎	◎	◎	◎	◎	△
視力	視力表	裸眼の者	裸眼視力	◎	◎	◎	◎	◎	◎	◎	◎	◎	◎	◎	◎	◎	△
		眼鏡等をしている者	矯正視力	◎	◎	◎	◎	◎	◎	◎	◎	◎	◎	◎	◎	◎	△
			裸眼視力	△	△	△	△	△	△	△	△	△	△	△	△	△	△
聴力	オージオメータ			◎	◎	◎	◎	△	◎	△	◎	△	◎	◎	△	◎	△
眼の疾病および異常				◎	◎	◎	◎	◎	◎	◎	◎	◎	◎	◎	◎	◎	◎
耳鼻咽喉頭疾患				◎	◎	◎	◎	◎	◎	◎	◎	◎	◎	◎	◎	◎	◎
皮膚疾患				◎	◎	◎	◎	◎	◎	◎	◎	◎	◎	◎	◎	◎	◎
歯および口腔の疾患および異常				◎	◎	◎	◎	◎	◎	◎	◎	◎	◎	◎	◎	◎	△
結核	問診・学校医による診察				◎	◎	◎	◎	◎	◎	◎	◎	◎				
	エックス線撮影													◎			◎ 1学年 （入学時）
	エックス線撮影 ツベルクリン反応検査 喀痰検査等				○	○	○	○	○	○	○	○	○				
	エックス線撮影 喀痰検査・聴診・打診等													○			○
心臓の疾患および異常	臨床医学的検査 その他の検査			◎	◎	◎	◎	◎	◎	◎	◎	◎	◎	◎	◎	◎	◎
	心電図検査			△	◎	△	△	△	△	△	◎	△	△	◎	△	△	△
尿	試験紙法	蛋白等		◎	◎	◎	◎	◎	◎	◎	◎	◎	◎	◎	◎	◎	△
		糖		△													△
その他の疾患および異常	臨床医学的検査 その他の検査			◎	◎	◎	◎	◎	◎	◎	◎	◎	◎	◎	◎	◎	◎

（注） ◎ほぼ全員に実施されるもの
○必要時または必要者に実施されるもの
△検査項目から除くことができるもの

資料／文部科学省スポーツ・青少年局学校健康教育課監：児童生徒等の健康診断マニュアル，平成 27 年度改訂，日本学校保健会，2015，p.19.

B 児童・生徒の慢性疾患と保健管理

慢性疾患のある子どもたちは 2013（平成 25）年をピークに減少傾向にあり，2018（平成 30）年度の小児慢性特定疾病の登録件数は 9 万 6000 件余りとなっている[6)]。2018（平成 30）年度の疾患別の登録割合は，多い順に内分泌（ないぶんぴつ）疾患，慢性心疾患，成長ホルモン治療申請，悪性新生物，神経・筋疾患，慢性腎疾患，慢性消化器疾患である。

1. 病気をもつ児童・生徒が抱える課題

慢性疾患のある児童・生徒には，心理社会的な課題，活動・運動制限の課題，家族の課題，学校教育における課題があるといわれている[7)]。病気に対する不安や将来の生活や進路選択への不安を抱き，不安定になりやすい。しかし，一方で過剰な配慮や不必要な制限は児童・生徒の自主性や自立心を阻むおそれもあり，対応する教職員はよく児童・生徒を理解することが重要である。また，保護者の心理的・物理的・経済的負担も大きいため，保護者への相談的対応は欠かせないといえる。さらに，周囲の児童・生徒や教職員の，病気の児童・生徒に対する理解が不十分であるときには，周囲への説明や病気に対する学習の機会が必要である。

慢性疾患の児童・生徒は特別支援学校だけでなく，通常の学級にも在籍する。このような課題を踏まえ，学校は，病気をもつ児童・生徒に対して，適切な保健管理ならびに保健指導を行う必要がある。管理と指導を相互に関連させ，児童・生徒が日常生活をより健康で安全に送れるように配慮しなければならない。日常の健康観察を行うとともに，発作などの緊急時の対応を的確に行い，児童・生徒が支障なく学校生活を送れるように管理する必要がある。その際に，学校生活管理指導表を活用するとよい。

2. 学校生活管理指導表

児童・生徒が学校において健康・安全に過ごすことができ，かつ，様々な予測される事故を防止するために，運動強度と指導区分を示したものが「学校生活管理指導表」である[8)]。小学生用と中学・高校生用に分かれており，心疾患・腎疾患・そのほかの疾患をもつ児童・生徒にも活用できる。指導表は主治医が記載し，家庭から学校へ提出される。提出された後は，保護者と担任・保健体育科教員・養護教諭とで話し合う場をもち，学校の教育活動内容，特に体育授業や行事の内容に沿って，活動内容や参加のしかたを確認し，当該児童・生徒が安心して学校生活が送れるような体制づくりが必要である。

C 学校における感染症の予防

学校における感染症の予防については，「感染症の予防及び感染症の患者に対する医療に関する法律の一部を改正する法律」をはじめとして，「学校保健安全法」において，学校における感染症の予防に関して必要事項を定めている（表4-4）。

学校は児童・生徒などが集団で活動する場所であるため，感染症がまん延しやすい環境である。したがって，出席停止という児童・生徒などの個人に対して行われる予防措置をとることによって感染症のまん延を未然に防いでいる。出席停止という児童・生徒の個々に対する措置以外には，臨時休業という措置があり，いわゆる学校閉鎖，学年閉鎖，学級閉鎖という集団的な感染症予防措置がとられる。また，学校保健安全法施行規則第18条

表4-4 学校において予防すべき感染症と出席停止の期間の基準

種類	感染症の種類（学校保健安全法施行規則第18条）	出席停止の期間（学校保健安全法施行規則第19条）	備考
第一種	エボラ出血熱，クリミア・コンゴ出血熱，痘そう，南米出血熱，ペスト，マールブルグ病，ラッサ熱，急性灰白髄炎，ジフテリア，重症急性呼吸器症候群（病原体がベータコロナウイルス属SARSコロナウイルスであるものに限る），中東呼吸器症候群（病原体がベータコロナウイルス属MERSコロナウイルスであるものに限る），特定鳥インフルエンザ（感染症の予防及び感染症の患者に対する医療に関する法律6条3項6号に規定する特定鳥インフルエンザをいう）	治癒するまで。	感染症法の1類感染症および2類感染症（結核を除く）
第二種	インフルエンザ（特定鳥インフルエンザおよび新型インフルエンザ等感染症を除く）	発症した後5日を経過し，かつ解熱した後2日（幼児にあっては，3日）を経過するまで。	校医その他の医師において感染のおそれがないと認めたときは，その限りではない
	百日咳	特有の咳が消失するまでまたは5日間の適切な抗菌性物質製剤による治療が終了するまで。	
	麻疹	解熱した後3日を経過するまで。	
	流行性耳下腺炎	耳下腺，顎下腺または舌下腺の腫脹が発現した後5日を経過し，かつ全身状態が良好になるまで。	
	風疹	発疹が消失するまで。	
	水痘	すべての発疹が痂皮化するまで。	
	咽頭結膜熱	主要症状が消退した後2日を経過するまで。	
	結核	症状により学校医その他の医師において感染のおそれがないと認めるまで。	
	髄膜炎菌性髄膜炎		
第三種	コレラ		学校教育活動を通じ，学校において流行を広げる可能性があるもの
	細菌性赤痢		
	腸管出血性大腸菌感染症		
	腸チフス		
	パラチフス		
	流行性角結膜炎		
	急性出血性結膜炎		
	その他の感染症		

注：感染症の予防及び感染症の患者に対する医療に関する法律6条7項から9項までに規定する新型インフルエンザ等感染症，指定感染症および新感染症は，第一種の感染症とみなす。

資料／学校保健安全法施行規則，などを参考に作成．

ならびに学校保健安全法施行令第5条には，このような出席停止や学校の休業を行った場合には，保健所に連絡するものと定められており，保健所と学校とが協力して地域の公衆衛生活動のために対処していくことになる。

D 学校精神保健

1. 引きこもり

1 定義と概要

引きこもりとは，仕事や学校に行かず，かつ家族以外の人との交流をほとんどせずに，その状態が6か月以上続いている状態である。この間に買い物などで時々は外出しているとしても対人関係がない場合も引きこもり状態である[9)]。引きこもりの原因は個々人によって異なるものであり，ほとんどには何らかのメンタルヘルス上の問題ないしは精神疾患や発達障害などによる生活障害がみられる。そのため精神医学や心理臨床の専門家が積極的にかかわることが求められている。引きこもりの数は約26万世帯と推計されており，性別は男性が多く，引きこもりになった年齢は平均20歳前後であることが共通している。しかし，小学生から生じたり，30歳代から生じたりとあらゆる年代で生じ得る問題ととらえられている[10)]。

2 支援

不登校や引きこもりは家族，主に親に対する支援となる。親が不安や葛藤（かっとう）を語ること，支援者から共感され，受容される体験をもつことは，家庭における当事者への家族の姿勢，家族関係に好ましい影響を与えることにつながる。引きこもりの当事者や家族に対する支援には，教育・保健・福祉・医療などの複数の専門機関による多面的な支援が必要である。

2. 自殺の予防

子どもの自殺はいじめに関連して生じると注目されるものの，社会の関心は必ずしも高いとはいえない現状である。しかし，自殺は10～39歳で死因の第1位となっており，深刻な問題である。先進国のなかでもわが国の未成年者の自殺死亡率は高く，深刻な状況といえる。10歳代の自殺の原因・動機は「学業不振」「進路に関する悩み」に加え，「精神障害」が多く，長期休暇明けに児童・生徒の自殺が多く発生することが知られている。2017（平成29）年にまとめられた「新たな自殺総合対策大綱の在り方に関する検討会」の報告書では，重点施策として「子ども・若者の自殺対策をさらに推進する」ことが掲げられ，SOSの出し方に関する教育の推進，ICTを活用した若者へのアウトリーチ策の強化，相談支援体制，スクールカウンセラー，スクールソーシャルワーカー配置の拡充などが行われている。

このように学校には自殺の要因が考えられるが，家庭環境にも危険因子があり，貧困や親の病気・しつけ・過度な期待・親の精神疾患・別居・離婚など，サポートが得られない状況は自殺につながりやすい。自傷を行う思春期の子どもも増加しており，死にたいとは思わないものの，その背景には自己不全感や心の痛みを抱え，自殺が延長線上にあるととらえて対応する必要がある。自殺を予防するためには，子ども自身の精神状態の評価だけでなく，生活歴，成育歴，家族歴，家族機能，学校での適応状態など子どもを取り巻く環境全体を評価することが重要となる。日常の健康観察を徹底し，適切な対応につなげること，また悩みを気軽に相談できる環境を整えることが望まれる。些細なことでかっとなる，他人に攻撃的な態度をとる，イライラしている様子や投げやりな態度が見られる，自己否定的な発言が聞かれる，体調不良を訴えて保健室の利用が頻回になる，友人らと喧嘩するといったトラブルがあったなど，普段と異なる様子を見聞きした場合には，迅速に連絡を取り合って，それぞれの立場から声掛けをしたり相談に乗ったりして，子どもが不安や悩みを抱えていないか確認することが望ましい。また，普段と異なる子どもの様子が確認された場合は，その日のうちに，学級担任などから保護者に連絡をするなど日常的に情報を共有できるようなコミュニケーションが重要である。このように学校にとどまらず，家庭，地域，関係機関と連携・協力して児童・生徒の命を守る取り組みが求められる。

E 児童・生徒の事故と対策

児童・生徒においては，交通事故をはじめとする不慮の事故による死亡[11]，学校管理下での傷害，犯罪被害などが危惧され，学校における安全教育や安全管理が果たす役割は非常に大きいといえる。

1. 児童・生徒の事故および災害の実態

1 学校管理下の負傷・疾病

学校管理下における負傷・疾病（しっぺい）については年間70万〜90万件程度発生している（表4-5）。校種によって，負傷が発生する場面や負傷する部位も大きく異なる。事故災害の特徴としては，負傷の発生件数が多く，発生率が高いといえ，各教科や課外活動などの教育活動，休憩時間に起こることが多いため学校安全の考え方が重要となる。

Column

TALKの原則

自殺の危険が高いと考えられる人への対応として，TALKの原則が知られている。「最近の様子を見ているととても心配になる」ということをはっきりと言葉にして伝えること（Tell），自殺の危険を薄々感じている場合には，その点についてはっきり尋（たず）ねること（Ask），徹底的に聞き役に徹し，励ましや助言・気分転換を促すことはせずに傾聴すること（Listen），危ないと思ったら周囲の人の協力を得てその人を一人にせず安全を確保すること（Keep safe）である。

表4-5 学校管理下における負傷・疾病発生件数（令和3年度，および4年度）

学校種別	負傷（件）		疾病（件）		計（件）	
	令和3年度	令和4年度	令和3年度	令和4年度	令和3年度	令和4年度
小学校	277,463	264,975	17,275	16,793	294,738	281,768
中学校	233,253	226,408	18,612	18,375	251,865	244,783
高等学校	191,606	184,325	18,941	18,424	210,547	202,749
高等専門学校	1,641	1,596	119	106	1,760	1,702
幼稚園・保育所など	72,556	64,968	7,420	6,959	79,976	71,927
計	776,519	742,272	62,367	60,657	838,886	802,929

出典／日本スポーツ振興センター：令和３年度，および４年度災害共済給付状況.

2 交通事故

学校管理下における通学中の事故においても，交通事故は高い割合を占める。交通事故は，小学生では歩行者事故が多く，中学生ならびに高校生では自転車事故がさらに増える[12)]。通学の安全を確保するためには通学路の設定などのほかに，地域の道路や交通事情に即した通学手段を選ぶ必要がある。

3 犯罪被害

登下校時の誘拐や傷害など犯罪被害は年齢とともに高くなっている[13)]。犯罪被害の特徴については，発生場所は道路・駐車場などが多く，通学路でも当然発生し得る。学校への不審者侵入については大きな被害につながる可能性があるため，防止・対応が重要である。犯罪被害防止については，学校・家庭・地域社会がそれぞれ協力し合って児童・生徒などの安全を確保することが求められる。教職員や保護者，地域住民が通学路を見回ることで監視性を高めたり，児童・生徒に対しても「通学安全マップ」や「地域安全マップ」の作成をとおして危険予測・回避能力を身に付けさせたり，管理と指導を一体的に行うことが必要である。

2. 児童・生徒の安全管理・安全教育

学校における安全教育は，児童・生徒などを対象に，安全に向けて望ましい行動変容に必要な態度や能力を育てることを目標として，教育活動の全体をとおして行うものである。このためには，日常生活を安全に営むのに必要な知識や技能を習得させるとともに，それらを実生活に適用し，常に安全な行動ができるようにしていくための指導が必要になってくる。

2011（平成23）年に起きた東日本大震災は，児童・生徒などにも多くの犠牲者を出し，学校管理下での自然災害としては大規模な被害をもたらした。原子力災害による被害も生じており，これらの教訓を生かす災害安全の対策が喫緊の課題とされ，震災以降は防災教育・防災管理にも重点が置かれている。

III 予防接種

A 予防接種の意義

予防接種のねらいには，予防接種を受けた人がその感染症から守られること（個人防衛）と多くの人が予防接種を受けることにより社会全体からその感染症が減り，結果的に予防接種を受けていない人たちも感染症から守られること（社会防衛）の2つがある。

感染症のなかには，自然にかかったほうが，強い免疫（めんえき）を獲得できるものもある一方で，特に小児は，免疫機能が未熟であり，感染症に罹患（りかん）した場合のからだへの侵襲（しんしゅう）は非常に大きく，まれにいろいろな合併症（例：脳炎や肺炎など）を起こす危険もある。また，保育所や幼稚園では免疫機能が未熟な小児が集団生活をしており，一人の子どもが病気にかかることにより周りにその病気を広げてしまう。わが国では，適切な時期に予防接種を受けることが推奨されてきており，小児の感染症への罹患や感染症による死亡の減少に大きな効果をもたらしてきた。

B 予防接種法

予防接種法は，1948（昭和23）年に制定され，以来，予防接種をめぐる医学的・社会的状況などの変化を踏まえながら幾度かの改正がなされてきた。1976（昭和51）年の改正では，予防接種による健康被害救済制度が確立，1994（平成6）年の改正では，定期接種の考え方が義務接種から勧奨接種へと変更になり，十分な予診によって安全を配慮した個別接種を進めるとともに，予防接種による健康被害への迅速な対応と救済も強化された。2007（平成19）年に結核予防法が廃止されたことに伴い，結核が予防接種法の対象疾患にくわえられ，2013（平成25）年の改正では，一類疾病（しっぺい）をA類疾病，二類疾病をB類疾病とした。2016（平成28）年の改正では，B型肝炎ワクチンがくわわり，定期予防接種の対象疾病は13疾病となったが，先進諸国と比べ，公的に接種するワクチンの接種が少ない（ワクチンギャップ）ことや，2種類以上の予防接種を同時に同一の接種対象者に対して行う同時接種が一般的でないことなどが課題とされている。

C 対象疾病（表4-6）

A類疾病は，主に集団予防と重篤な疾患の予防に重点が置かれているもので，非接種者に予防接種を受ける努力義務が課せられている。疾病では，ジフテリア・百日咳・急性灰白髄炎（きゅうせいかいはくずいえん）・麻疹（ましん）・風疹（ふうしん）・日本脳炎・破傷風（はしょうふう）・結核・Hib感染症・小児の肺炎球菌感染症・ヒトパピローマウイルス感染症・水痘・ロタウイルス感染症である。

B類疾病は，主に個人予防に重点が置かれているもので，非接種者に努力義務が課せら

表4-6 定期予防接種（2023〔令和5〕年5月現在）

	対象疾病	対象年齢等		標準的な接種年齢等[2]	接種回数
A類疾病[1]	ジフテリア 百日咳 破傷風 急性灰白髄炎（ポリオ）	1期初回：生後2月から生後90月に至るまでの間にある者		生後2月に達した時から生後12月に達するまでの期間	3回
		1期追加：生後2月から生後90月に至るまでの間にある者		1期初回接種（3回）後12～18か月の間隔をおく	1回
		2期：11～13歳未満		11歳に達した時から12歳に達するまでの期間	1回
	麻疹 風疹	1期：生後12～24か月未満			1回
		2期：5歳以上7歳未満（小学校就学前の1年間）			1回
	風疹	5期：昭和37年4月2日～54年4月1日に生まれた男性			1回
	日本脳炎[3]	1期初回：生後6～90か月未満		3歳に達した時から4歳に達するまでの期間	2回
		1期追加：生後6～90か月未満（1期初回接種後概ね1年をおく）		4歳に達した時から5歳に達するまでの期間	1回
		2期：9～13歳未満		9歳に達した時から10歳に達するまでの期間	1回
	B型肝炎	1回目	1歳に至るまで	生後2～9か月に至るまで	3回
		2回目			
		3回目			
	結核	1歳に至るまで		生後5～8か月に至るまで（ただし，結核の発生状況等市町村の実情に応じて，標準的な接種期間以外の期間に行うことも差し支えない）	1回
	Hib感染症	初回3回	生後2～60か月に至るまで	初回接種開始は，生後2～7か月に至るまで（接種開始が遅れた場合の回数等は別途規定）	3回
		追加1回			1回
	肺炎球菌感染症（小児）	初回3回	生後2～60か月に至るまで	初回接種開始は，生後2～7か月に至るまで（接種開始が遅れた場合の回数等は別途規定）	3回
		追加1回		追加接種は生後12～15か月に至るまで	1回
	水痘	1回目	生後12～36か月に至るまで	初回接種は生後12～15か月未満。2回目は1回目接種後6～12月の間隔をおく	2回
		2回目			
	ヒトパピローマウイルス感染症[4]	12歳となる日の属する年度の初日から16歳となる日の属する年度の末日までの間にある女子		13歳となる日の属する年度の初日から当該年度の末日までの間	3回
	ロタウイルス感染症	1回目	出生6週0日後～24週0日後までの間にある者	初回接種については，生後2月に至った日から出生14週6日後までの間	2回
		2回目			
		1回目	出生6週0日後～32週0日後までの間にある者		3回
		2回目			
		3回目			
B類疾病[1]	インフルエンザ	65歳以上			毎年度1回
		60歳以上65歳未満で，心臓，腎臓，呼吸器の機能に障害を有する者，およびヒト免疫不全ウイルスによる免疫機能に障害を有するとして厚生労働省令に定める者			
	肺炎球菌感染症（高齢者）	ア　65歳の者			1回
		イ　60歳以上65歳未満で，心臓，腎臓，呼吸器の機能に障害を有する者，およびヒト免疫不全ウイルスによる免疫機能に障害を有するとして厚生労働省令に定める者。ただし，イに該当する者として既に当該予防接種を受けた者は，アの対象者から除く。（対象者の詳細は，注の5）を参照）			

注1）平成13年の予防接種法の改正により，対象疾病が「一類疾病」「二類疾病」に類型化され，25年の予防接種法の改正により，「A類疾病」「B類疾病」とされた。両者は国民が予防接種を受けるよう努める義務（努力義務）の有無，法に基づく予防接種による健康被害が生じた場合の救済の内容などに違いがある。

2）標準的な接種年齢とは，「定期接種実施要領」（厚生労働省健康局長通知）の規定による。

3）平成7年4月2日～19年4月1日生まれの者については，積極的勧奨の差し控えにより接種の機会を逃した可能性があることから，90月～9歳未満，13歳～20歳未満も接種対象としている。同様に，19年4月2日から21年10月1日に生まれた者で，22年3月31日までに日本脳炎の第1期の予防接種が終了していない者は，9～13歳未満も1期の接種対象としている。

4）HPVワクチンについては，広範な慢性の疼痛または運動障害を中心とする多様な症状が接種後にみられたことから，平成25年6月以来，この症状の発生頻度等がより明らかになり，国民に適切に情報提供できるまでの間，定期接種の積極的な勧奨を差し控えていたが，令和4年4月より，接種対象者への個別の接種勧奨を順次実施している。

5）（ⅰ）対象者から除外される者：これまでに，23価肺炎球菌莢膜ポリサッカライドワクチンを1回以上接種した者は，当該予防接種を定期接種として受けることはできない。

（ⅱ）接種歴の確認：高齢者の肺炎球菌感染症の予防接種を行うに当たっては，予診票により，当該予防接種の接種歴について確認を行う。

（ⅲ）予防接種の特例：平成31年4月1日から令和6年3月31日までの間，アの対象者については，65歳，70歳，75歳，80歳，85歳，90歳，95歳または100歳となる日の属する年度の初日から当該年度の末日までの間にある者とする。さらに，平成31年度中においては，30年度末に100歳以上の者についても，アの対象者とする。

資料／厚生労働省：定期接種実施要領．

れていない。疾病(しっぺい)では，高齢者を対象としたインフルエンザ・肺炎球菌感染症がある。

D 定期接種と任意接種

現在，日本で実施されている予防接種は**定期接種**と**任意接種**とに分けられる。定期接種は，予防接種法に基づく接種で，勧奨接種ともよばれている。接種対象期間内であれば無料で受けられるため，接種率は高く，健康被害救済の内容が充実している。任意接種は，おたふくかぜ，髄膜炎菌，インフルエンザなど，予防接種法に基づかない接種である。接種費用は原則として自己負担であり，接種率はあまり高くない。

E 生ワクチンと不活化ワクチン

毒力を大幅に弱めた生きた微生物を使用するワクチンを**生ワクチン**といい，病原体を殺したり毒素の活力を失わせたりしたワクチンを**不活化ワクチン**という。罹患(りかん)する場合と異なり，ワクチンの1回の接種では，十分な免疫力(めんえきりょく)を得ることは難しいが，複数回接種によって飛躍的に免疫力を高めることが期待できる（**ブースター効果**）。

IV 難病・障害児保健福祉

A 障害者の日常生活および社会生活を総合的に支援するための法律（「障害者総合支援法」）

障害者総合支援法は，障害のある人の地域における自立した生活を支援する体制構築に向けた取り組みのなかで，2013（平成25）年4月1日から施行された。施行3年後の見直しに基づき，2016（平成28）年5月には，「障害者の日常生活および社会生活を総合的に支援するための法律及び児童福祉法の一部を改正する法律案」（以下，改正法）が成立，2018（平成30）年4月に施行された。

2021（令和3）年12月に行われた，改正法施行3年後の見直し（中間整理）では，「1. 障害者が希望する地域生活を実現するための地域づくり」「2. 社会の変化等に伴う障害児・障害者のニーズへのきめ細やかな対応」「3. 持続可能で質の高い障害福祉サービス等の実現」の3つの柱を基本的な考え方とした見直しがされた。このうち，「2. 社会の変化等に伴う障害児・障害者のニーズへのきめ細やかな対応」では，『年少期からのインクルージョンを推進し，障害の有無に関わらず，様々な遊び等を通じて共に過ごし，それぞれの子どもが互いに学びあう経験をもてるようにしていくこと』『障害児のある子どもも成長した

表4-7 「障害者総合支援法改正法施行後3年の見直しについて（中間整理）」における基本的な考え方（2021［令和3］年12月）

❶障害者が希望する地域生活を実現するための地域づくり
（1）障害者が希望する地域生活を実現・継続するための支援の充実
（2）地域共生社会の実現
（3）医療と福祉の連携の推進
（4）精神障害者の地域生活に向けた包括的な支援
❷社会の変化等に伴う障害児・障害者のニーズへのきめ細やかな対応
（1）障害児に対する専門的で質の高い支援体制の構築
（2）障害者の多様なニーズに応じた就労の促進
❸持続可能で質の高い障害福祉サービス等の実現

資料／厚生労働省：障害者総合支援法改正法施行後3年の見直しについて　中間整理，p.3-6，を参考に作成.

後は大人として個を尊重され，成人に相応しい環境の中で過ごすことができること』の必要性が掲げられている。また，このような支援を検討するためには，障害のある子どもの最善の利益を保障するとともに，家族支援の視点が重要と述べられている（表4-7）。

B 発達障害者支援法

発達障害者に対する支援は長く施策の谷間に置かれていたが，2005（平成17）年に発達障害者支援法が施行され，それを契機に医療・保健・福祉・教育などの取り組みが拡大した。発達障害の認識が一般に徐々に拡大し，障害者基本法の一部改正（2011［平成23］年）や障害者差別解消法の成立なども進むなかで，支援のよりいっそうの充実が求められ，2016（平成28）年に同法の改正がなされた。

法改正のなかでは，目的として，切れ目なく発達障害者の支援を行うことが特に重要であること，および障害者基本法の基本的な理念にのっとり，発達障害者が基本的人権を享有する個人としての尊厳にふさわしい日常生活または社会的生活を営むことができるようにすること，さらに，すべての国民が障害の有無によって分け隔てられることなく，相互に人格と個性を尊重しあいながら共生する社会の実現に資することが規定された。また，基本理念において，発達障害者の支援は，「個々の発達障害者の性別，年齢，障害の状態及び生活の実態に応じて，かつ，医療，保健，福祉，教育，労働等に関する業務を行う関係機関及び民間団体相互の緊密な連携の下に，その意思決定の支援に配慮しつつ，切れ目なく行われなければならない」と述べられ，施策として，発達障害者の教育，就労，地域における生活などに関する支援，権利・利益の擁護，司法手続きにおける配慮，発達障害者の家族などの支援を強化することが規定された。

C 自立支援医療制度

自立支援医療制度は，心身の障害を除去・軽減するための医療について，医療費の自己負担額を軽減する公費負担医療制度であり，精神通院医療・更生医療・育成医療の3つが含まれる（表4-8）。

このうち育成医療は，18歳未満のからだに障害のある児童，またはそのまま放置すると将来障害を残すと認められる疾患がある児童で，その身体障害を除去・軽減する手術などの治療によって確実に効果が期待できる者に対して提供されるもので，生活の能力を得るために必要な自立支援医療費の支給を行うものである。視覚障害，聴覚・平衡機能障害，音声・言語・咀嚼機能障害，肢体不自由，心臓機能障害，腎臓機能障害，肝機能障害，小腸機能障害，そのほかの先天性内臓障害，免疫機能障害に対する手術・治療が対象となる。所得区分により，自己負担額の上限が定められている。

D 療育・児童発達支援・特別支援教育

1. 療育とは

療育とは，医療と保育・教育を組み合わせて，障害がある小児の能力を心身両面にわたり引き出す，総体的な支援である。この用語が生まれた当初は，身体障害（肢体不自由）がある小児を主たる対象として使われていたが，現在では言語などの遅れや発達障害がある小児など，幅広い対象を含んでいる。単に訓練をがんばらせて障害や遅れを克服するために行うのではなく，その小児の障害の特性やニーズに沿ったきめ細やかな支援を発達段階に沿って提供し，小児の発達を促し支える取り組みである。

2. 児童発達支援

2012（平成24）年度の児童福祉法改正において，障害のある小児が身近な地域で適切な支援が受けられるよう，施設・事業の体系が変更された。この際，児童発達支援は，主に未就学の障害がある小児を対象に発達支援を提供するものとして位置付けられた。児童発

表4-8 自立支援医療制度

精神通院医療	精神保健福祉法第5条に規定する統合失調症などの精神疾患を有する者で，通院による精神医療を継続的に要する者
更生医療	身体障害者福祉法に基づき身体障害者手帳の交付を受けた者で，その障害を除去・軽減する手術などの治療により確実に効果が期待できる者（18歳以上）
育成医療	身体に障害を有する児童で，その障害を除去・軽減する手術等の治療により確実に効果が期待できる者（18歳未満）

資料／厚生労働省：自立支援医療制度の概要．

達支援ガイドライン（厚生労働省）では，乳幼児期は障害の有無にかかわらず，小児が適切な環境や活動を通じて健全な心身の発達を図りつつ，生涯にわたる人間形成の基礎を培う極めて重要な時期であること，そのなかで，児童発達支援にかかわる職員は障害の状態や発達の過程・特性を理解したうえで，発達および生活の連続性に配慮して児童発達支援を行わなければならないこと，さらに，親子関係の形成期にあることを踏まえて，小児の障害特性への保護者の理解などに配慮しながら支援を行う必要があることが示されている。これらの支援は，地域の児童発達支援センターならびに児童発達支援事業所を中心に提供されるが，地域の保育所や認定こども園・小学校・特別支援学校とも連携を図ることが求められている。

3. 特別支援教育（特別支援学校・特別支援学級・通級指導）（表4-9，10）

2007（平成19）年の「学校教育法の一部を改正する法律」の施行により，それまでの特殊教育にかわり，特別支援教育が位置付けられることとなった。

特別支援教育とは「障害のある幼児児童生徒の自立や社会参加に向けた主体的な取組を支援するという視点に立ち，幼児児童生徒一人一人の教育的ニーズを把握し，その持てる力を高め，生活や学習上の困難を改善又は克服するため，適切な指導及び必要な支援を行うもの」とされている。以前の特殊教育は「障害の種類や程度に応じる教育」であったが，特別支援教育は「知的な遅れのない発達障害も含めて，特別な支援を必要とする幼児児童

表4-9 障害者基本計画（第4次）

障害者基本計画（第4次）「5-（4）障害のある子供に対する支援の充実」
（4）障害のある子供に対する支援の充実
○障害児やその家族を含め，すべての子供や子育て家庭を対象として，身近な地域において，子ども・子育て支援法（平成24年法律第65号）に基づく給付そのほかの支援を可能な限り講ずるとともに，障害児が円滑に同法に基づく教育・保育等を利用できるようにするために「優先利用」の対象として周知するなど必要な支援を行う。[5-(4)-1]
○障害児を受け入れる保育所のバリアフリー化の促進，障害児保育を担当する職員の確保や専門性向上を図るための研修の実施，保育所等訪問支援事業の活用等により，障害児の保育所での受入れを促進する。[5-(4)-2]
○障害児の発達を支援する観点から，幼児の成長記録や指導上の配慮に関する情報を，情報の取扱いに留意しながら，必要に応じて関係機関間で共有するなど，障害児およびその家族に対して，乳幼児期から学校卒業後まで一貫した効果的な支援を地域の身近な場所で提供する体制の構築を図り，療育方法等に関する情報提供やカウンセリング等の支援を行う。[5-(4)-3]
○発達障害の早期発見，早期支援の重要性に鑑み，発達障害の診療・支援ができる医師の養成を図るとともに，巡回支援専門員等の支援者の配置の促進を図る。[5-(4)-4]
○児童福祉法（昭和22年法律第164号）に基づき，障害児に対して指導訓練等の支援を行う児童発達支援等を提供するとともに，障害者総合支援法に基づき，居宅介護，短期入所，障害児を一時的に預かって見守る日中一時支援等を提供し，障害児が身近な地域で必要な支援を受けられる体制の充実を図る。また，障害児の発達段階に応じて，保育所等訪問支援および放課後等デイサービス等の適切な支援を提供する。さらに，医療的ケアが必要な障害児については，地域において包括的な支援が受けられるように，保健・医療・福祉等の関係機関の連携促進に努める。[5-(4)-5]
○障害児について情報提供や相談支援等によりその家庭や家族を支援するとともに，在宅で生活する重症心身障害児者について，専門的な支援の体制を備えた短期入所や居宅介護，児童発達支援等，在宅支援の充実を図る。[5-(4)-6]
○児童発達支援センターおよび障害児入所施設について，障害の重度化・重複化や多様化を踏まえ，その専門的機能の強化を図るとともに，これらの機関を地域における中核的支援施設と位置付け，地域の事業所等との連携や，障害児の医療的ケアを含めた多様なニーズに対応する療育機関としての役割を担うため，必要な体制整備を図る。[5-(4)-7]

資料／内閣府：障害者基本計画（第4次），2018，p.33.

表4-10 障害児施策・事業

障害児通所支援	
児童発達支援	集団療育および個別療育を行う必要があると認められる主に未就学の障害児に対し，日常生活における基本的な動作の指導，知識技能の付与，集団生活への適応訓練などの支援を行う。
医療型児童発達支援	就学前の上肢，下肢，または体幹の機能に障害のある児童に対し，通所により日常生活における基本的な動作の指導および知識技能の付与，集団生活への適応訓練などの支援を行う。
放課後等デイサービス	学校通学中の障害児（幼稚園，大学を除く）に対して，放課後や夏休み等の長期休暇中において，生活能力向上のための訓練等を継続的に提供することにより，学校教育と相まって障害児の自立を促進するとともに，放課後等における支援を推進する。
居宅訪問型児童発達支援	重度の障害等の状態にある障害児であって，障害児通所支援を利用するために外出することが著しく困難な障害児に対し，障害児の居宅を訪問して発達支援を行う。
保育所等訪問支援	保育所等を現在利用中の障害児，または今後利用する予定の障害児が，保育所等における集団生活の適応のための専門的な支援を必要とする場合に，訪問支援を実施することにより，保育所等の安定した利用を推進する。
障害児入所支援	
福祉型障害児入所施設	からだに障害のある児童，知的障害のある児童または精神に障害のある児童（発達障害を含む）を対象とする。重度・重複障害や被虐待児への対応を図るほか，自立（地域生活移行）のための支援を行う。
医療型障害児入所施設	

資料／厚生労働省：障害者自立支援法等の一部を改正する法律案の概要. https://www.mhlw.go.jp/content/12200000/000360879.pdf（最終アクセス日：2022/11/1）

生徒が在籍する全ての学校において実施されるもの」とされている。

これにより現在，障害により通常の学級における指導だけではその能力を十分に伸ばすことが困難な小児には，特別支援学校や小学校・中学校の特別支援学級，あるいは通級による指導，教育が行われている。なお，以前は障害の種類により盲学校・聾学校（ろうがっこう）・養護学校（知的障害・肢体不自由・病弱）と分けて設置されていたが，小児の障害の重度化・重複化に対応するため，障害種別によらない**特別支援学校**となった*。

文献

1）山口清次：タンデムマス法を導入した新生児マススクリーニングの新しい体制，日本医事新報，(4838)：25，2017.
2）山口清次：新しい新生児マススクリーニングタンデムマスQ＆A 2012，厚生労働科学研究（成育疾患克服等次世代育成基盤研究事業），2012，p.5.
3）前掲書 2).
4）社会保障審議会児童部会児童虐待等要保護事例の検証に関する専門委員会：子ども虐待による死亡事例等の検証結果等について（第 18 次報告），(令和 4 年 9 月)，2022，p.122, 124．https://www.mhlw.go.jp/content/11900000/02.pdf（最終アクセス日：2023/9/28）
5）厚生労働省：令和 2 年度要保護児童対策地域協議会の設置運営状況調査結果の概要.
6）小児慢性特定疾病情報センターホームページ．https://www.shouman.jp/（最終アクセス日：2023/9/28）
7）西牧謙吾監，松浦俊弥編著，牛島洋景，他：チームで育む病気の子ども；新しい病弱教育の理論と実践，北樹出版，2017，p.125-139.
8）日本学校保健会ホームページ：学校生活管理指導表．http://www.hokenkai.or.jp/kanri/kanri_kanri.html（最終アクセス日：2022/11/1）
9）厚生労働省ホームページ：ひきこもりの評価・支援に関するガイドライン．https://www.mhlw.go.jp/file/06-Seisakujouhou-12000000-Shakaiengokyoku-Shakai/0000147786.pdf（最終アクセス日：2022/11/1）
10）内閣府ホームページ：若者の意識に関する調査（ひきこもりに関する実態調査）．https://www8.cao.go.jp/youth/kenkyu/hikikomori/pdf_index.html（最終アクセス日：2022/11/1）
11）厚生労働統計協会編：厚生の指標増刊，国民衛生の動向 2021/2022，68（9）：69，2021.

＊ 地域のニーズにより，これまでのように特定の障害に対応した学校を設けることも可能であり，盲学校・聾学校・養護学校の名称の学校も存在する。

12）警察庁 Web サイト，統計表：令和 4 年における交通事故の発生状況について．https://www.npa.go.jp/bureau/traffic/bunseki/nenkan/050302R04nenkan.pdf（最終アクセス日：2023/9/28）
13）警察庁 Web サイト，統計表：令和 2 年の刑法犯に関する統計資料．https://www.npa.go.jp/toukei/seianki/R04/r4keihouhantoukeisiryou.pdf（最終アクセス日：2023/9/28）

本章の参考文献

・乳幼児健康診査の実施と評価ならびに多職種連携による母子保健指導のあり方に関する研究班：標準的な乳幼児期の健康診査と保健指導に関する手引き；「健やか親子 21（第 2 次）」の達成に向けて，平成 26 年度厚生労働科学研究費補助金（成育疾患克服等次世代育成基盤研究事業），2015．https://www.mhlw.go.jp/file/06-Seisakujouhou-11900000-Koyoukintoujidoukateikyoku/tebiki.pdf（最終アクセス日：2022/11/2）
・国立成育医療研究センター：乳幼児健康診査事業実践ガイド，平成 29 年度子ども・子育て支援推進調査研究事業 乳幼児健康診査のための「保健指導マニュアル（仮称）」及び「身体診察マニュアル（仮称）」作成に関する調査研究，2018．
・厚生労働省：産前・産後サポート事業ガイドライン　産後ケア事業ガイドライン，2017．
・厚生労働省：子ども虐待対応の手引き．https://www.mhlw.go.jp/bunya/kodomo/dv12/00.html
・横浜市：横浜市子ども虐待防止ハンドブック（平成 30 年改訂版），2018．
・厚生労働省ホームページ：障害児支援施策．https://www.mhlw.go.jp/stf/seisakunitsuite/bunya/0000117218.html
・厚生労働省：障害者総合支援法改正法施行後 3 年の見直しについて　中間整理．https://www.mhlw.go.jp/content/12601000/000867738.pdf.（最終アクセス日：2022/4/30）
・厚生労働省ホームページ：自立支援医療．https://www.mhlw.go.jp/stf/seisakunitsuite/bunya/hukushi_kaigo/shougaishahukushi/jiritsu/index.html（最終アクセス日：2022/4/30）
・文部科学省ホームページ：特別支援教育．http://www.mext.go.jp/a_menu/01_m.htm（最終アクセス日：2022/11/1）
・内閣府ホームページ：障害者施策の総合的な推進─基本的枠組み─．https://www8.cao.go.jp/shougai/suishin/wakugumi.html（最終アクセス日：2022/4/30）

国家試験問題

1 子どもの権利について述べている事項で最も古いのはどれか。（107 回 PM51）

1. 児童憲章の宣言
2. 児童福祉法の公布
3. 母子保健法の公布
4. 児童の権利に関する条約の日本の批准

2 児童憲章について正しいのはどれか。**2 つ選べ**。（106 回 PM84）

1. 児童がよい環境の中で育てられることを定めている。
2. 児童の権利に関する条約を受けて制定された。
3. 児童が人として尊ばれることを定めている。
4. 保護者の責務を定めている。
5. 違反すると罰則規定がある。

▶答えは巻末

第1章 小児の特徴と成長・発達

この章では

- 成長・発達・発育の概念と定義を理解する。
- 成長・発達の区分・原則を理解する。
- 小児の成長・発達について評価できるようになる。
- 小児の発達について原始反射および姿勢反射の側面から理解する。
- 小児の発達について，運動発達の側面から理解する。
- 心理・社会的な成長・発達の過程を理解する。

I 成長・発達の概念と定義

A 成長・発達とは

人は皆，生涯にわたり発達を続ける。なかでも小児期は，成長および発達により急激な変化を遂げる時期であり，ライフサイクルの各段階（ライフステージ）に特有の成長発達の課題がある。からだの機能，認知や運動の発達に多様性がある小児の個別性にあったケアを提供するためには，成長発達のアセスメントが欠かせない。小児の成長発達のアセスメントにおいては，一般的な成長発達の原則を理解しておくことが重要である。また，小児の成長発達は周囲の人々や環境と相互に作用しているため，小児の周囲の環境や生活のありようのアセスメントも行う。

1. 成長（発育）

成長とは，からだの形態が大きくなることを意味する。成長の例として，身長の伸びや体重の増加があげられる。成長は臓器によって時期やスピードが異なる。スキャモン（Scammon, R.E.）の臓器別発育（成長）曲線は小児の成長を一般型・神経系型・生殖器型・リンパ系型に分類して容積，すなわち形態の大きさのパターンを図式化したもので，臓器ごとの成長の特徴がわかる（図 1-1）。

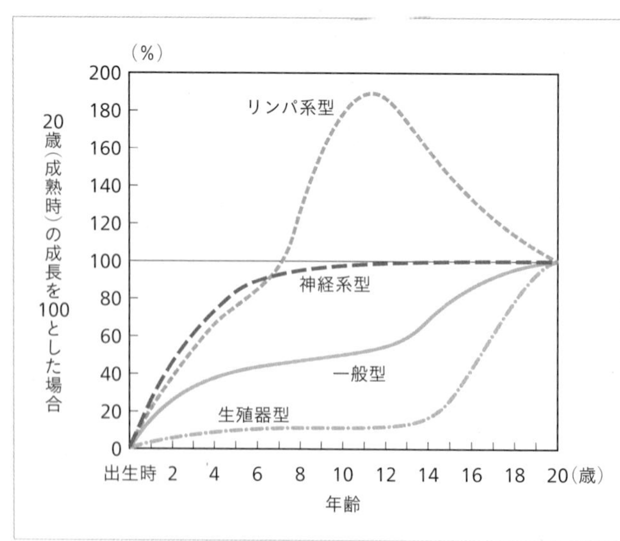

体組織の成長の 4 型で 20 歳（成熟時）の成長を 100 として，各年齢の値をその 100 分比で示している。

一　般　型：全身の外形計測値（頭径を除く），呼吸器，消化器，腎臓，心・大動脈，脾臓，筋全体，骨全体，血液量
神経系型　：脳，脊髄，視聴覚，頭径
生殖器型　：精巣，卵巣，精巣上体，子宮，前立腺など
リンパ系型：胸腺，リンパ節，間質性リンパ組織

図 1-1　スキャモンの臓器別発育（成長）曲線

2. 発達

発達は，機能の質的な変化を指している。座る・歩くなどの粗大運動，物の握り方などの微細運動や，思考・言語機能・情緒などの機能の質的変化が含まれる。

3. 成長発達とライフサイクル

ライフサイクルとは，誕生から死に至る人の一生・人生の周期・生活周期を意味し，ライフサイクルの各段階（ライフステージ）には特徴的な成長発達，生活上や人生上の出来事としてのライフイベント・健康課題がある。たとえば，小学生の高学年では成長の特徴として身長の急激な伸び（スパート）がみられ，発達では抽象的な思考が可能になる時期で，ライフイベントでは中学校への進学がある。これら成長・発達・ライフイベントなどが相互に作用するとともに，家族・友人・教師・学校などの人的・物的環境が小児の成長発達に影響を与え，小児の統合的な発達が遂げられる（図1-2）。看護師は，小児のライフサイクルを理解し，小児の個別的の成長発達の特徴をとらえて，生じている課題への支援を提供するとともに，次のライフサイクルへの移行を支援する。

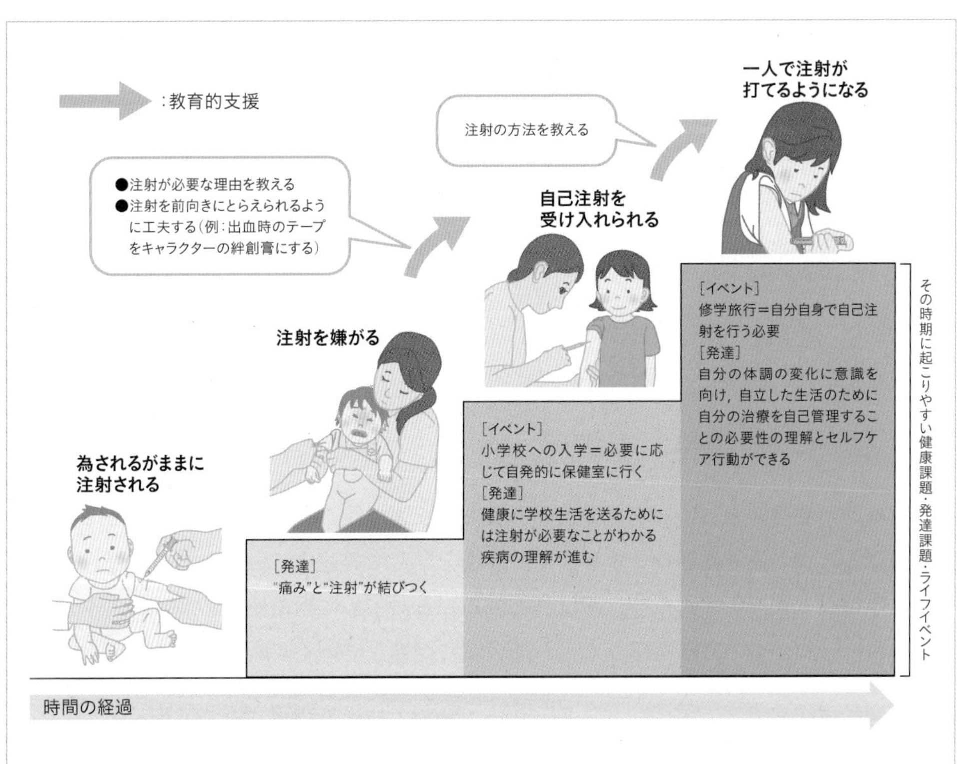

図1-2 小児の成長発達とライフサイクル

Ⅱ 成長・発達の区分・原則

A 成長の区分

小児期の定義は様々であるが小児科の診療の対象年齢では中学生までとしている場合が多い。子どもの定義は，定義が使用される事柄によって異なり，わが国の子どもに関する区分には表 1-1 のようなものがある。小児看護の対象は出生時から，小児期に発症した疾患をもちながら成人した者までを含む場合があり，その幅は広い。小児期は，さらに新生児期・乳児期・幼児期・学童期・思春期などと区分される。

B 成長・発達の原則

発達に関する用語を表 1-2 にまとめた。小児の成長・発達には方向性・順序性・連続性・急速に成長発達する時期と緩慢に成長発達する時期がある。これらの原則に加えて，個人差・環境との相互作用（図 1-3）が成長発達に影響する。発達には学習（learning）が関与しており，子どもが自分で行いながら（時には失敗しながら）学ぶことが大事である。

また，臨界期（敏感期）とは，器官の形成や機能の成長・発達にとって決定的に重要な時期をいう。胎児期の器官の形成は，その時期の器官形成に影響を与える因子に曝露されると，形成が不十分だったり障害を引き起こしたりすることとなる。8 歳ごろまでの間に視覚刺激が少ないと，視力や両眼視機能が低下するなどのおそれがある。幼児教育などにおいていわれる言語の臨界期説は仮説であって，いまだ証明はされていないことに注意する。

1. 発達の方向性

方向性は，頭部から脚部，近位から遠位（中心から末梢部（まっしょうぶ）），単純から複雑へと進む。また，原則左右対称性に進んでいく（図 1-4）。

2. 発達の順序性・連続性

発達は前の発達があって，次の発達があるという連続性がある。また原則としてある段階を飛ばして次の段階に進むことはなく，段階を踏んで発達していく。たとえば，定頸（ていけい）すると，座位がとれるようになり，座位がとれることによって手の使える範囲が広がるというように，一つ一つの段階を踏みながら連続して発達していく（図 1-5，表 1-3）。

3. 急速に成長発達する時期と緩慢に成長発達する時期

スキャモンの臓器別発育曲線（本章 - Ⅰ -A「成長・発達とは」参照）のように，それぞれの

表1-1 発達段階による子どもの区分

胎生(児)期	受精後7日から妊娠8週までを胎芽期，7～8週以降（受精卵が人の外観を示す）を胎児，その期間を胎児期という。出生直後から母体外生活に適応可能になるまでの乳児のことをいう。
新生児期	出生時から生後28日未満を新生児期といい，この期間の乳児を新生児とよぶ。 生理機能が著しく変化する生後7日未満までを早期新生児期という。早期新生児期は胎外生活への適応の時期にあり，からだに多くの変化がみられる。
乳児期	出生から1年未満の期間を乳児期という。
幼児期	乳児期を経て1歳から就学前の6歳までの時期をいう。 幼児期前期は，おおよそ1歳から3歳までの時期，幼児期後期は，おおよそ3歳から就学の始期までの時期をいう。
学童期	小学校在学中の6年間を学童期という。
思春期	8・9歳～17・18歳の時期をいう。adolescentとpubertyの2つの概念がある。 思春期（adolescent）：心理社会的な発達の時期をいう。 青年期（puberty）：2次性徴の出現と性成熟の現象に基づく。

出典／小児看護学会：小児看護事典，へるす出版，2007を参考に作成.

表1-2「発達」に関連する用語の定義

成長(growth)	生物学的に増大していく成熟への過程で，形態の量的な変化を指し，測定することができる。身長や体重はその代表である。
発達(development)	生物学的構造・機能が，分化，多様化，複雑化していく過程に，学習（経験，練習，訓練，教育）が加わった現象といえる。
成熟(maturation)	生物学的に十分に安定した構造・機能になっていくことを指す。十分に成長，発達することである。性成熟，骨成熟，脳成熟などはその代表である。
発育(growth and development)	「成長，発達」を統合した言葉である。

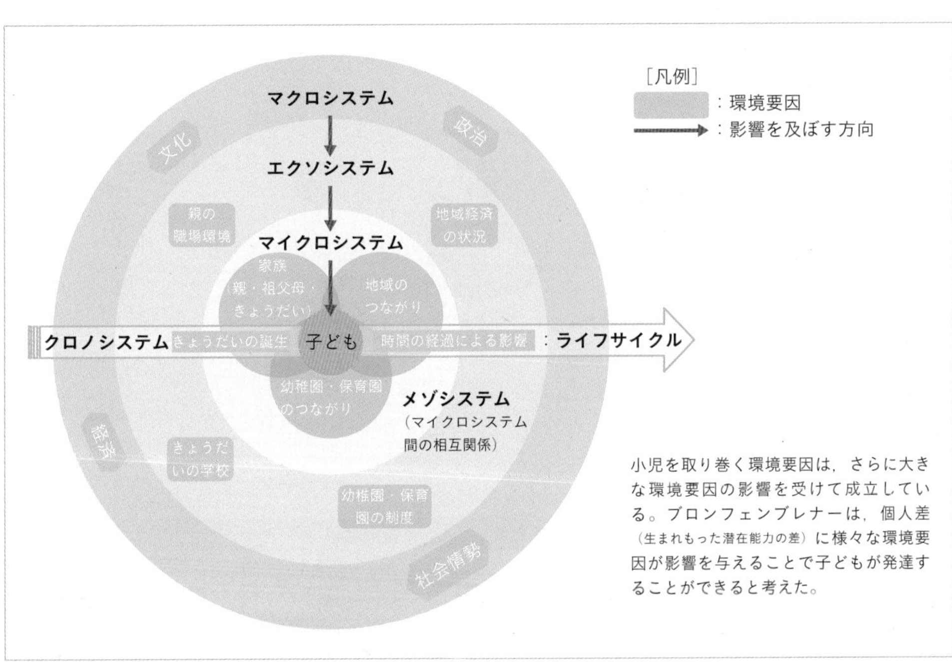

図1-3 発達と環境との相互作用（子どもの発達に関する生態学的理論）

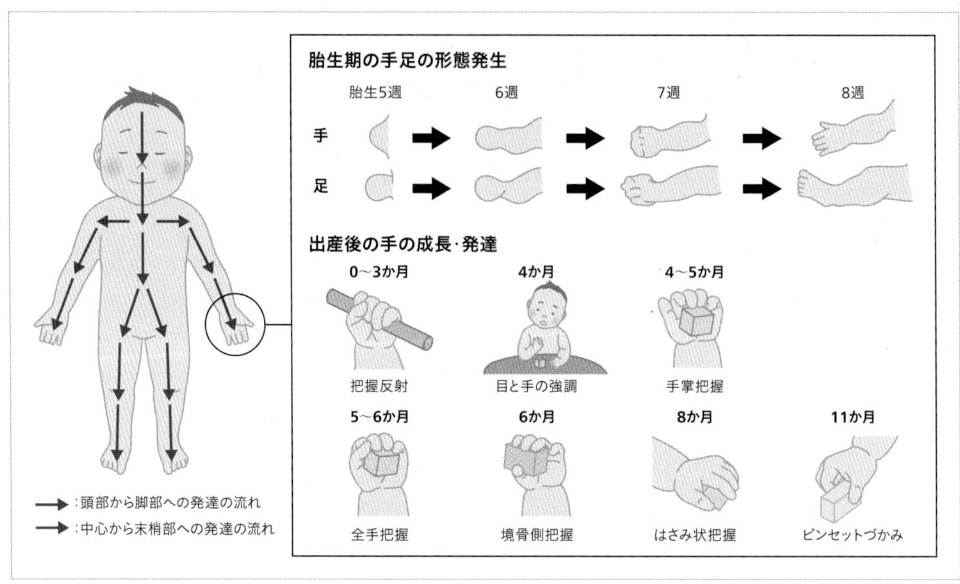

図1-4 発達の方向性

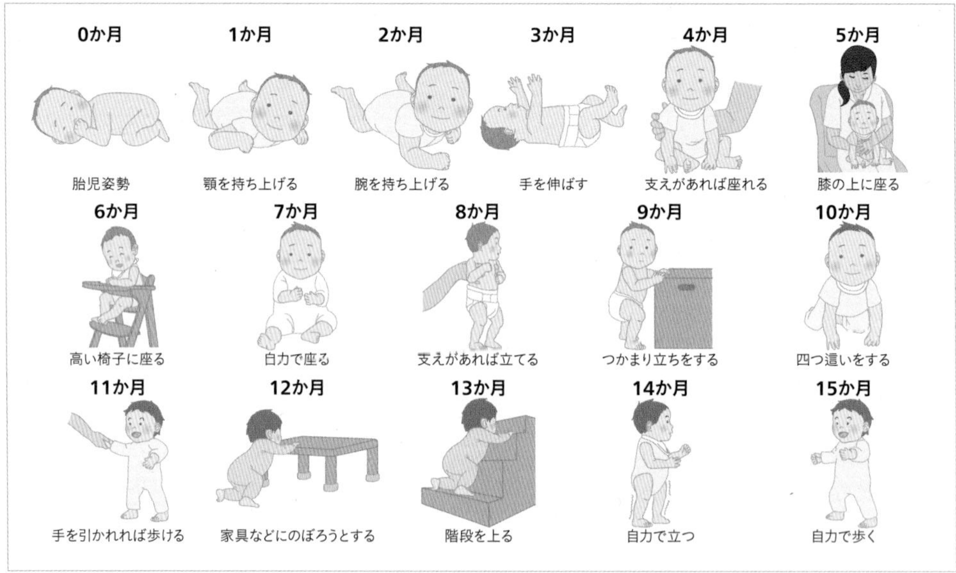

図1-5 運動発達の順序性・連続性

表1-3 粗大運動の発達

粗大運動	発達の時期	粗大運動	発達の時期
頸座	3～4か月	つかまり立ち	10か月
寝返り	5～6か月	つたい歩き	10～12か月
一人座り	7～8か月	一人立ち	12か月
腹ばい		一人歩き	13～15か月

器官や機能によって成長発達が急速な時期と緩慢な時期がある。学童後期から急激に身長が伸びるのはその一例である。また，発達段階ごとに課題があり，たとえば胎児期の3か月までの臓器の基礎をつくっている時期に母体が風疹(ふうしん)に罹患(りかん)すると，出生児に先天性風疹症候群（congenital rubella syndrome；CRS）と総称される障害（先天性心疾患・難聴・白内障など）を引き起こし得るなど，器官や機能の成長発達への影響が決定的となる時期がある。

4. 発達の個人差

成長発達には上記の原則がありつつも，個人差がある。小児自身のもつ遺伝的要因や人的・物的・文化的環境，体質，健康状態からも成長発達は影響を受ける。そのため，小児の成長発達は，原則や一般的な成長発達を理解しておくと同時に，それぞれの成長発達の過程と，成長発達に影響を及(およ)ぼす要因はどんなものであるのかを包括的にとらえることが大切である。

C 成長・発達の評価

小児の成長・発達の速度は一定ではなく，急速に成長する時期と緩慢に成長する時期がある。小児の成長・発達の評価は，標準値を用いた横断的な評価と個人差を考慮した縦断的な成長・発達の経過の評価といった，複数の指標の多角的なアセスメントが重要である。また，単に身長が伸びた，体重が増えたという数値の増加にだけ目を向けるのではなく，小児の成長・発達に影響を与える栄養・生活リズム・親の育児状況などの要因を情報収集し総合的に評価することが必須である。

成長・発達の評価は，成長・発達の状態を把握することで，早期介入，今後起こりうるリスクの発見，経時的な成長・発達の推移から介入の効果を検討することなどの目的で行われる。

1 指数法を用いた横断的な評価指標

指数法は，身長と体重を用いて行う横断的な体格の評価指標である。

❶カウプ指数

生後3か月から5歳までの乳幼児の体格評価に用いる指数で，算出方法はBMIと同様であるが，判定基準は成人とは異なる。

❷ローレル指数

ローレル指数は，小学生・中学生の体格評価に用いられる。

❸肥満度

3～18歳未満までの肥満を評価する指標は，肥満度を用いる。

1. 体重

小児の体重は乳幼児期に著しく増加し，学童前期の緩慢な時期を経て，学童後期の成長のスパートに伴い増加する。

乳児期は，発育の指標として体重が重視されやすいが，体増加量が月齢に見合っているのか，哺乳の状況はどうかといったことも検討する必要がある。幼児では食生活や運動・生活リズムなども考慮する。疾患によって生じる痩せや肥満もあるため，体重は健康問題の早期発見のために重要な指標である。また，虐待などによる発育不良などもあるため，家庭環境を推察する要素としても重要である。

2. 身長

体重と同様に小児の身長の成長は，乳幼児の著しい成長と前思春期の緩慢な時期を経て，学童後期の成長のスパートにより増加するという特徴がある。成長のスパートは女児が男児よりも早く起こる。成長のスパートの時期が早い，身長の伸びが非常に緩やかであるなどは，思春期早発や成長ホルモン分泌不全といった内分泌の疾患の診断の指標になるため，成長曲線を記録することが非常に重要である。

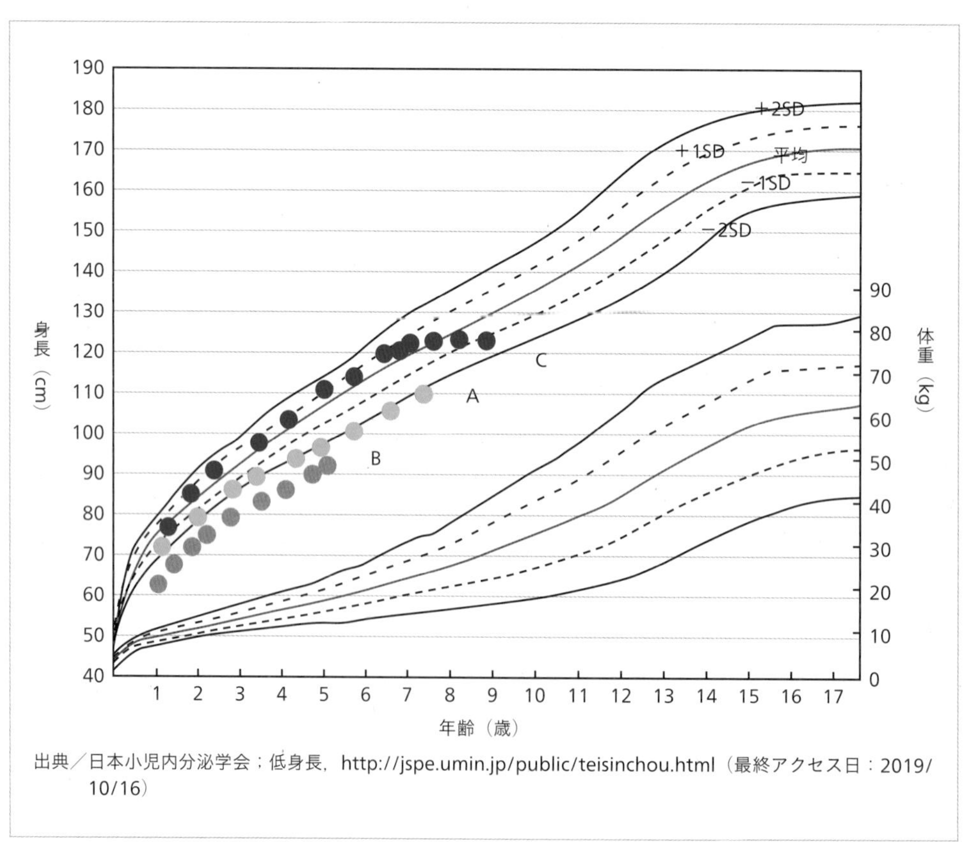

出典／日本小児内分泌学会；低身長，http://jspe.umin.jp/public/teisinchou.html（最終アクセス日：2019/10/16）

図1-6 成長曲線を用いた評価で受診が必要な場合の例

成長曲線（成長曲線基準図）は成長の度合の評価に用いられる（図 1-6）。成長曲線は，乳幼児身体発育調査報告書（0 ～ 6 歳）と学校保健統計調査報告書（6 ～ 17 歳）に基づいて作成されている。5 本の基準線はそれぞれ，真ん中の線が各年齢群の平均値（各年齢群の中央の年月齢の値），それを挟んで上下に平均値の標準偏差 1 倍および 2 倍の線が描かれている。標準的な範囲は，基準線 5 本の範囲以内とされている。その子の値を成長曲線にプロットして使う。

身長・体重には個人差があり，「大きめ」「小さめ」も評価するのではなく，その子の経時的な成長が基準線に沿っていることが適正であり，基準線をまたいで上向き，または下向きになった場合に病的原因があると考える（図 1-6）。

・身長が成長曲線の－2SD 以下の場合（A，B）
・身長の伸びが期待される時期に，横ばいの伸びになっている場合（基準線に沿っていない）（C）

3. 頭部

頭部は，形状・頭囲・バランスを評価する。誕生時の頭蓋骨は 5 つの骨が緩（ゆる）く結合した状態で，前頭部に大泉門（だいせんもん）（1 歳半頃に閉鎖），後頭部に小泉門（しょうせんもん）（生後まもなく閉鎖）という結合の隙間がある。頭囲は胸囲より大きく，1 歳頃に同等となる。頭囲と胸囲のバランスや頭囲が標準的な値であるか，成長曲線のカーブに沿っているかを評価する。大泉門の径は平均 2.5cm 程度であるが個人差も大きい。

「頭囲が大きい」「大泉門の径が個人差で許容できないほど大きい」「閉鎖時期を越えても長期間閉鎖しない」などの場合は水頭症などを，「頭囲が小さく大泉門が早期から閉鎖している場合」は小頭症などを疑う。

4. 胸部

小児の胸部は形状・胸囲・頭囲・バランスを評価する。小児の胸郭は，誕生時は前後径がほぼ等しく樽型（たるがた）（円柱形）であるが，徐々に左右径が大きくなる。

Column キャッチアップ現象

疾患などの影響で，一時的に体重増加不良や身長の伸びが横ばいの状態になるものの，原因になる疾患や状態が改善されることで，もともとの伸びに見合った体重や身長まで急速に増加することをキャッチアップ現象という。

早産児では，正期産時よりも早く生まれているため，当然，身長も体重も正期産児よりも小さい。この場合，修正月齢（予定日から数えた月齢）相当の成長であるかを評価することも大切である。また，その後の成長によって正期産児に身長・体重が追いついていくことをキャッチアップという。

5. 身体バランス

誕生時の身長と頭のバランスは4：1であるが，2歳頃に5：1程度，12歳頃に7：1程度となり，成人の8：1に近づいていく（本編-第3章「胎児期・新生児期・乳児期における成長・発達への看護」参照）。

6. 骨

骨は骨の端（骨端）の軟骨が増殖，骨化することで大きくなる。骨端線は軟骨であるためX線で黒い線として確認することができる。身長の伸びが止まると，骨端線は閉鎖し，X線像もみえなくなる。骨の成長には成長ホルモン・甲状腺（こうじょうせん）ホルモン・性ホルモンが関与している。

1 骨年齢

小児の骨の成熟の目安に手根骨が用いられる。手根骨は，8つの短い骨が集まっており，年齢に比例して増えていくため，手首のX線撮影での数と形から評価できる。1歳時の化骨化した骨の数は2個で，12歳頃までにすべてそろう。手根骨は2歳までは年齢＋1，3歳以降は年齢の数が認められるため，年齢相当の成長の評価になる。

7. 生歯

乳歯は8か月頃より生えはじめ（萌出（ほうしゅつ）），2～3歳頃までに20本が生えそろう（図1-7）。永久歯は6歳前後に生えてくる。最初に生える永久歯となるのは，下の第2乳臼歯の後ろに位置する第1大臼歯であるのが普通だったが，近年は下の乳中切歯の永久歯への生え代わりからとなる場合も多い。第3臼歯（親知らず）以外の28本が12～13歳頃までに生えそろう。乳歯・永久歯とも萌出時期は数か月の個人差があるが，遅れが強いときは妊娠期の母体の状態や先天性欠如・栄養状態・カルシウム代謝障害などの可能性がある。

乳歯は永久歯に比べて小さく，エナメル質や象牙質が薄いという特徴があるため，う歯になりやすい。永久歯では生えてくる時期に奥歯がう歯になりやすい。養育者の仕上げ磨きの状況，家庭の食生活なども情報収集する。

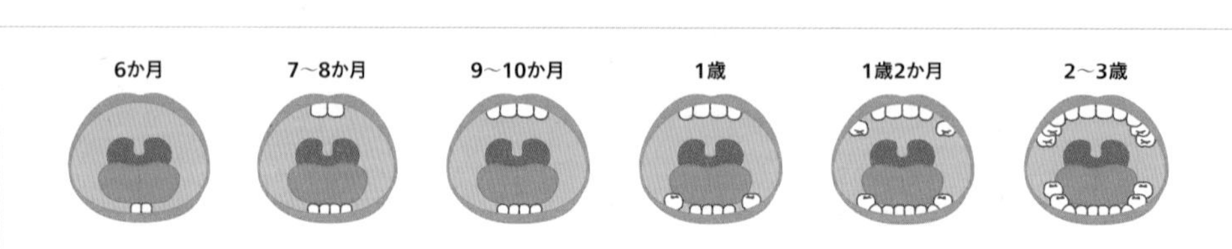

図1-7 歯の萌出

8. 生殖

小児には生殖機能の発育のピークが2時期ある。第一性徴で外形的性差として，生殖器の（女性器，あるいは精巣）が形成される。第二次性徴は，思春期に機能の成熟が起こる。生殖機能の評価はタナーの分類が用いられる（表1-4）。タナーの分類は，発達によってステージ1～5の段階に分けられ，女性では乳房・乳輪・陰毛から，男性では陰茎・陰嚢・精巣・陰毛から評価する。

表1-4 タナーの分類

女子の乳房				女子の外陰部	
ステージ		乳房	乳輪		陰毛
1度		未発達	平坦（乳頭のみ突出）		なし
2度		やや膨らむ	大きくなり，隆起		長く柔らか，ややカールして疎らに存在
3度		さらに大きく突出	隆起は目立たない		色は濃く，硬く，カールする。写真に写る程度
4度		乳房肥大	隆起		成人に近いが，疎らで大腿部に及ばない
5度		成人型	平坦（乳頭のみ突出）		濃く密生する。大腿部に及ぶ

男子の外陰部					
ステージ		陰茎	陰嚢	精巣	陰毛
1度		未発達	未発達	未発達≦ 3mL	なし
2度		ほとんど変化しない	肥大し始め赤みを帯びる	肥大し始める。4～ 8mL	疎らで長く柔らか。ややカールしている
3度		肥大	さらに大きくなる	さらに大きくなる。8～ 12mL	色は濃く，硬く，カールしている。写真に写る
4度		長く太くなる。亀頭肥大	さらに大きくなる。色素沈着が起こる	さらに大きくなる。12～ 18mL	成人に近いが，疎らで大腿部には及ばない
5度		成人様にまで成熟する	成人様にまで成熟する	成人様にまで成熟する。≧ 18mL	濃く密生する。大腿部に及ぶ

III 成長・発達の評価のためのアセスメント

A 健康歴・病歴・家族歴

健康歴・病歴・家族歴の把握は，評価する時点の小児の状態をアセスメントするための比較材料や判断の根拠となるだけでなく，一般的な成長発達・健康状態の評価や「その子にとっての」成長発達，健康状態を判断するうえで欠かすことができない（表 1-5）。

▶ **アセスメントのポイント**　健康歴では，出生時やこれまでの成長・発達についての情報のほか，「現在 1 日をどのように過ごしているか」，「どのような成長・発達のなかで現在の生活があるのか」という視点で情報を把握する。予防接種歴や出生時の状況のような情報は母子手帳から詳細を得ることができる。

▶ **アセスメントの方法**　主に外来受診時や入院時に詳細に把握される。詳細な情報は親から得られることも多いが，小児からの主観的な症状や経過の視点ももちながら把握していくことが情報を多角的にとらえることにつながる。

表 1-5　主なアセスメントの項目

基本情報		性別，現在の年齢（月齢），家族構成
健康歴	出生時の状況	妊娠中の異常の有無，在胎週数，分娩様式，アプガースコア，黄疸の有無，保育器使用の有無，出生時の身長・体重
	成長・発達	•成長（身長，体重，頭囲，胸囲の経過，カウプ指数，ローレル指数，肥満度，BMI） •運動機能（反射運動，定頸，寝返り，座位，はいはい，つかまり立ち，独り歩きなどの時期，手先の運動，運動障害［麻痺や筋緊張，関節可動域，握力，歩き方，補助具の使用］） •認知機能（情緒，社会性，理解力，言葉の発達） •感覚機能（視力，視野欠損の有無，眼鏡の使用の有無，聴力，補聴器の使用の有無，感覚障害） •遊び，生活様式（遊びの特徴，好きな遊びや活動，お気に入りのもの，1 日の過ごし方［起床と就寝，昼寝，食事，遊びなど］，通学・通園状況） •日常生活習慣の自立：衣類の着脱，清潔行動の自立，食事の自立，排泄の自立 •栄養（食事［ミルク］の内容・離乳・う歯）
	保健	予防接種状況
病歴	既往歴	これまでの罹患歴（喘息やアトピーなどを含む），入院歴（治療内容を含む），手術歴，処方歴，薬剤や予防接種，食物のアレルギーの有無
	現病歴	受診あるいは入院するまでの経過（受診・診断・治療・症状や採血結果などによる治療反応の経過），薬の飲み方，痛みの対処方法，今後の治療内容，治療方針，居住地から病院までの交通手段や所要時間，公的負担状況（小児慢性特定疾病，自立支援医療，身体障害者手帳など），日々必要な医療的ケアの有無と内容・方法（胃瘻チューブ・気管カニューレ・中心静脈カテーテルなど）
家族歴		家族や親族の現在および過去の疾患（がん・糖尿病・脳血管疾患・心疾患・遺伝性疾患など）と治療歴

B 身体測定

身体測定の目的は，①小児の発育状態や栄養状態を評価すること，②異常や疾病（しっぺい）の早期発見をすること，③定期的なモニタリングによって発育の傾向を把握することである。さらに通院中や入院中の小児においては，④治療の効果を評価したり，⑤薬剤投与量や輸液量の決定，検査データの算出に必要な値を把握するためにも行われる。

身体測定を行ううえで看護師は，正確に計測すること，小児の安全を確保すること，小児の安楽を担保すること，プライバシーを保護することが求められる（表1-6）。

1. 体重測定

体重測定は，①成長発達や栄養状態を評価するとき（主に健診時や入院時），②薬剤量，輸液量を決定するとき（主に受診時・入院時），③脱水や浮腫（ふしゅ）のリスクがあるなど，水分出納の経過を継続的に観察するとき（主に入院中など循環動態の変化が生じやすいとき）に行う。継続観察の際は，タイミングや服装といった測定の条件をそろえて計測する。

▶ **アセスメントのポイント**　計測は小児の体格や立位保持の安定性を考えて測定器具を選択する。新生児・乳児・立位の安定しない幼児はベビースケールを用いる（図1-8）。体動が激しい場合には値が変動し正確に測定できないため，あやしながら素早く測定する。立位が安定しないにもかかわらず，体格が大きくベビースケールでの測定が困難な場合などには，看護師が小児を抱いた状態で一緒に計測し，後で看護師の体重を差し引いたり，車椅子用の体重測定器を使用したりする。定期的にモニタリングする際は入浴後や朝食前といった測定のタイミングや，着衣の状況を一定にする。

▶ **アセスメントの方法**　測定値を成長曲線上に記録し，パーセンタイル値を読み，これまでの経過と比較する。また，身長の測定値と併せて，幼児期までは主にカウプ指数（体重［kg］÷身長［cm］× 10）を，学童期以降は主にローレル指数（体重［kg］÷身長［m］^{3} × 10）を計算する。水分出納の継時的観察の際は，水分出納バランスや浮腫，血圧といったほかの

表1-6 身体測定を行う際のポイント

目的	ポイント
正確な計測	•子どもの発達段階に合わせた測定器具を選択する。 •定期的に観察する際は測定のタイミングや衣服の条件（下着のみで計測するなど）を一定にする。
小児の安全の確保	•転倒，転落の危険があるため，子どもから目を離さない。 •体動による計測器での頭部打撲やメジャーによる皮膚損傷に留意する。 •挿入物のある子どもの事故抜去や移動制限のある子どもの安静度の順守に留意する。
小児の安楽の担保	•親に参加してもらう，あやしながら計測する，和やかな雰囲気となるような装飾や音楽を取り入れるようにするなど，恐怖心に配慮する。 •素早く計測し保温する。 •室内温度を調整する。
プライバシーの保護	•子どもの羞恥心に配慮する。 •計測室の扉やカーテンを閉める。

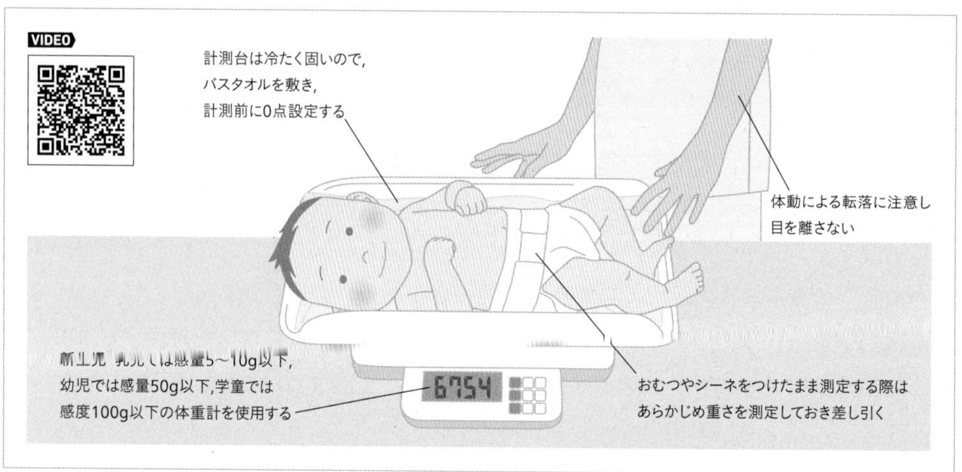

図1-8 立位保持が安定していない子どものベビースケールを用いた体重測定

指標と併せて循環動態を評価する。

2. 身長測定

身長測定の結果は，①成長発達評価，②薬剤投与量を決定する際の体表面積の算出，③クレアチニンクリアランス値などの検査値の算定などに必要となる。変動が小さいため評価する頻度は体重に比べて少ないが，定期的な評価が重要である。

▶ **アセスメントのポイント**　計測は小児の体格や立位保持の安定性を考えて仰臥位（ぎょうがい）で行うか，立位で行うか選択する（図1-9）。新生児・乳児・立位の安定しない幼児は仰臥位で計測可能な乳幼児用身長計を用いる。立位がとれず拘縮のある小児はメジャーを用いて計測する。身長と体重を同時に計測可能な機器もある。

▶ **アセスメントの方法**　測定値を成長曲線上に記録し，パーセンタイル値を読み，これまでの経過と比較する。また，体重の測定値と併せてローレル指数やカウプ指数を計算する。

3. 頭囲測定

成長発達の評価のためには3歳頃まで測定する（図1-10a）。小頭症や水頭症・硬膜下血種などの脳や頭蓋骨の問題がある場合，または疑われる場合は継時的に観察し状態を把握する。

▶ **アセスメントのポイント**　前頭結節と後頭結節をつなぐ1周をメジャーで計測する。

▶ **アセスメントの方法**　測定値を成長曲線上に記録し，パーセンタイル値を読む。また，これまでの経過と比較する。疾患を考慮して測定されている際は，増減幅を確認し，神経学的症状の変化に注意する。

4. 胸囲測定

健診において新生児，乳児を対象に測定され，頭囲と比較しながら発育状態をとらえる。

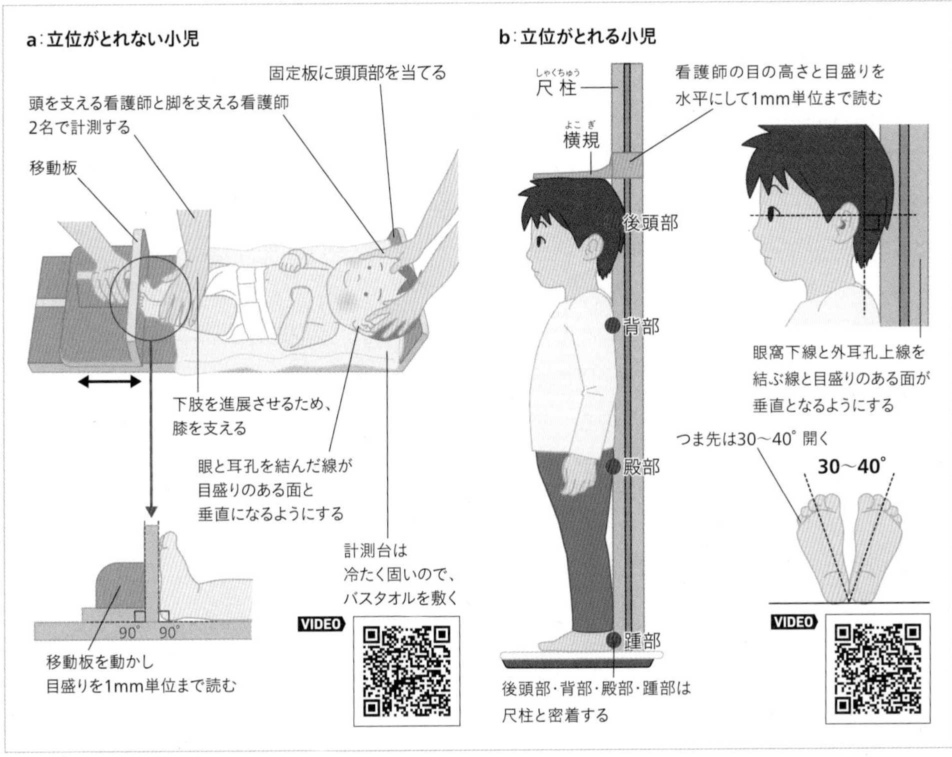

図1-9 身長測定

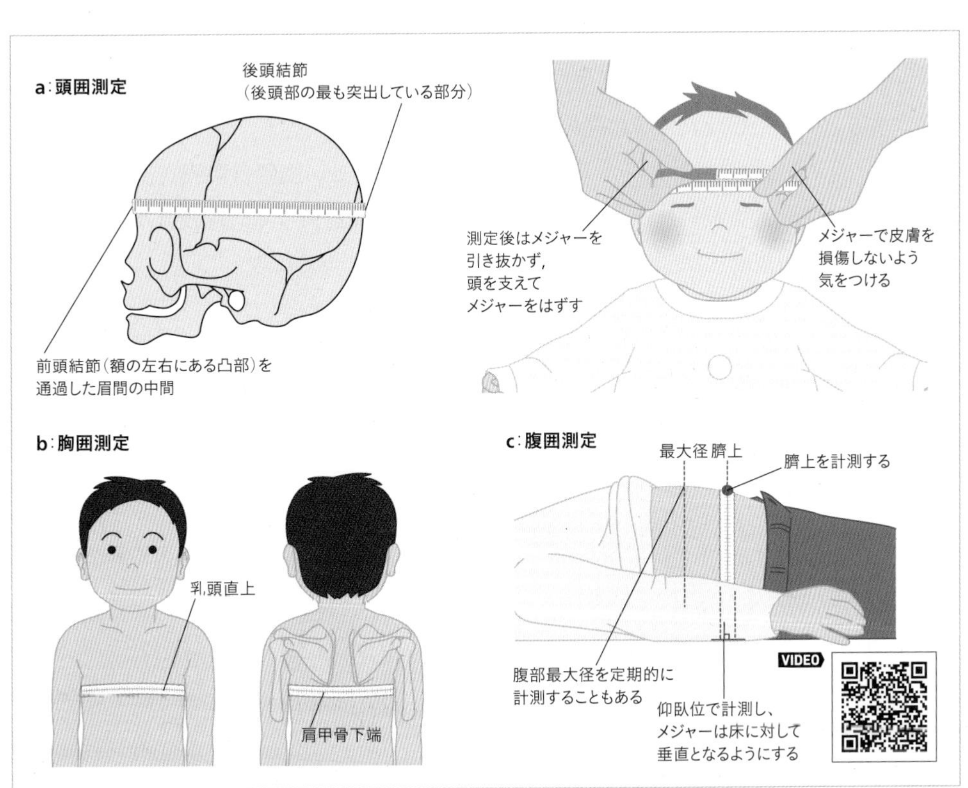

図1-10 頭囲・胸囲・腹囲の測定

▶ アセスメントのポイント　呼気と吸気の間（息を吐ききったとき）に計測する（図1-10b）。

▶ アセスメントの方法　頭囲の異常を判断するうえでの指標となる。

5. 腹囲測定

腹囲は腹水貯留や腹部腫瘤（しゅりゅう）といった異常が確認された場合に定期的に観察されることが多く，病状の変化を把握するために測定する（図1-10c）。

▶ アセスメントのポイント　メジャーは臍上部を通るように当てることを基本とするが，腹部最大径を定期的に計測することもある。腹部最大径を定期的に計測する際は，同一の場所での計測を行うため，小児・親に承諾を得たうえで印を付けておくなど，計測する部位がわかるような工夫が必要である。新生児，乳幼児は腹式呼吸が主であるため，呼吸による変動が大きく，呼気時に計測する。

▶ アセスメントの方法　測定値と経過を比較する。排便や排ガス状況が値に影響するため，腸蠕動（ぜんどう）音や排便，排ガス状況の確認と併せてアセスメントをする。

6. 形態の確認

1　大泉門・小泉門（図1-11）

成長発達の評価のほか，膨隆（ぼうりゅう），陥没，閉鎖不全といった状況をもとに疾患や症状のアセスメントに用いることができる。

▶ アセスメントのポイント　示指と中指で骨縁を触診するとともに，ノギスを用いて直径を計測する。閉鎖や膨隆の様子は視診でも確認できる。

▶ アセスメントの方法　月齢に対する閉鎖の状態を確認する。膨隆は髄膜炎や水頭症などによる頭蓋内圧亢進（こうしん）を疑い，ほかの神経学的所見とともに評価する。陥没は水分出納や下痢，嘔吐（おうと）の回数，皮膚の状態と併せて脱水の評価指標の一つとなる。

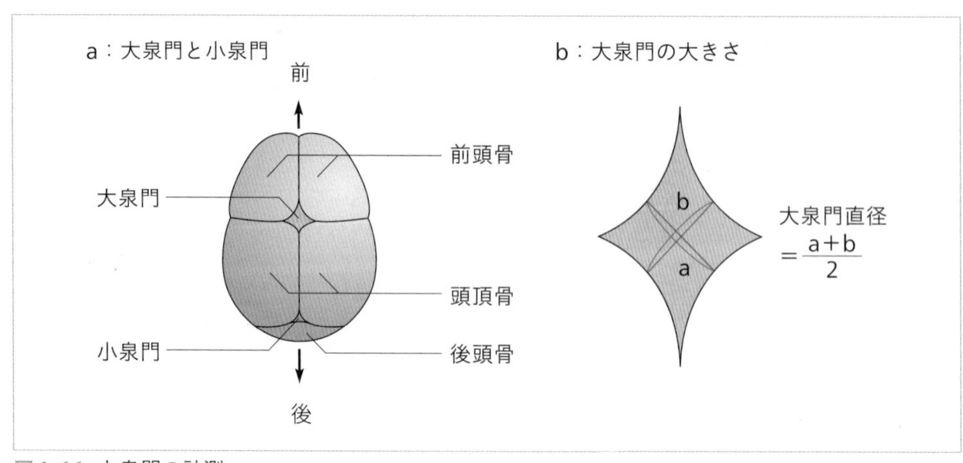

図1-11　大泉門の計測

2 生歯

視診にて生歯の有無と萌出（ほうしゅつ）の度合いを確認する。また，口腔（こうくう）内に食塊がないか歯間を観察するとともに，う歯がないかを確認する。

▶ **アセスメントのポイント** 開口が難しい場合は舌圧子を用いて視野を確保するが，顔を動かすなどの安全面に留意し観察を補助する看護師と共に行う。ペンライトを用いると口腔内の様子を観察しやすい。

▶ **アセスメントの方法** 月齢に対する萌出，永久歯への生え替わりの状態を評価する。疾患によっては，う歯の存在が重大な感染症の原因となることもあるため，継続的な観察をもとにアセスメントする。

Ⅳ 成長に関する因子

人間は遺伝と環境の相互作用によって成長・発達する。成長・発達に影響を及（およ）ぼす因子には，遺伝やホルモンなどの内的因子と栄養や心理・社会的環境などの外的因子があり，これらの因子は複雑に相互に関連し合っている。

A 内的因子

1. 遺伝

人間の成長は，遺伝と環境の双方の影響を受けるが（**多因子遺伝**），身長・体重などは遺伝の影響が大きいと考えられている。**遺伝**とは，親のもつ遺伝情報が遺伝子によって子孫に伝達され，その作用によって形質が発現することをいう[1)]。**形質**とは，生物がもつ性質やからだの特徴などをいい，身体的な形質や生理的な形質などが親から子へと受け継がれる現象を遺伝という。遺伝する形質は，染色体の中にあるデオキシリボ核酸（かくさん）（DNA）にある遺伝子によって伝達される。人間は父親と母親からそれぞれ1セットの染色体（細胞分裂時に現れる遺伝子を含むゲノム）を受け取るため，遺伝形質の決定は父母由来の2つの遺伝子に影響される。また，ある特定の形質が出現する場合に，一方の遺伝子が他方の遺伝子より影響を及ぼしやすいという現象が生じるが，より影響を及ぼす遺伝形式を**顕性遺伝**（優性遺伝，dominant）といい，影響力の少ないものを**潜性遺伝**（劣性遺伝，recessive）という。顕性・潜性は単なる優劣ではなく，形質の発現の有無（表現型）で決まる。これらの親から子へと受け継がれる遺伝現象のほか，遺伝子変異や染色体異常（数的異常・構造異常）があることにより先天性代謝異常症・ホルモン合成障害などが起こると成長に影響を与える（**成長障害**）。

2. ホルモン

ホルモンは内分泌器官で合成・分泌され，血液などの体液を介して体内を循環し，ほかの特定の細胞に働きかけ，からだの様々な機能をコントロールする役割を担っている。体内には100種以上のホルモンがあるといわれ，それぞれが決まった役割を果たすことで，正常な機能が保たれる[2)]。

人の成長に関するホルモンのうち，下垂体から分泌されるヒト成長ホルモン（human growth hormone；hGH，somatotropic hormone；STH）は肝臓や骨の先端近くにある軟骨に働きかけ，インスリン様成長因子Ⅰ（insulin-like growth factor Ⅰ；IGF-Ⅰ）の産生を促す作用がある。その作用により骨が成長し，身長が伸びる。骨の成長や成熟にはこのほかに，甲状腺刺激ホルモン（thyroid stimulating hormone；TSH）・甲状腺ホルモン（triiodothyronine；T3・thyroxine；T4）や性ホルモンがかかわっている。

成長ホルモンには代謝を促す働きがあり，小児期から分泌が始まり，成人期以降まで続く。しかし，成長ホルモンの分泌量は加齢とともに低下し，思春期前期の値を100％とすると，思春期後期で200％と2倍くらいに増加し，その後は減少していく[3)]。

3. 疾病

種類にかかわらず，いわゆる慢性状態となる疾病は，成長・発達に影響を与える。たとえば，手術療法を要する先天性心疾患では，乳児期に哺乳や啼泣などが負荷となったり，侵襲の大きい手術療法やそれに伴う長期の入院で体重増加が緩慢となり成長障害をきたしたりすることがある。このように多くの場合は，疾病に伴う機能障害や症状の影響に限らず，治療や薬物療法の影響・栄養摂取障害・内分泌学的異常など様々な要因が関与して成長に影響を与える。

B 外的因子

1. 栄養

栄養は成長・発達に大きな影響を与えると一般に考えられている。生物は外界から取り入れた種々の物質を材料にしてからだの構成物質をつくり，また体内で物質が分解するときに生じる化学的エネルギーを利用してあらゆる生活活動を行っている。このような体外からの栄養物質（これを**栄養素**という）の摂取と体内でそれを利用する過程を栄養という[4)]。栄養の多くは経口摂取によるが，摂取内容（栄養バランス・量・形態など）や摂取方法は「乳児であれば乳汁を主とする」「幼児であれば1日3食と間食（おやつ）とする」など発達や成熟度に応じたものにする必要がある。

2. 心理・社会的環境

ボウルビィ（Bowlby, J.）により提唱された愛着理論は，小児の成長・発達に影響を与える因子として，母親のような養育者との絆（きずな）を形成することの重要性を指摘した。愛着とは，小児と親密な対象（多くは母親などの養育者）との心理的なつながりや絆をいい，生後3～6か月頃から形成されはじめる。愛着形成はその後の社会性・人間関係形成に影響を与えると考えられており，乳幼児期に愛着を形成した養育者によって食事・睡眠などが適切に与えられた環境で生活を送ることは，心理的な安定，ひいては心身の成長・発達を促すと考えられている。また，身体的・心理的虐待は発育障害をもたらし，**愛情遮断症候群**（maternal deprivation syndrome）とよばれる。このほか，小児期の過度な運動や不規則な就眠・起床時間などの不適切な養育環境は成長障害の要因となる。

V 免疫

免疫（めんえき）は細菌やウイルスなどの病原微生物（非自己の物質）やがんなどの異常な細胞から自己のからだを守るシステム（**防御反応**）である。

自然免疫とは，受容体を介して，侵入してきた病原体や異常になった自己の細胞をいち早く感知し，それを排除するしくみである。特定の病原体に繰り返し感染しても，自然免疫能が増強することはない。ここで活躍する免疫担当細胞は，主に好中球（こうちゅうきゅう）やマクロファージ・樹状細胞といった食細胞である。

獲得免疫とは，感染した病原体を特異的に見分け，それを記憶することで，同じ病原体に出合ったときに効果的に病原体を排除できるしくみである。**適応免疫**ともよばれ，自然免疫に比べると，応答までにかかる時間は長く，数日を要する。ここで活躍する免疫担当細胞は，主にT細胞（細胞障害性T細胞・ヘルパーT細胞など）やB細胞といったリンパ球である。

自然免疫において，末梢（まっしょう）組織内に存在する樹状細胞は，病原体を貪食（どんしょく）して取りこみ，それらをペプチドに分解する。そして，リンパ節や脾臓（ひぞう）に移動して，獲得免疫として働くT細胞に，抗原（こうげん）ペプチドを提示する（**抗原提示**）。樹状細胞から提示された抗原に対して反応することのできるT細胞のうち，ヘルパーT細胞は自然免疫として病原体を貪食する食細胞に対して，その免疫反応を増強させるようにも働きかける。

獲得免疫は作用のしかたにより，**体液性免疫**と**細胞性免疫**に大別できる。体液性免疫の中心は抗原に対する抗体の免疫グロブリン（Ig）であり，IgA・IgM・IgGなどがある。乳児早期は，胎盤を通過する母体由来のIgGが多く，出生後は減少する。生後4か月頃に母体由来のIgGは最低値となるが，その後増加する。IgGは5～6歳頃に，IgMは1歳頃に，IgAは満10歳頃にそれぞれ成人と同じレベル値となる。このように乳幼児期は免疫機能を獲得する時期であり，易感染状態にあるため，免疫獲得のためのワクチン接種など適切な感染予防対策が必要となる。

細胞性免疫は，体液性免疫のように抗体をつくらず，キラーT細胞が直接抗原を攻撃し，抗原刺激を受けたT細胞が活性化されることで直接抗原に作用する免疫反応である。細胞性免疫は，ウイルスや細菌に対する感染免疫のほか，移植時の拒絶反応や腫瘍免疫・自己免疫疾患などにも関与している。

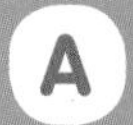

VI 発達（小児のもつ力）

A 反射

1. 原始反射

反射とは，感覚刺激に対する意識を伴わない反応のことである。**原始反射**は，脊髄と脳幹に反射中枢をもち，胎生5～6か月頃より発達し，脳機能の成熟とともに消失する。

原始反射は，**新生児反射**ともよばれる。原始反射は，その反応のしかたに一定の法則性がある。原始反射の出現の有無，左右差の有無，出現する時期やしかたによって，小児の発達を知る手がかりとすることができる（表1-7，図1-11）。脳機能が障害されると消失すべき時期以降でもみられることがある。各発達段階でみられるべき反射があるか，消失すべき月齢になって消失しているか，反射の発現に明らかな左右差はないかを観察することで発達の評価，異常があるかどうかや診断に用いられる。原始反射は発達には欠かせないものであり，その後の寝返りやお座り，一人立ちなどの新たな運動能力を獲得していく準備につながるとされている。

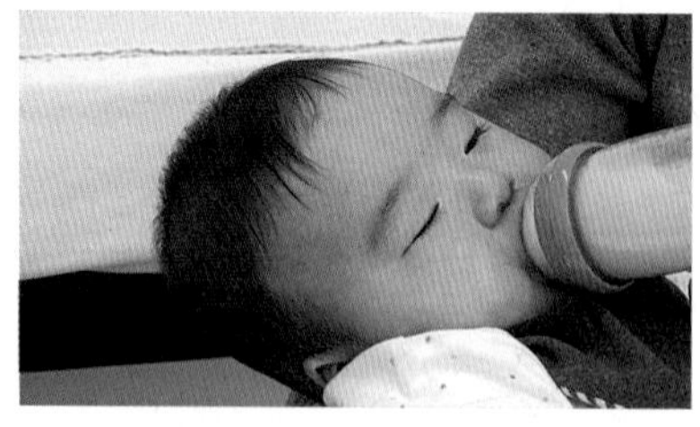
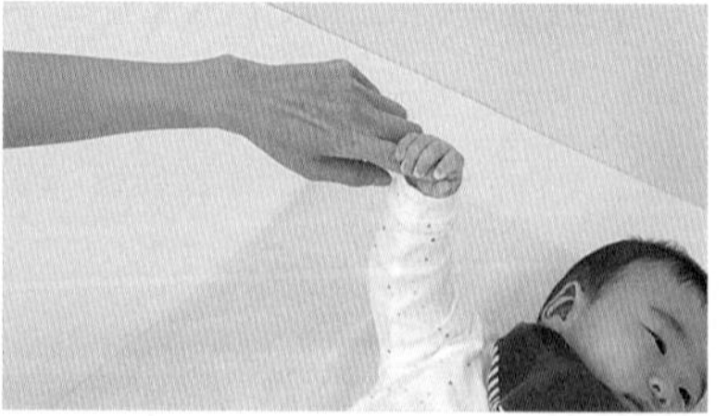

図1-11 反射の例

表1-7 原始反射（新生児反射）と姿勢反射

	反射の種類	図	反射の内容	出現時期	消失時期	反射中枢
原始反射（新生児反射）	自動歩行		腋下を支えて体幹を前傾させ足底を床に着けると，下肢を交互に屈曲し歩行する。	出生時	2か月頃	脊髄
	陽性指示反応		乳児の足底が床に着くように体幹を支え，体重が下肢にかかるようにすると，足指が背屈し，下肢は硬く伸展し，起立するような状態になる。			
	交差性伸展反射		乳児を仰臥位にし，一側の膝関節を伸展させ，同側の足底を刺激すると，他側の下肢が最初屈曲した後に，刺激を与えている手を払いのけるように伸展，交差する。		4か月	
	把握反射		仰臥位で顔を正中に向け，上肢を半屈曲位にして手関節をつかみ，尺側から指で手掌を圧迫すると，全指が屈曲し検者の指を握りしめる。		5〜6か月頃	
	モロー（Moro）反射		乳児を背臥位にし，検者の手を頭に乗せて30°挙上し，児が落ち着いたところで，手をさっと数cm動かす。ほかに耳元で大きな音を立てるなどすると，上肢は外転，伸展し，指は開排し，その後体幹の上で上肢をゆっくり抱え込むように内転，屈曲する。		4か月	延髄・橋
	吸啜反射		口腔内に乳首や指を挿入すると反射的に反復する吸綴運動が出現する。正常児では，空腹時には指が抜けないくらい強く吸綴する。		3〜4か月頃	
	非対称性緊張性頸反射		乳児を仰臥位にし，胸部を手で押さえ，反対の手で頭部を回転させると，顔が向いているほうの上下肢が伸展し，後頭部のほうの上下肢が屈曲する。		2〜3か月	
	対称性緊張性頸反射		乳児を仰臥位にして頭を前屈させると，下肢の伸展，股関節の内旋が起こる。腹臥位にして抱いた児の頭を前屈させると，上肢が屈曲し下肢が伸展する。頭を背屈させると逆に上肢が伸展する。		3〜4か月	
	緊張性迷路反射		仰臥位で頭部を軽度後屈させると四肢が伸展し，腹臥位で頭部を軽度前屈させると四肢が屈曲する。		5〜6か月	
姿勢反射	頸性立ち直り反射		乳児を仰臥位にし頭部を一側に回旋させると，からだ全体が頭部と同じ方向に回旋する。		6か月	中脳・視床
	パラシュート反応		乳児を立位懸垂位または腹臥位懸垂位から急激に頭を床に向けると，両手を伸ばし，手を開いてからだを支えようとする。	6〜7か月	生涯	
	ランドゥ（Landau）反射		腹臥位懸垂位で頭を挙上させると，脊柱と下肢が伸展し，頭を屈曲させると，脊柱と下肢が屈曲する。	3か月	2歳頃	
	傾斜反応		乳児を腹臥位または仰臥位にして，四肢を伸展させ，板の上に寝かせて，板を傾けると，頭部と胸部が立ち直り，上げた側の上下肢が平衡反応で外転，伸展する。	6か月	生涯	皮質

出典／鴨下重彦監修，桃井真理子，他編：ベッドサイド小児神経・発達の診かた，改訂3版，南山堂，2009，p.157-170，を参考に作成．

2. 姿勢反射

姿勢反射とは，姿勢を保つための反射のことである（表 1-7）。姿勢反射には，原始反射としての脊髄・橋の下位中枢による**筋緊張反射**と上位中枢（中脳から大脳皮質）統合による**立ち直り反射**・**平衡反応**がある。**立ち直り反射**とは，空間でからだの位置が変化したとき，変化する前の体勢に立ち直る反射である。**平衡反応**は，大脳皮質・基底核および小脳の間の相互作用で生じるものである。

B 運動の発達

運動の発達は，神経系の発達・筋力の発達・精神発達などと関連する。新生児期の運動の多くは，反射運動であるが，成長に伴い随意運動が主な運動となる。運動は，粗大運動と微細運動に分けられる（図 1-12）。運動発達を評価することにより，小児の発達を知る手がかりとなる。運動機能の発達は，頭尾方向，中心から末梢への方向，粗大から微細への方向にという発達の原則に従う。

1. 粗大運動

粗大運動とは，全身を大きく使った動きであり，からだ全体のコントロールを要する運動のことである。姿勢の発達も含まれ，首のすわりやお座り・一人立ちなども含まれる。原始反射の消失は，乳幼児期の新たな運動能力の獲得につながる。粗大運動の発達は，環境や経験，小児の興味・関心の影響を受ける。乳幼児期は，首のすわり・寝返り・お座り・四つ這い，一人立ち・二足歩行と，主に移動に関連する粗大運動が発達する。幼児期後半から平衡性・柔軟性・巧緻性・瞬発力の向上・運動の調整力が発達し，就学前には一連の基本的な運動能力が発達する。学童期以降は，神経系の発達と筋力の発達に伴い，走る・跳ぶ・投げる・蹴る・押す・ぶら下がるなどの複雑な身のこなしを必要とする運動の発達が著しい。

2. 微細運動

微細運動とは，顔の表情や手指など比較的小さな筋肉群を使った運動であり，追視する・握る・つかむ・持ち替える・書く・積むなどの動作や手先の細かな協調を要する動作のことである。複数の部位を使う協調運動の発達が必要となる。微細運動は，1 か月を過ぎた頃から，正中線を越えた追視ができるようになり，3 か月頃より 180° 追視，4 か月頃よりレーズンなどの小さな物を見つめることができるようになる。また，3 か月頃よりガラガラをつかむことができ，5 か月頃より熊手形でつかみ，8 か月頃より親指を使ってつかむことができ，1 歳 2 か月頃より，レーズンなどの小さな物をびんからつまむことができるようになる。9 か月頃より積み木を打ち合わせ，1 歳半頃より 2 個の積み木の塔を作

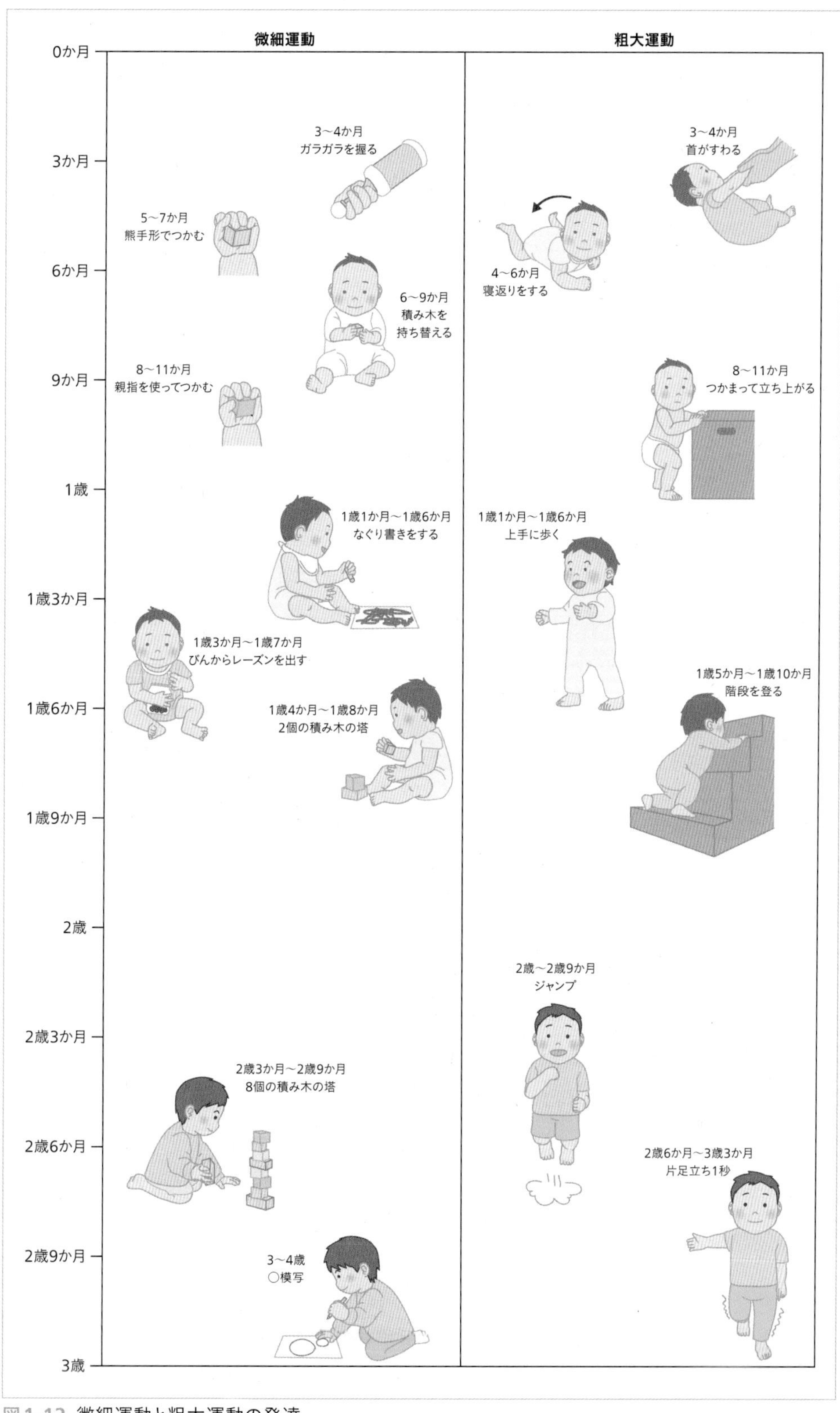

図1-12 微細運動と粗大運動の発達

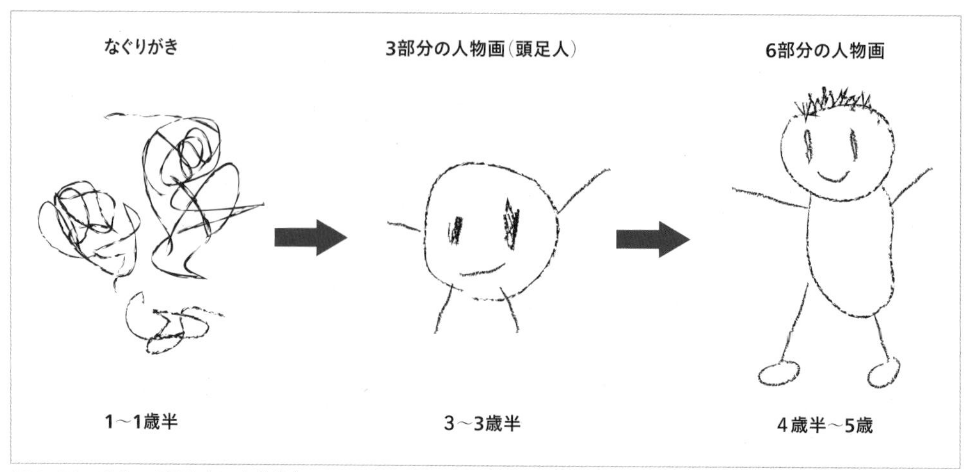

図1-13 手先の発達（かく動作）

ることができるようになり，2歳を過ぎると8個の積み木の塔を作ることができるようになる。1歳2か月頃より鉛筆やクレヨンなどでなぐりがきができるようになり，3歳頃より○の模写，3歳半頃より3部分の人物画（頭足人），4歳頃より模写，4歳半頃より6部分の人物画がかけるようになる（図1-13）。学童期になると，さらに微細運動の巧緻性が増していき，ナイフの上手な使い方など手先の細かな運動の発達が著しい時期となる。

C 言語発達

言語発達は，日常生活のなかで，小児が生まれもって獲得しているほほ笑みや泣きといった非言語に対して，大人が言語を用いて応答することから始まり，視覚・聴覚・触覚といった様々な感覚器官を使用した周囲の人や物などの環境とのかかわりを通じて発達していく。小児が言語発達を遂げていくためには，家族との日常的なやりとりが重要であり，心理・社会的発達とも密接に関連してくる。そして，言葉を獲得し話すためには，①耳が聞こえる，②言葉を理解できる，③理解した言葉を話せる，という力が必要となってくる。これは，小児の言語発達を観察していく際の重要な視点となる。

1. 発語

生後2〜3か月頃になると，生まれもって獲得している泣きにくわえ「アー」「ウー」といった母音が主体の**喃語**（なんご）が始まり，生後6か月頃になると「マンマン」「バブバブ」など，子音の加わった喃語が盛んになり，人や物に対して発声するようになる。生後10か月頃になると，家族の発声などを模倣するようになる。1歳頃になると「マンマ」「ブーブー」などの**有意語**が1〜2語出現する。初めて有意語を発する時期は，個人差があり，1歳6〜7か月未満の乳幼児の90％以上が単語を話す（表1-8）。2歳頃になると「ワンワン，キタ」などの2語文になる。2語文が出始めると言葉の数は急速に増加し，「ナアニ」など

表1-8 一般調査による乳幼児の言語機能通過率

年月齢	単語を言う	年月齢	単語を言う
7 〜 8 か月未満	2.2%	1年1〜2か月未満	69.9%
8 〜 9 か月未満	6.5%	1年2〜3か月未満	79.1%
9 〜10か月未満	9.0%	1年3〜4か月未満	86.1%
10〜11か月未満	21.3%	1年4〜5か月未満	88.8%
11〜12か月未満	40.9%	1年5〜6か月未満	89.1%
1年 0 〜 1 か月未満	57.6%	1年6〜7か月未満	94.7%

資料／厚生労働省雇用均等・児童家庭局母子保健課：平成 22 年乳幼児身体発育調査の概況について，https://www.mhlw.go.jp/stf/houdou/0000042861.html（最終アクセス日：2022/11/1）

の疑問文が出るようになり，挨拶(あいさつ)もできるようになる。3歳になると「ママ，アッチ，イッタ」などの3語文が出現し，日常生活の簡単な会話ができるようになる。構音（発音）の発達に関しては，母音はほぼ3歳で獲得できるが，子音は6〜7歳頃に完成する。

2. 言葉の理解

言語理解は，発語表現より少し早く発達する。生後7〜8か月頃になると名前をよぶと振り向き，欲しい物があると「アーアー」と声を出して親の注意を引くようになる。9〜10か月頃になると，簡単な言葉を理解するようになり，「バイバイ」「おいで」などの言葉を理解し行動できるようになる。11〜12か月頃になると「ちょうだい」というと手に持っている物をくれるようになり，欲しい物を指さし，「アーアー」と言って教えられるようになる。1歳3か月頃になると「ママにこれ渡してね」などの簡単な言いつけに従うことができ，1歳6か月で言葉の理解ができていればほぼ問題ない。2歳頃になると言葉による禁止や命令がわかるようになる。3歳頃になると「お名前は？」と尋(たず)ねられると姓名が言えるようになる。4〜5歳頃になると文字を覚え始め，6歳頃になると文字・言語の習得に向かう。

D 視力・聴力の発達

1. 視力

ヒトの目の機能は，カメラとそれを解析するコンピューターとよく似ている。カメラのレンズは，目においては角膜(かくまく)と水晶体(すいしょうたい)である。レンズの絞りの役割は，虹彩(こうさい)が行っており，フィルムは網膜である。写った画像を光信号として目からコンピューターに送るケーブルが視神経である。そして，コンピューターがその画像が何であるかを解析する。コンピューターはまさに脳の視中枢である。

1 視力の発達

小児の目は，大きさは違うが出生したときから成人と同様の形をしている。しかし，視機能（視覚情報処理［見る物を正しく判断する機能］，視力・色覚［見る物が鮮明に見える機能］，屈折・

調節［見たい物にピントを合わせる機能］，輻輳両眼視機能［見たい物の遠近感を把握する機能］，固視眼球運動［見たい物に正しく視線を向ける機能］，視野［見たい範囲を確保する機能］）は未発達であり，色の識別や形をはっきりと見ることはできない。出生直後は，瞳孔の縮瞳や瞬目などの反応はあるが，視力は0.01程度であり，動く物がかすかに見える。見る物の形が視覚伝導路によって大脳に伝えられ，初めて見ることができるようになる。見る刺激を与えられることで視覚伝導路も成長とともに発達し，少しずつ見えるようになる。見ることをしない目は，刺激を与えられないために視覚伝導路が発達せず，視力を高めていくことができない弱視となる可能性がある。視覚伝導路に異常をきたす原因には，屈折異常や斜視，眼疾患などがあり，視力の発達が阻害されることがある。

2　視力の発達を阻害する原因

❶屈折異常

角膜と水晶体で光が屈折する力と網膜までの距離が合わないと見た像がぼやけてしまう。

❶正視：屈折異常がなく，網膜上に焦点が合い，近くも遠くも見える。

❷近視：網膜の前方に焦点が合い，遠くが見えにくい。凹レンズで矯正ができる。

❸遠視：網膜の後方に焦点が合い，近くも遠くも見えない。凸レンズで矯正ができる。

❹乱視：角膜の経線によって屈折率が異なるため，物を見たとき，網膜上に正しく像を結ばない。円柱レンズで矯正できる。

❷斜視

左右の目の視線が一致しないことである。

❸眼疾患

眼瞼下垂・先天性緑内障・網膜疾患・視神経疾患などがある。

3　月齢と視力の発達

表1-9のように視力は発達する。

2. 視野

視野とは，片方の目で正面を見た際に，目を動かさないで上下・左右に見ることのでき

表1-9　月齢−年齢による視力の発達目安

月齢	視力	年齢	視力
生後1か月	光の明暗がわかる。目の前で動く物がわかる。	1歳	0.2
生後2か月	0.01　赤と緑の色の違いがわかる。	1歳6か月	0.4
生後3か月	0.02　動く物を目で追う。	2歳	0.5～0.6
生後4か月	0.03　青と緑の区別ができるようになり，色の違いがほぼわかる。	3歳	67％以上が視力1.0
		4歳	71.2％が視力1.0
生後6か月	0.04～0.08	5歳	80％以上が視力1.0
生後8か月	0.1	6歳	ほぼ全員が成人の視力と同等の1.0にまで発達する。

る範囲をいう（図 1-14）。成人の視野は，平行視野 150°・垂直視野 120° であるが，6 歳児（身長 110cm）は，横方向は顔の幅ほどしか見えない平行視野 90° であり，真正面に顔を向けていると自分の足元に何があるかなどまったくわからないほどの垂直視野 70° である。

3. 聴力

1　聞こえのしくみ

音は，空気の振動として，外耳道を通って鼓膜を震わせて，橋のようにつながっている耳小骨（じしょうこつ）に当たると骨の振動として，蝸牛（かぎゅう）に伝わる。蝸牛の中には，リンパ液が入っており，ここで液体の揺れに変わる。リンパ液の揺れは感覚細胞が感じ取り，聴神経を伝って電気信号として大脳皮質に送られ，音としてとらえられる。この過程のなかで器官に障害が起こると，「聞こえない」「聞こえにくい」という症状が表出する。

2　聞こえの程度

聞こえの程度は，dB（デシベル）で表示される。dB は，音の強さを表している。正常な聞こえは，25dB 以下である（表 1-10）。

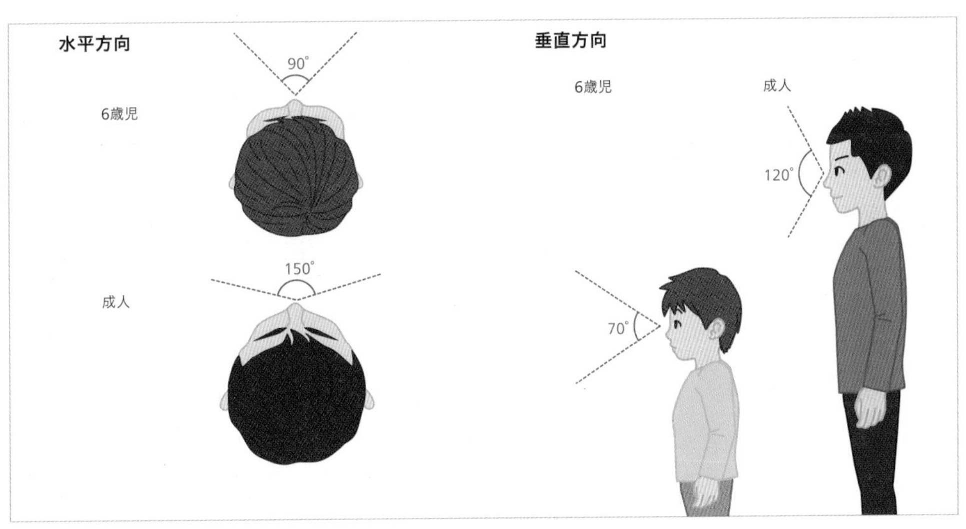

図 1-14　視野

表 1-10　身近な音の強さ

音の強さ	例	音の強さ	例
0dB	一番かすかな音（虫が飛んでいる羽音）	60～70dB	人の話し声
10dB	風で揺れる木の葉の音	90dB	地下鉄の音
25～30dB	ひそひそ話	140dB	ジェット機の音

3　聞こえの発達

聞こえは胎生期から発達し，妊娠20週頃から胎内で母親の心拍音を聞いているといわれている。つまり，出生直後から音は聞こえるのである。たとえば，生後3か月頃までにみられる大きな音に驚き手をびくつかせる反射は，音が聞こえているために起こる現象である。4～6か月頃には，人の声に反応して話しかけた人の顔を見続けるようになり，7～9か月頃には語調を理解し「ダメ」など叱るような言葉で泣くようになる。10か月～1歳頃にはささやき声が聞こえるようになるほか，音のする方に振り返って探策をするような反応を見せる。言葉の真似(まね)が始まるのもこの時期である。また，1歳6か月健診時には見えないところからの呼びかけ・テレビから流れる音楽・ささやき声に振り向く反応がみられるようになり，3歳児健診時には1m離れた場所からふだんの声量とささやき声で絵のかかれたカードの名前を言うと該当するカードを指さすことができるようになる。

VII　心理・社会的成長・発達

A　精神の発達

1. 認知

認知とは，知覚・記憶・学習・思考・言語などの知的過程からなる知識，および知識の獲得過程をいう。ピアジェ（Piaget, J.）によると，認知の発達は，小児が生まれつきもっている遺伝的なものと，小児を取り巻く周囲の環境との相互作用によって分化し，成人期までに完成するものに分けられる。以下の思考の項に述べる「感覚運動段階→前操作段階→具体的操作段階→形式的操作段階」という4段階で発達していく。

2. 思考

思考は，具体的な内容から概念的で抽象的な思考へと変化し，自己的・主体的な発想から客観的な考え方へと発達していく（本編-第2章-I「自我・認知と思考の発達に関する概念と理論」参照）。

1　感覚運動段階（0～2歳）

言葉を獲得する前の時期は「見る」「聞く」「触る」「なめる」「つかむ」「たたく」など，直接の感覚と運動をとおして外界と関わっている。6つの時期に分類され，徐々に自己と外界の関係や，自らの行為と外界に起こる物事との関係に気づくようになる。

2 前操作段階（2〜7歳）

感覚運動期と異なり，言語が認知技能にかかわりをもち始める。すなわち，具体的な経験をとおして言葉を理解し，イメージが形成されていき，抽象的な思考が始まる時期である。象徴的思考段階と直感的思考段階の時期がある。目に見える物や状況に左右される直感的思考や自分中心で物事を考える段階である。具体的には，「Aちゃんにはお兄ちゃんがいる」ということを知っていても「お兄ちゃんには妹がいる」ということはわからない。

3 具体的操作段階（7〜11歳）

目に見える物や状況に左右される直感的思考は減少し，徐々に論理的に物事を考えることができるようになる。しかしそれは，具体的に理解できるものに限られており，自分が経験したことがないことを想像して考えることは難しい段階である。

4 形式的操作段階（11歳以降）

他者との共通理解が可能な形式的操作と抽象的・論理的な思考の操作によって「科学的思考（仮説演繹(えんえき)思考）」ができるようになる。目の前に存在しない抽象的な概念や観念的なイメージを，論理的かつ一般的な方法で操作してコミュニケーションすることが可能になる段階である。

3. 情緒

情緒とは，欲求が満たされたり妨げられたりしたときに起こる様々な感情であり，喜びや悲しみ・怒り・恐れといった感情である。乳児期から2歳頃までに基本的な発達を遂げ，5歳頃までには成人にみられる一連の情緒がそろう。情緒の変化とからだの反応は強くつながっているといわれている（図1-15）。

新生児期には単なる興奮しかなく，そのほとんどは小児のからだの内部の状態によるものである。具体的には，空腹やぬれたおむつが当たっているなどの身体的な不快・覚醒(かくせい)・苦痛・中枢神経の興奮などの内部の変化によって興奮が生じる。それが生後3か月頃になると快と不快とに分化するが，この段階ではまだ単純な感情である。快の感情は授乳後におなかが満たされている様子や，沐浴(もくよく)の際のリラックスした表情や喃語(なんご)によって表出されている。その後，快と不快は様々な感情に分化していく。

1 快の分化

快の感情に関連した分化は，1歳頃から現れ，まず，得意と愛情とに分化する。小児は自分の行いを褒(ほ)められると得意になり，親や身近な大人への愛情を求めるようになる。それが，1歳半頃になると小児へも愛情が生じてくるようになっていく。

2歳頃になると喜びという感情が分化する。泣いている小児を慰(なぐさ)め，うれしいことを一

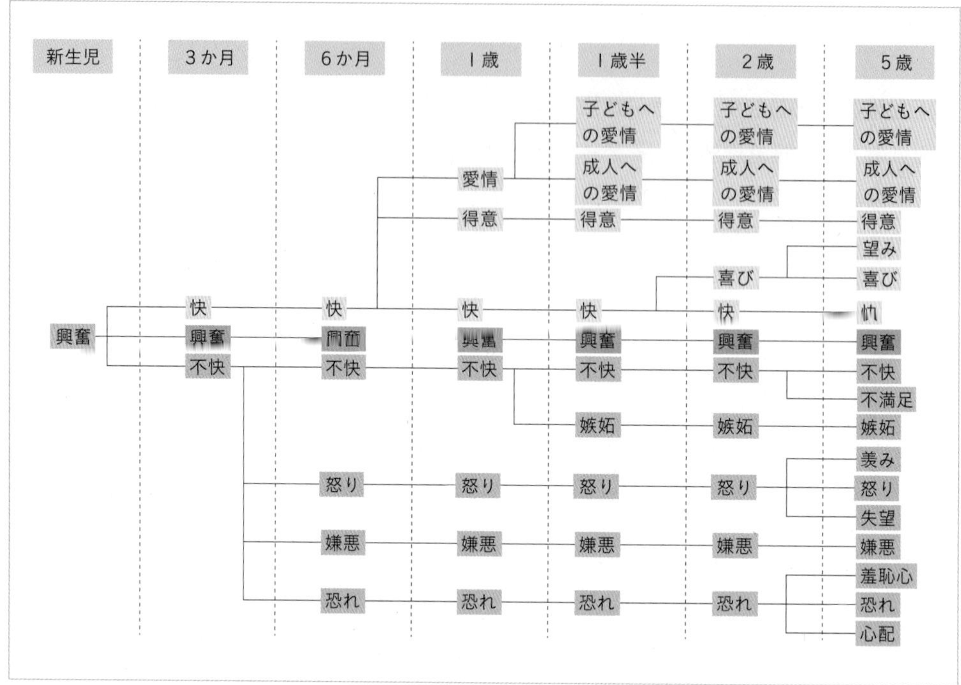

図1-15 ブリッジス（Bridges, K.M.B.）による情緒の分化

緒に喜ぶといった行動がみられる。その後は，体験の積み重ねや知的機能の発達，人とのかかわりが増え社会性も発達するに伴い，5歳頃までには分化がほぼ完成する。

2 不快の分化

不快の感情に関連した分化は，6～7か月頃に怒りや嫌悪・恐れへと分化する。この頃の情緒は自分と環境との結びつきや分離に関連して生じている。なじみのある顔がわかるようになるので，知らない人が近づいたりあやしたりすると恐れて泣く人見知りを示す。人見知りの出現は記憶が発達してきていることを意味しており，人とかかわるうえで基盤となるアタッチメントの形成とも関連し，発達上のポイントとされている。

次いで6～12か月頃の情緒は過去の体験を思い出したり，そのときと今とを比較したりすることの能力の発達と関連している。この頃は特に母親と離れることや見慣れない人・場所・物に恐れを示す。また，騒音や暗闇・高い場所や水にも恐怖を感じるようになる。

1歳をすぎると自分が得たい愛情や注目がほかの人に向けられるときに嫉妬を感じるようになる。妹や弟の誕生がきっかけとなって，母親の愛情や関心がきょうだいに向けられたときになどに顕著に表れる。

その後，体験の積み重ねや知的機能の発達によって何にでも恐がることは減少する。幼児期後期には虫や動物などの生き物や雷・暴風などの自然現象に恐怖を示すようになる。また，5歳頃までには羨みや失望・羞恥心（しゅうちしん）・不満足などの情緒が出現し，快と同様に分化がほぼ完成する。

4. 自己概念

自我とは「外界との関係で働く精神機能のすべてで，外界と個人の無意識のなかに潜む本能的欲求との間を調節する心の部分」である[5)]。自我の芽生えは，小児が依存状態から自立へと発達する過程である幼児期にみられ始める。特にこの時期は感情の抑制ができない発達段階であるため，大人にとっては扱いにくい子どもであり第1反抗期とよばれている。思春期に現れる反抗期は第2反抗期とよばれ区別されている。

1 自我の芽生え（第1反抗期）

この時期は運動機能の発達も進み，自分一人での移動が可能となる。母親などを安全基地として探索活動が行えるようになり，行動範囲も広がっていく。さらに，日常生活習慣を獲得するなど，自立に向けた課題達成の段階でもある。

他方，身体面での親からの独立を求め，何でも自分でやりたがるが，思いどおりにできず失敗してはかんしゃくを起こすなど，情緒面ではまだ自分の感情を抑制することができないため，親の指示に従わず何事においても反抗という行動となって表れる。

このような時期は，子どもの思いを認めることが重要である。「ダメ」「いけません」と否定し，大人側の思うように強制することは，感情を高ぶらせてしまい逆効果となる。

その後，4〜5歳になると，自分と他者の意図の違いが理解できるようになったり，集団生活の経験から協調性を学習したり，褒められたい，認められたいといった思いも出現するようになり，自制をしたり相手に配慮したりするなど，反抗が落ち着いていく。

2 自我同一性の確立（第2反抗期）

第1反抗期が収まった後，学童期前期まではある程度落ち着いた時期を過ごす。それが思春期になると精神的な自立願望の自我に目覚めてくるといわれている。現実の自己と理想の自己の間で揺れ動きながら，自己というものを確立していかなければならない。

自分を認めてほしいという欲求に対して，自分が求めているように認められずに圧力がかかると強くはねのけようとする。干渉から逃れようと自分の殻に閉じこもったり，自分一人になる時間を求めたりするようになる。一方，親は「言うことを聞かなくなった」「逆らう」と感じ，反抗的な態度と感じる。

この時期は思春期という身体的変化，およびそれに伴う精神的な変化が引き金となり，自我に目覚める。すなわち，期待と不安を抱きながら自己の内面を見つめ直すことになる。自分という存在が，自分自身でも気になる一方で，他者にはどのように映っているのか，どのように評価されているのかが大きな気がかりとなる。

B 社会性の発達

1. 大人との関係性

誕生直後から小児が生きるうえで重要かつ最初の関係を築くのは養育者である親である。

1 乳児期

子どもは生まれながらにして物をじっと凝視したり，音に反応したりする能力をもつ。それは，親との関係を築くうえで必要不可欠な能力である。誕生直後の小児からじっと見つめられると親として自分を認めてくれていると感じられ，抱っこや授乳時には小児の視力に応じた距離に親の顔が位置するため，小児からじっと見つめられるという体験が繰り返される。その後も小児が発する社会的微笑や声に対して親が反応し，さらに小児の行動が促されるといった相互作用が現れ，親と子との間に**アタッチメント**（**愛着**）がはぐくまれていく。

生後2～3か月になると，小児は一人にされると泣き，泣くことによって抱っこされたりあやされたりするという経験が繰り返される。このように小児からの発信に対して親が一貫した対応をするといった相互作用が繰り返されることで，小児は親への安心感や信頼感を抱き，特定の人へのアタッチメントを深めていく。

ボウルビィ（Bowlby, J.）によって提唱されたアタッチメントは，親のような特定の人との間に築かれる情緒的な結びつきであり，不安が生じたときに小児が母親の元に戻ることで安心してほかの人とかかわることができる安全基地の機能をもち，対人関係の基礎として考えられている。特定の人であると認識できると見知らぬ人がわかるようになり，それが6～7か月頃に出現する恐れという情緒と相まって人見知りの現象が始まる。その後も母親の姿を探し，見えないと泣く，顔を見ると泣きやみ笑う，喃語（なんご）を話すなど愛着行動が盛んに現れるようになる。反対に母親がそばを離れただけでも不安になって泣き，母親を探し求めるようになるなどの分離不安が強く出現する。「動く」機能の発達により，自分で這（は）ったり歩いたりと移動ができるようになると後を追っていくようにもなる。

アタッチメント形成の時期には，親との相互作用のなかで小児が自分の欲求が満たされていると感じることと，小児の求めに対して常に同じように対応されることが重要である。欲求の充足と同じ対応の繰り返しによって小児は安心し，その人への信頼感をはぐくんでいく。親のその時々の感情によって異なる対応を受けると，小児は混乱し，不安感ばかりが募り親に対して信頼できるよりどころを感じられなくなってしまうおそれがある。

一方，親の側面からみると，乳児などの幼い小児とのかかわり体験の少ない者が増えているため，育児不安から精神的に不安定な状態に陥る場合も考えられる。親の周囲にいる者が新しい家族を見守り，小児を育てていけるような支援をしていくことが必要である。

2 幼児期

幼児期になると小児は運動機能が発達し，物理的に親のそばから主体的に離れていくことができるようになる。しかしながら日常生活を送るうえではまだまだほとんどのことを親に依存している状態である。また，乳児期にみられた親への愛着行動はさらに強まり，2～3歳頃までは母親のそばから離れるのを嫌がる傾向にある。母親がそばにいると安心していろいろな体験をすることができるが，姿が見えなくなるだけで不安に陥ってしまう。これは母親からの自立願望と離れることへの不安が共存しているために起こるといわれている。3歳を過ぎる頃には，母親と自分は別個の存在であることが受け入れられるようになり，安定した母親の存在を心のなかにイメージして，その情緒的なつながりに守られながら少しずつ母親から離れても安心して行動できるようになっていく。さらに幼稚園などに入園する頃には，母親と離れた環境でも自由に活動することができるようになっていく。

3 学童期

学童期に入ると，学校での生活が日中の大半を占めるようになり，親と一緒に過ごす時間がさらに減少する。日常生活に関することも多くは自分でできるように自立してくる時期ではあるが，低学年ではまだ親への依存を必要としており，親の決定には素直に従うなど，親は絶対的な存在である。中学年頃には日常生活についてはほぼ自分で決めて行動できるまでに自立性・自律性が備わってくる。この頃には，親も普通の人であると思えるようになったり，一人の人間として評価したりすることが可能となる。評価はしながらも，小児にとっては様々な行動の規範であり，親の姿や行動を見て社会のなかでの決まりや振る舞いを習得していくように，親との関係は小児の自立を高める存在となっている。

4 思春期

思春期になると自我の発達と関連し，自分の意思で決定したり判断したりしたことを自分の責任のもとで行いたいと思うようになる。親の干渉を不快に感じ，親の理解不足や権威の押し付けに反抗するなど親に支配されることを嫌う。その半面，まだ甘えたい心や依存心もあるため，親に対して両側面（アンビバレント）な感情を抱くという特徴がある。一方で，親はこのような子どもの態度にいら立ちを感じ，自分の意に添うように強要したり，急に無関心を装い子どもから精神的に離れたりしようとする。このような親の態度は小児にストレスを与えることとなるため，逆効果となるばかりか問題を複雑化させることも多い。

2. 子どもどうしの関係性

1 乳児期

ほかの小児との相互作用は乳児期から始まっている。5か月頃になると小児どうしのアイコンタクトで相互作用もみられ始める。6～7か月にはお互いに触れ合ったりするような身体的な相互作用などがみられ，互いを意識した行動がとられていく。

2 幼児期～学童前期

小児への関心がさらに強まるのは1歳6か月頃となる。小児は，親がそばにいて安心感が得られた状態であると，まずは自分と同じくらいのほかの小児に積極的に接近するようになる。しかし，2歳頃までは一緒にいることは好むが，ほかの小児と交渉をしながらの遊びは成立しない。

このような並行遊びの時期を経て，さらに安心できる存在の心象が得られる4～5歳頃になると大人が介在しなくても小児どうしで互いに協力し合い，集団での活動としての遊びが好まれるようになっていく。幼児期～学童前期における友人関係はどのくらい一緒に遊ぶかによって決定される。この時期では，いつも一緒に遊ぶ友達が仲間であり，クラス替えや転校によって小児どうしの関係が容易に変化するという特徴がある。

3 学童後期～思春期

小学校中学年頃になると仲間との親密なつながりを求めるようになっていく。大人よりも仲間からの影響を強く受け，仲間との相互作用のなかでルールをつくり，それを守ることや自分を抑制して協力し合うこと，仲間を尊重することなどを身に付けていく。

中学年から高学年にかけて小児は自発的に地域の仲良しグループをつくり徒党を組んで行動するようになる。この時期を**ギャングエイジ**といい，集団の特徴としては，①同性の集団，②役割分担が明瞭，③仲間内だけのルールがある，④大人の監視下から抜け出して自分たちだけで自由に行動する，⑤集団での活動が盛んである，⑥仲間との凝集性が強固でほかの集団に対して閉鎖的など，である。

思春期になると，友人とのつながりは親子関係より親密で重要性を増していく。それまでの遊び仲間との付き合い方から，自分と思考や趣味の似ている者，あるいは性格が似ている者などを「親友」という存在として，特定の同性・同年輩との友情を求めるように変化していく。親友との関係は，お互いに精神的に支え合うだけでなく自己理解にもつながるような関係である。

また，この時期には同年輩だけでなく，部活動のように趣味嗜好（しゅみしこう）などが似ていることによるつながりとして，もう少し年長の同性の先輩との関係も生じる。思春期は親をはじめとする大人には反抗的で忠告などを受け入れようとはしないが，このような年齢の近い先輩の意見は素直に受け入れることができる。

3. 社会性・道徳性

社会性は，人間がもつ集団本能という基本的な欲求の一つであり，社会生活をしていくなかで他者と相互に影響し合いながら発達していく。道徳性は，社会における道徳的判断の発達と，その判断に基づく道徳的行動の発達をいう（本編 - 第 5 章 -C-4「情緒・社会機能」参照）。自分が所属する社会を構成する一員としての役割を学習し，どのように判断し行動すればよいのかを身に付けていき，日常生活圏の広がりに応じた人との関係性のなかで構築される。

幼児期には自我が芽生える。自分の思いどおりにしたいという欲求に対して社会的に承認されないことを教え導いたり，他者の存在や思いを教えたりしながらしつけを行う。善や悪についても考えさせながら教えていく。集団生活が主となる学童期には仲間との生活をとおして，ルールや規範の必要性や実際の社会生活の基本的な方法を学んでいく。さらには，自分自身が将来独立した大人としてどのように社会に参加していくのか，社会の一員としてどのように行動していけばよいのか考え模索しながら生きていくことになる。

C 基本的生活習慣

基本的生活習慣とは，食事・睡眠・排泄（はいせつ）・清潔・着脱など，生活の基本となる習慣のことである。基本的生活習慣は心身の健全な成長発達と健康に生きていくための基盤である。基本的生活習慣の獲得時に習慣となった生活行動は，行動自体が社会適応能力の基盤ともなる。また，基本的生活習慣の自立をとおして小児に自立心が養われ，基本的生活習慣の生活行動は生活リズムの基盤となる。子どもらしい生活を送るにふさわしい生活リズムを基本的生活習慣から整えていくことが重要である。

1. 基本的生活習慣の獲得（表 1-11）

基本的生活習慣は，小児自身が生活のなかで体験することで学び，自分でやってみることをとおして獲得され，習慣づけられていく。これには小児にかかわる親などが愛情をもって小児の発達レベルに合わせた基本的生活習慣という生活行動を，大人のしていることを見せ，教え，導き，一緒に行っていくこと（しつけ）が重要である。また，小児自身のやってみたいという興味・意欲をはぐくむことも大切である。小児の基本的生活習慣としての生活行動は，身体・心理・社会的な成長発達と相互に影響し合っており，からだや認知の成長発達に合わせてステップ・バイ・ステップで発達させていく。基本的生活習慣は，乳幼児期にその生活行動が獲得されていく。この時期に獲得された生活習慣は，小児の一生涯を通じて意識的にあるいは無意識的に守られていくといわれる。学童期には身に付けた基本的生活習慣を親などの周囲の見守りを得ながら自立的に行っていくことで，小

表 1-11 基本的生活習慣の出来事と自立の標準年齢

年齢（歳）	食事	睡眠	排泄	着脱	清潔
0.5	• 離乳食の開始				
1.0	• 普通の硬いご飯を食べ始める • 自分で食事をしようとする				
1.5	• 自分でコップを持って飲む • スプーンを自分で持って食べる • 食事前後の挨拶			• 一人で脱ごうとする	• 就寝前の歯磨き
2.0	• こぼさないで飲む	• 就寝前後の挨拶		• 一人で着ようとする	
2.5	• スプーンと茶碗を両手で使用		• 排尿排便の事後通告	• 靴を履く • 帽子をかぶる	• うがい • 手を洗う
3.0	• こぼさないで食べる		• 排尿排便の予告 • 付き添えば一人で排尿できる	• パンツをはく	• 顔を拭う • 石けんを使用した手洗い
3.5	• 箸の使用 • 一人で食事ができる	• 寝巻きに着替える • 就寝前の排尿	• おむつの使用離脱 • 排尿の自立 • パンツを取れば排便できる	• 前ボタンをかける • 両袖を通す • 靴下をはく • 脱衣の自立 • 着衣の自立	• 食前の手洗い
4.0	• 握り箸の終了 • 箸と茶碗を両手で使用		• 排便の自立		• 顔を洗う • 髪をとかす • 鼻をかむ
4.5			• 夢中粗相の消失		
5.0			• 排便の完全自立（紙の使用・和式洋式の利用）		• 朝の歯磨き
6.0	箸を正しく使う	• 午睡をしなくなる			
6.5		• 添い寝に終止			

＊食事にかかる所要時間は年齢に差はなく，平均 28 分程度である。
出典／谷田貝公昭，高橋弥生：データでみる幼児の基本的生活習慣；基本的生活習慣の発達基準に関する研究，第 3 版，一藝社，2016，p.120-121，を改変．

児自身が主体の健康的で社会に適応した生活習慣行動に対する意思決定力を身に付けていくこととなる。

1 睡眠

新生児では，生後 3 か月頃から睡眠のパターンができ始める。この頃の 1 日の睡眠時間は 15 ～ 20 時間，1 回 2 ～ 3 時間，昼夜の区別はない。1 歳頃になると**単相性睡眠型**に移行し始め，24 時間周期の昼夜のリズムに同調し夜の睡眠が長くなる。2 歳以降では**レム睡眠**と**ノンレム睡眠**が現れる。新生児期の睡眠は**多相性睡眠型**であるが，徐々に昼の覚醒（かくせい）時間が長く，夜の睡眠時間が長くなり，4 ～ 5 歳頃に単相性の睡眠周期となる（図 1-16）。

睡眠は，からだと脳の休息による疲労回復，精神機能の回復を促すとともに，小児ではからだの成長に重要となる成長ホルモンが睡眠時に分泌（ぶんぴつ）されることから，質の良い睡眠が重要である。また，就寝時間が遅くなると起床時間が遅くなり，朝の欠食や睡眠時間が短

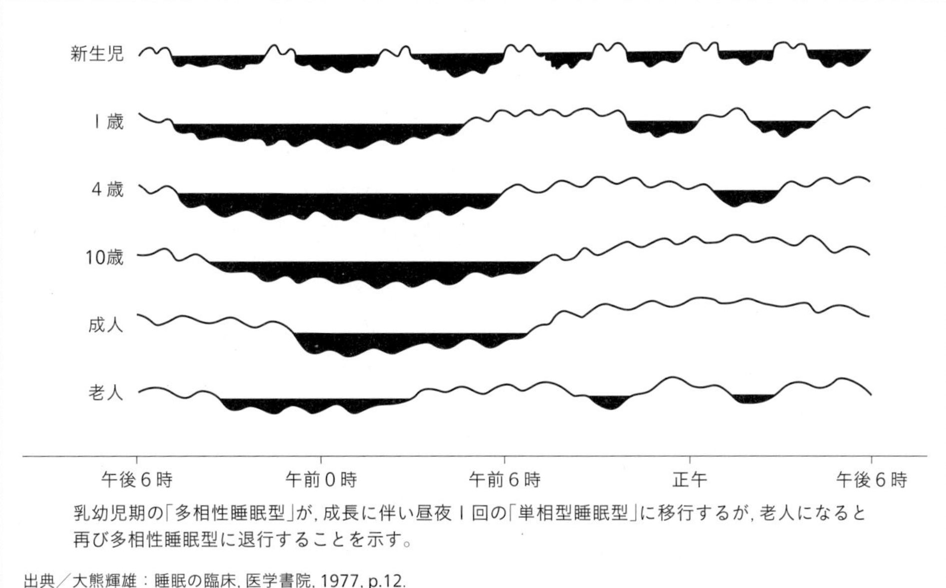

乳幼児期の「多相性睡眠型」が，成長に伴い昼夜1回の「単相型睡眠型」に移行するが，老人になると再び多相性睡眠型に退行することを示す。

出典／大熊輝雄：睡眠の臨床，医学書院，1977，p.12.

図1-16 睡眠リズム

表1-12 排泄に関与する受容器・神経

	排尿	排便
受容器	膀胱粘膜	直腸粘膜
求心性線維	骨盤神経，下腹神経，陰部神経	骨盤神経，陰部神経
中枢	腰髄～仙髄	腰髄～仙髄（第2～3腰髄）
遠心性線維	骨盤神経（副交感神経），下腹神経（交感神経）など	骨盤神経（副交感神経），陰部神経など
効果器	膀胱括約筋，膀胱など	肛門括約筋，肛門挙筋，腹筋，横隔膜など
高位中枢	大脳皮質，脳幹，視床下部，延髄	大脳皮質，視床下部，延髄

出典／馬場一雄監，原田研介編：新版小児生理学，へるす出版，2009．を参考に作成.

くなり日中の活動性が低下することなどがあるように睡眠は生活全体のリズムにも影響が大きく，生活全体のリズムを考えた睡眠習慣を整えることが求められる。

睡眠リズムは小児の日中の活動や睡眠の環境を整えていくことともに，人がそもそも備える**サーカディアンリズム**（体内時計，25時間周期）を整えていくことが必要である。眠気を促進するメラトニンは，サーカディアンリズムの調整に関与し，起きて光を浴びてからおよそ15時間後に分泌されるなど，睡眠リズムにはホルモンも関与している。

2 排泄

排泄（はいせつ）は大脳皮質の発達に伴って随意的な排泄となっていく。そのため，小児の知覚からのサイン（モジモジと動いている，陰部に手をもっていくなど）を上手に受け取り，それにタイミングよく対応しながら排泄に関する基本的生活習慣を身に付けられるよう支援する。また，エリクソン（Erikson, E.H.）は排泄行動の心理的意味を，神経・筋の発達（表1-12）によって可能になった「保持すること」と「手放すこと」の相反するものをコントロールする体験で，自立性形成のプロセスとしている。小児の自立性のプロセスを支える励ましや褒めるかかわりが重要になる。

3 食事

小児の食事の基本的生活習慣は，個々の摂食機能（哺乳機能・咀嚼機能・嚥下機能・捕食機能）や味覚の発達に合わせて進めていく。また，消化機能や運動機能の発達は食事の基本的生活習慣に関係している。小児にとって食事は，単なる栄養摂取ではない。心とからだの発達に密接に関係しており，人間的な信頼関係の基礎をつくる営みで，身近な大人からの援助を受けながら，他者とのかかわりをとおして，食べることを楽しみ合い，豊かな食の体験を積み重ねていくことが必要である。

また，小児は成長発達に合わせて食形態，栄養の摂取量や内容が異なる。学童期が一生涯のうち最も多くのカロリーを必要とするなど，発達段階での特徴がある。乳幼児から食育の観点に立ち小児が豊かな食生活を送ることを支援する。豊かで適切な食事を提供するとともに，小児の家庭での食事内容や親・家族の食行動を知り，必要時，親への教育的支援を提供する。学童期以降では，自立した食事の機会が増えていくため，小児自身が食事を理解していくことも重要になる。近年，小児の痩身傾向が強まっている一方，中学生の肥満予備軍の指摘もあり，幼少期からの食事の習慣が成人期の生活習慣病予防に大切になる。

4 清潔・着脱

乳幼児期の小児は新陳代謝が盛んで汗や皮脂の分泌も多い。他方，皮膚の防御機能が未熟であるため，湿疹などが起きやすく，清潔と衣服の着替えを十分に行う。着脱や清潔に関して，親が日常生活のなかで見本を見せながら，小児が真似をすることや，興味と主体性をもって行っていくことを支える。着脱など，小児が自分でしたがるようになったら，子どもの「できた」「やりたい」という気持ちを伸ばしていけるよう，脱ぎ着がしやすい服を選んだり，時間をかけて取り組むことができる環境を整えたりしていく。

文献

1） 伊藤正男，他編：医学書院　医学大辞典，第 2 版，医学書院，2009.
2） 日本内分泌学会編：小児内分泌学，改訂第 2 版，診断と治療社，2016，p.3-6.
3） 前掲書 2），p.173-177.
4） 生化学事典第 4 版，東京化学同人，2007，p125.
5） 上田礼子：生涯人間発達学改訂第 2 版増補版，三輪書店，2012，p.13.

本章の参考文献

・ Scammon, R. E.：The measurement of the body in childhood, In Harris, J. A., et al. eds：The Measurement of Man, Univ. of Minnesota Press, Minneapolis, 1930.
・ エリクソン，E. H.，エリクソン，J. M. 著，村瀬孝雄，近藤邦夫訳：ライフサイクル，その完結，増補版，みすず書房，2001.
・ 小児看護学会：小児看護事典，へるす出版，2007.
・ Bronfenbrenner, U.：Ecology of the family as a context for human development；Research perspectives, Dev Psychol, 22（6），723-742, 1986.
・ Bronfenbrenner, U.：Ecology models of human development. In International Encyclopedia of Education, Vol. 3, 2nd ed, Elsevier,

Oxford, 1994.
・Sandstrom, C. I.：The Psychology of Childhood and Adolescence, Penguin Books, Harmondsworth, 1966.
・鴨下重彦，他編：ベッドサイドの小児神経・発達の診かた，改訂2版，南山堂，2003.
・高石昌弘，他：からだの発達；身体発達学へのアプローチ，大修館書店，1993，p.164.
・審良静男，黒崎知博：新しい免疫入門；自然免疫から自然炎症まで，講談社，2014.
・日本小児内分泌学会：低身長，http://jspe.umin.jp/public/teisinchou.html（最終アクセス日：2019年10月14日）
・日本小児内分泌学会：成長曲線指示書，http://jspe.umin.jp/public/files/kyokusen0-18_2.pdf（最終アクセス日：2019年10月14日）
・日本小児歯科学会：日本人小児における乳歯・永久歯の萌出時期に関する調査研究，小児歯科学雑誌，26（1）：1-18，1988.
・芦澤玖美，大槻文夫：骨成熟と骨年齢の評価，人類史集報，106（1）：1-17，1998
・塚原典子：生活の管理と健康―成長期からの骨の健康づくりと生活習慣の重要性―学術の動向，2011，p.11，p.41-47.
・長野県立こども病院：「見る仕組み」と「視覚の発達およびその障害」，http://nagano-child.jp/wordpress/wp-content/uploads/2016/07/shinoukunren.pdf（最終アクセス日：2019/9/26）
・大城昌平，儀間裕貴編：子どもの感覚運動機能の発達と支援；発達の科学と理論を支援に活かす，メジカルビュー社，2018.
・鴨下重彦監，木口チヨ，他著：イラスト小児対症ケア　症状看護と生活援助技術の徹底図解；子どもにかかわるすべての人に，文光堂，1990.
・鴨下重彦監，桃井真理子，他編：ベッドサイドの小児神経・発達の診かた，改訂3版，南山堂，2009.
・北村晋一：乳幼児の運動発達と支援　気になる動きと弱さへの指導；発達障害児も視野に，群青社，2013.
・高橋秀寿監，問川博之編：小児リハビリテーション評価マニュアル，診断と治療社，2015.
・滝元宏：原始反射を中心とした乳幼児の反射の基本，小児看護，36（3）：258-264，2013.
・仁志田博司編：新生児学入門，第5版，医学書院，2018.
・Barnes, M. R., 他著，眞野行生監訳：理学療法・作業療法のための神経生理学プログラム演習第2巻　運動発達と反射；反射検査の手技と評価，医歯薬出版，2016.
・吉田時子監，小沢道子，片田範子編：標準看護学講座29巻；小児看護学，第2版，金原出版，1999.
・武田武夫，他監：STEP小児科，第2版，海馬書房，2009，p.20-25.
・飯沼一宇，他編：小児科学・新生児学テキスト全面改訂第5版，診断と治療社，2007，p.19-21.
・佐藤美保編：小児眼科の検査と視能訓練，メディカ出版，2009.
・二宮啓子・今野美紀編：小児看護学概論；子どもと家族に寄り添う援助，改訂第3版，南江堂，2017.
・奈良間美保，他編：小児看護学概論；小児臨床看護総論，第13版，医学書院，2015.
・茂木俊彦監，藤井克美編，稲沢潤子文：障害を知る本⑤；耳の不自由な子どもたち，大月書店，2012.
・日本耳鼻咽喉科学会福祉医療・乳幼児委員会：難聴を見逃さないために；1歳6カ月児健康診査および3歳児健康診査，第2版，2015.
・常石秀市：感覚器の成長・発達，バイオメカニズム会誌，32（2），2008.
・上田礼子：生涯人間発達学，改訂第2版増補版，三輪書店，2012.
・馬場一雄監，原田研介編：新版小児生理学，へるす出版，2009.
・谷田貝公昭，高橋弥生：データでみる幼児の基本的生活習慣；基本的生活習慣の発達基準に関する研究，第3版，一藝社，2016，p.120-121.
・厚生労働省：保育所における食事の提供ガイドライン，2016.
・文部科学省，厚生労働省，農林水産省：食生活指針，2016.
・文部科学省：食生活学習教材（中学生用）食生活を考えよう；体も心も元気な毎日のために，2009.
・文部科学省：小学生用食育教材「たのしい食事つながる食育」，2016.

第2章

小児看護における概念と理論

この章では

- 自我・認知の思考の発達に関する概念と理論を学ぶ。
- 母子関係に関する概念と理論を学ぶ。
- 発達と学習に関する概念と理論を学ぶ。
- 小児の発達において最も身近な環境の一つである家族について，アセスメントと実践に役立つ概念と理論を習得する。

I 自我・認知と思考の発達に関する概念と理論

A エリクソンの自我発達理論

エリクソン（Erikson, E.H.）は，健康なパーソナリティの理解に貢献した精神分析家である。エリクソンは，フロイト（Freud, S.）の門下に入り，アンナ・フロイト（Anna Freud）の指導を受け，児童の精神分析家となった。彼の発達理論は，精神分析の理論を前提にしており，臨床のなかから生まれたものである。彼は，児童の不適応問題や児童の神経症などを扱うなかで発達の問題に注目し，身体的な側面だけでなく，心理社会的な側面を統合し，健康なパーソナリティの発達に注目した理論を開発した。エリクソンは，生から死までを8段階のライフサイクルをたどるものとして示した（図2-1）。ライフサイクルの段階は，漸成的であり，かつ各段階で解決しなければならないライフ・タスクがあるとした。この発達理論は，発達における社会的・文化的な力を重要視した点が，それまでの発達理論と異なっている。ここでは，自我発達理論の特徴について，以下の3つの視点で説明したのちに，8段階のライフサイクルのそれぞれの期の特徴について説明する。

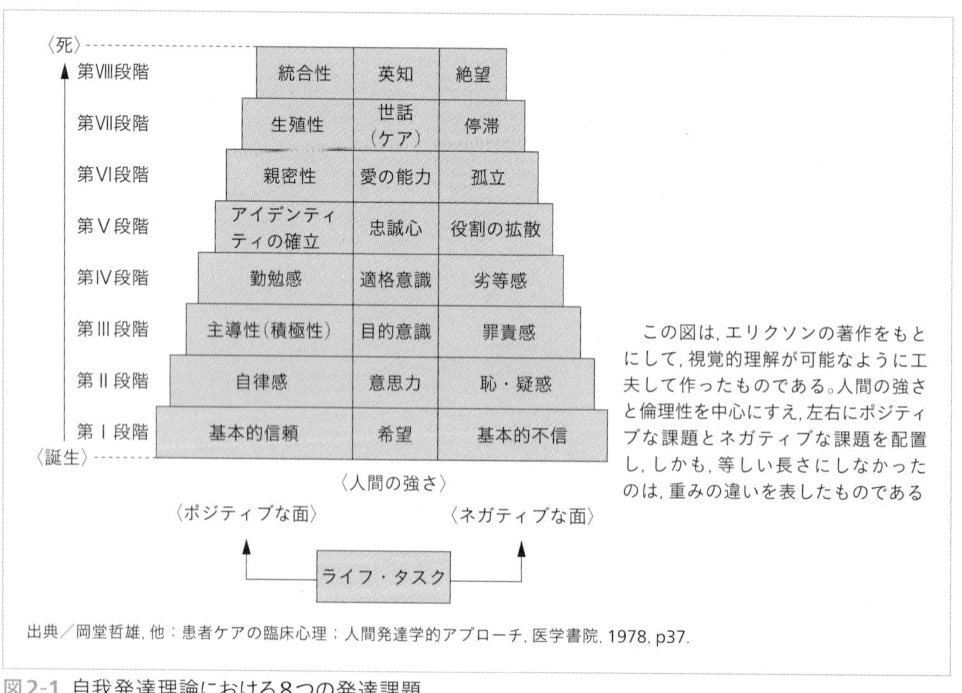

出典／岡堂哲雄，他：患者ケアの臨床心理；人間発達学的アプローチ，医学書院，1978，p37.

図2-1 自我発達理論における8つの発達課題

1. 自我発達理論の特徴

自我発達理論の1つ目の特徴は，特定の時期に特定な環境がある状況のなかで，発達的危機の葛藤（かっとう）を乗り越えることが重要ということである。人は皆，大人になっていく存在であり，8つのライフサイクルの素地を，だれしももって生まれてくるとされている。また，その素地を発展させるためには，適切な時期と環境が必要であるとしている。8段階のライフサイクルに示される人格の素質は，出生時にすべて備わっており，適切な時期に適切な環境で獲得できなければ，その後の発達に影響を及（およ）ぼし得る。順番に適切に発達的危機の葛藤を乗り越えることができなければ，次の発達段階に進むことが難しくなったり，複雑なプロセスをたどったり，様々な問題を生じることがある。

次に心理社会的危機について説明する。前述したような様々な葛藤の起こり得る主要な時期を，エリクソンは，**心理社会的危機**（psychosocial crisis）と説明している。心理社会的危機とは，ポジティブな面（プラスの心的な力）とネガティブな面（マイナスの心的な力）が拮抗（きっこう）することであり，ちょうど良いバランスで拮抗し葛藤を乗り越えることで，人間の強さにつながる健康なパーソナリティが獲得されていく。

3つ目に世代性と相互性について説明する。小児にとって危機を克服（こくふく）することは課題となるが，同時にその克服するための環境をつくり上げる親にとっても課題となる。親と子が共に働きかけ合うことで，それぞれの課題を乗り越えることができる。小児が健やかに育っていくことによって，親もまた育てられる。影響を及ぼし合う親と小児は同格の影響力をもち合う存在であるとして，エリクソンはこれを**相互性**（mutuality）とよんでいる。親の世代は子の世代と深くかかわり合いつながり合っていくが，エリクソンはこれを**世代性**とよんでいる。

2. 自我発達理論における8つの発達課題

1　基本的信頼性 対 基本的不信（乳児期：誕生～15か月頃）

基本的信頼感とは，1歳頃までの経験で構築される自己と周囲の世界に対する一つの態度であり，心の最も深いところで自己を肯定し，自分を取り巻く世界を肯定することである。乳児はこの信頼感を母親とのかかわりをとおして得ていく。おなかが空（す）いたときにミルクを飲ませてもらえること，眠りたいときに深く眠ることができるということ，タイミングよくおむつを替えてもらえるというような快の感覚を母親とのかかわりによって得ることで獲得されていく。また，母親がそばにいない時間があったとしても，一定の時間がたてば戻ってくるという経験を重ねることで，母親が見えなくとも，母親の不在を受け入れることができるようになる。それは，母親が信頼できる外的な存在となったばかりでなく，内的に心のなかで確実性をもつ存在となったことを意味する。このような経験の一貫性や連続性，斉一性（せいいつせい）が基本的信頼感の内容をつくる。

2　自律性 対 恥・疑惑（幼児前期：15か月頃〜3・4歳頃）

この発達課題は，小児が親に依存していた状態から自立へ向かって，自律性を獲得していく段階である。この時期は，排泄[はいせつ]習慣の自立（トイレットトレーニング）を含むしつけが始まる時期であり，小児は，親からコントロールや支配を感じ，恥や疑惑，無力感を感じることになる。このことは，小児にとって，自分の欲求に従ってすべて満たされてきたという万能感を深く傷つけられるものであるともいえる。これは，親のいう外からの命令や禁止を小児自身が内在化していく自律性形成のプロセスである。**自律性**とは，自尊心を失わず，自己を統制する力のことである。**恥**と**疑惑**とは，トイレットトレーニングの失敗による無力感や，自己を統制する力の喪失感，両親から過剰に統制され過ぎることから生まれる感覚である。この時期の葛藤[かっとう]を乗り越えるためには，小児の「自分の足で立とう」とする気持ちを大切にすることが必要である。一方で，自分の足で立とうという気持ちをもたせようとし過ぎることや，あまりに恥をかかせるようなことが多いと，病的な状況を引き起こし得ることになる。こうした自律性対恥・疑惑の葛藤を克服[こくふく]することによって，人間の強さとしての意志力が育っていく。

3　自主性 対 罪悪感（幼児後期：3〜6歳）

自主性とは，自ら動き，主体的に動こうとする行動である。この自主性の感覚をもつことによって，何かを学んだり挑戦したりすることができるようになる。**罪悪感**とは，この挑戦に失敗したときに生じる感情のことである。小児は失敗を繰り返しながら，失敗することにひるまずに，それまでより明確な目標をもってそれを達成しようと努力するようになる。

4　勤勉性 対 劣等感（学童期）

勤勉性とは，主体的に学び，技術，わざといったものをしっかりと身に付けるということである。仲間との集団行動のなかで，社会生活の規範や権利についても学んでいく。集団生活や仲間とのかかわりのなかで，相手の気持ちや相手の権利，公平と不公平の判断，義務感といった社会性や道徳観を学んでいく。小児はこの学びをとおして，やがて社会そのものを支えていく基盤ができ，社会的存在となっていく。学校教育の重要さは，単に知的教育にあるということだけではなく，小児の心に有能感を根づかせることにもある。有能感とは，「自分は自分なりにできるのだ」という自己確信をもつことであり，この確信をもつことで，やがて社会的状況のなかで危機に陥ったときに，希望をもち，困難を切り開いていく支えとなるものである。劣等感とは，わざを身に付けていくプロセスのなかで，努力しても工夫しても結果が出ず，悔[くや]しい思いをしたり自信をなくしたりすることである。

5 自我同一性 対 拡散（思春期）

自我同一性（アイデンティティー）とは，「自分とは何者か」「自分はどこから来てどこに行くのか」「自分は何を求めているのか」という問いを歴史的に，社会的に定義していく心のプロセスのなかで生まれるものである。自分がどこから来てどこに行くのか，何者であるのか，答えを見いだし，その答えが自分と社会の両方にとって必然的なものであると納得できたときに，自我同一性が確立されたといえる。同一性が確立されていないとき，何が本当の自分であるのかわからないという漠然とした精神状態となり，心理的安定を欠き落ち込むが，このような状態を同一性拡散という。

6 親密性 対 孤独（ヤングアダルトの時期：20代）

この時期は，親密性対孤独の葛藤の時期であり，これを克服することによって，愛の能力を身に付けていく段階である。

7 世代性 対 自己陶酔（成人期：30～60歳頃）

世代性とは，次の世代への関心と伝統をつくっていくことへの関心をもち，世話をし，育てていくことである。このような成人の働きかけがあることで，社会が維持され，社会や文化が生き生きと維持されていく。自己陶酔とは，ほかのことを忘れて，ただ仕事などの自分の世界に没頭することである。

8 自我の統合 対 絶望（老年期：60歳頃～死ぬまで）

人生最後の心理社会的危機であり，エリクソンはこれを自我の統合と考えていた。老いから生じる挫折感や絶望感に直面しながら，自分の生涯を統合的に受容することである。

3. 小児看護への活用

自我発達理論を学ぶことで，小児の健康なパーソナリティの発達を支援することに理論を役立てる。病気をもつ小児は，病気をもつことにより適切な時期にトイレットトレーニングをできなかったり，集団生活を営むことができなかったりする場合がある。また，病気そのものが心理的な葛藤に影響を及（およ）ぼし得る。病気をもつことで，適切な時期に適切な発達課題と向き合うことができなくなることもある。そうした場合には，できるかぎり適切な時期に小児が発達課題に取り組むことができるよう，環境や状況を調整することが大切となる。たとえば，小児が入院すると，自分自身をコントロールできるような状況が少なくなるため，可能なかぎり小児に選択肢を示し，主体的に選択してもらうことで，自律性を獲得できるよう支援する。また，学校での集団活動を行えなくなるため，院内学級への転校や同室児との交流，地域の学校の子どもとの交流ができるよう支援する。さらに，病気をもつ小児は，発達していくなかで，様々な葛藤をもち得る。一方で，この葛藤を乗り越えることが発達につながることもあり得る。時に，子どもの葛藤を見守ったり，乗り越えたりすることができるよう支援することが求められる。

B ピアジェの認知発達理論

ピアジェ（Piaget, J.）は，1896（明治 29）年にスイスで誕生した，20 世紀の代表的な発達心理学者である。ユング（Jung, C. G.）のもとで行った実験心理学者としての仕事や，ビネー（Binet, A.）の研究所で行った知能検査の仕事がその後の彼の研究に影響を及ぼしたとされている。ピアジェの著作は，膨大な数にのぼり，20 世紀で世界の発達心理学に最も大きく影響を及ぼした一人である。ピアジェは，発達を，構造の問題と発達的変化の原理を同時に考えることによって，解明していった。ここではなかでも有名な**認知発達理論**について説明する。

1. 認知発達理論の特徴

ピアジェは，知的な発達を，シェマを構造化したものであるとし，同化と調節によってシェマを拡大させながら，発達していくものであるとしている。**シェマ**とは，ピアジェ理論のなかでたびたび出てくる，中心となる概念であるが，「人が行動を可能にする基礎となる構造」のことである。たとえば，赤ちゃんが「最近バイバイができるようになった」とすると，この手を振ってバイバイをするというシェマを赤ちゃんが獲得したということである。私たちは様々なシェマをもっている。行動だけでなく，イメージや概念をもつこともシェマである。たとえばリンゴの概念を思い浮かべることや，母親をイメージすることもシェマである。ここでいう**同化**とは，「ものとか外界を，自己の行動シェマやイメージ，概念に取り入れる」[1)]ということである。たとえば，遠くにあるのが，リンゴなのか赤いボールであるのかわからないが，近づいてみてやっとリンゴであることがわかる。この場合，その人はリンゴのイメージもボールのイメージももっている。近づいて，目で見た赤いリンゴが，自分のもっているイメージのなかに取り入れられたときに初めて，「わかった」ということになる。このことを同化という。**調節**とは，「ものとか外界に応じて，自己の行動シェマやイメージ，概念を変えること」[2)]である。私たちはいつでも同化できるわけではなく，自分のもっている概念を変えなくては同化できないときが出てくる。たとえば，昆虫という概念を小児がもっているとして，トンボも蝶も昆虫であり，羽のあるものが昆虫であると概念化されている。しかし，小児が羽のないアリを見せられたときに，羽のないアリも昆虫であり，昆虫は羽のないものも含まれると，昆虫という概念をつくり直していく。このことを調節という。このシェマ・同化・調節を用いて，小児の認知は発達していく。ピアジェは，自分の子ども 3 人を観察して，断続的に追跡して研究を行い，小児の認知発達の段階を 4 つに区分して説明した。表 2-1 にその 4 つの段階について説明する。

表2-1 認知発達理論における4段階

段階		月齢・年齢	概要
①感覚運動段階	第1段階	0～1か月	反射の行使
	第2段階	1～4か月	最初の獲得性適応と第1次循環反応
	第3段階	4～8か月	第2次循環反応および興味ある光景を持続させる手法
	第4段階	8～12か月	2次的シェマの協応と新しい状況への適用
	第5段階	12～18か月	第3次循環反応と能動的実験による新しい手段の発見
	第6段階	18～24か月	心的結合による新しい手段の発明
②前操作段階	第1段階	2～4歳	前概念的思考段階
	第2段階	4～7歳	直観的思考段階
③具体的操作段階		7～11歳	物理的実在に限定した論理的思考
④形式的操作段階		11～15歳	物理的実在から解放された抽象的思考

出典／J. ピアジェ著，谷村覚，浜田寿美男訳：知能の誕生，ミネルヴァ書房，1978，を参考に作成.

2. 認知発達理論における4段階

1 感覚運動段階（生後まもなく～およそ2歳くらい）

感覚運動的知能が一応成立するまでの時期である。出生後，乳児は様々な物をつまんだり，ハイハイしたりといった運動能力を獲得する。また，その運動能力を互いに協調させながら，目的―手段関係（たとえばおもちゃを取るためにハイハイをして近づくなど）において使いこなせるようになる。さらには動作的に予期や洞察行動（たとえばガラガラを振ると音が鳴るだろうなどと考えて行動すること）を示し得ることができるようになる時期である。

第1段階：おっぱいを吸うなどの反射を行使する時期である。

第2段階（第1次循環反応；1～4か月）：自分のからだに限った感覚運動を繰り返すという第1次循環反応の時期である。同じ声を出したり，手をにぎにぎしたりすることを繰り返す。

第3段階（第2次循環反応；4～8か月頃）：第2段階の行動に物がくわわり，ガラガラを繰り返し振って喜ぶとか，髪の毛を繰り返し引っ張ったりするような第2次循環反応の段階である。この段階では，自分で働きかけることによって，その結果，変化をもたらす自分の動作に興味をもつようになる。

第4段階（8～12か月）：この段階でピアジェが重視した行動は，小児が遊んでいるおもちゃに布をかけると，すぐに布を払いのけてその下のおもちゃを取り出せるようになる行動である。この前の段階の小児は，目の前のおもちゃに布をかけられるとおもちゃが消えてなくなったようにふるまう。物が見えなくなっても物は物として存在するという，物の概念の基本ができ上がる。これは，手で布を払うという動作とおもちゃをつかむという動作の2つのシェマを目的をもって組み立てるという，2次的シェマを協応させ新しい状況へ適応させるということである。

第5段階（12か月～18か月頃）：この時期はバリエーションのある繰り返し活動を行う

第3次循環反応の時期である。ベッドなどの高い所から，同じ物を落として喜ぶが，その落とし方を変えて，高い所から落としたり低い所から落としたりするような能動的実験を行い，新しい手段を発見していく時期である。繰り返す行動のなかに，調節的要素が大きくなってくる段階である。

第6段階（18～24か月頃）：前の段階では試行錯誤的な方法であったのが，洞察的に行動できるようになっていく。必ずしも試行錯誤をしなくとも，実際の行動を起こす前に，頭の中である程度予測し行動につなげることができるようになる（心的結合による新しい手段の発明）。

2　前操作段階（2歳～およそ7歳くらい）

概念化が進み，ある事物を分類し関連付けたりすることもできるようになってくるが，その際の推理や判断は直感的である。一般なものと特殊なものとの関係をある程度とらえることができるようになってくるが，分類のしかたや，状況の理解のしかたが，そのときそのときの知覚の目立った特徴によって左右されやすい時期である。

❶前概念的思考段階（2歳頃～4歳頃）

象徴的な遊びが盛んになる時期である。積み木を電車に見立てて遊ぶなどする時期である。この時期のイメージには大人の概念にみられる，概念どうしの関係の把握は十分ではない。

❷直感的思考段階（4歳頃～7歳頃）

この時期では概念化が進み，事物を分類したり，関連付けたりすることもできるようになってくるが，その際の推理や判断は直感的である。一貫した論理的操作はみられない。

見えているもの
相手の見えているものを
推測することができる
相手にも同じ山の形が
見えていると考える

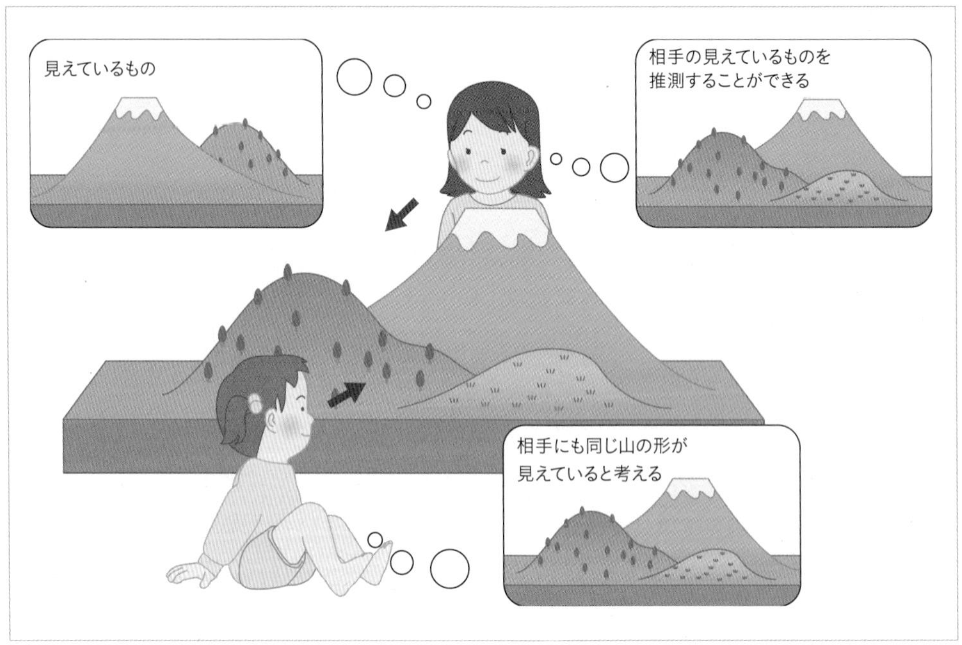

図2-2　自己中心性の評価「3つの山の課題」

この時期は，自己中心性があるとされる時期であり，客観的なことから主観的なことを区別することができない時期である。たとえば，山を表側から自分が見ているとすると，裏側から山を見ている人も自分と同じ山の形を見ていると考える（図 2-2）。知識として理解していないことを，自己中心的に自分が理解していることに同化する時期である。

3　具体的操作段階（7～11歳くらい）

自分が具体的に理解できるものに関しては，論理的に思考したり，推理したりすることができるようになる。知覚に惑わされることなく，物事を体系的に考えることができるようになる段階である。保存の概念（ある物の見た目や外見が変わったとしても，物の重さや数量は変化しない）が発達していく。見かけ上変化しても事態の基本的な特徴は変わらないということを理解する（図 2-3）。

4　形式的操作段階（11～15歳くらい）

具体的操作の段階では，論理的操作ができるようになるが，具体的事象に限られており，この段階になると，「現存しない事物，事象に対しても概念や記号を使って『**仮説演繹的**（かせつえんえきてき）（仮説に基づいて結論を導くこと）』な形で推理することが可能になる段階である。思考の対象は，現実そのものではなく，『命題』である点が，この段階の特色である。」

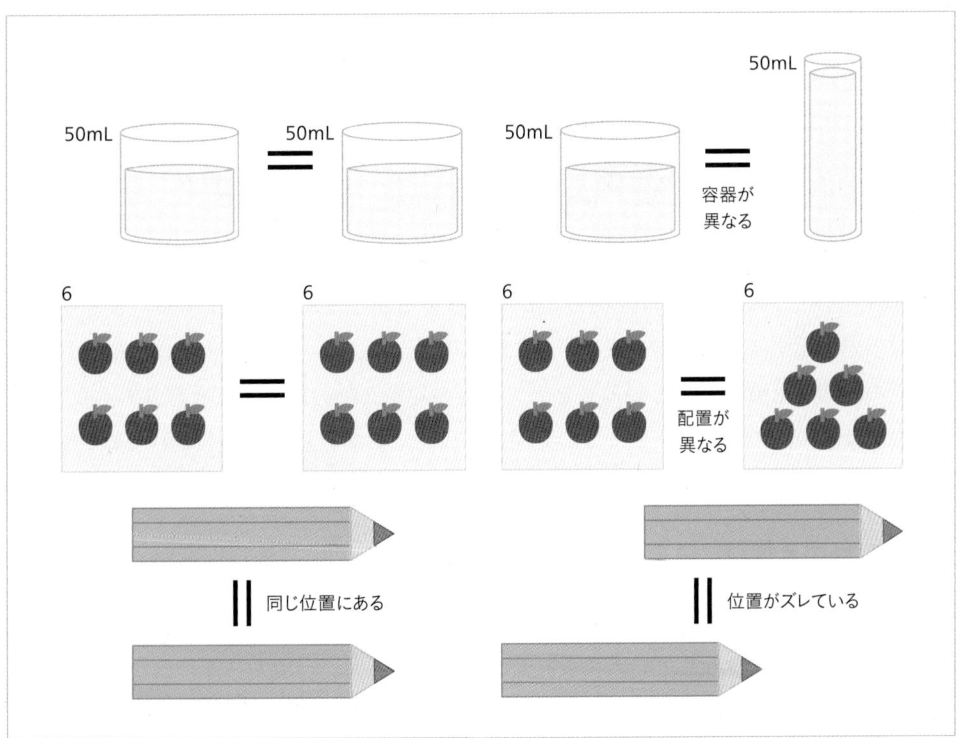

図 2-3　ピアジェの「保存の概念」

3. 小児看護への活用

認知発達理論を学ぶことにより，小児が病気や治療・処置・検査をどのように理解しているのか，発達段階から推測することが可能となる。小児が主体的に治療に参加したり，療養行動を獲得したりしていくためには，病気や治療・処置・検査について，その発達段階なりに理解することが必要となる。小児に病気や治療・処置・検査について説明する際に，小児の認知発達段階を念頭に置き，小児の個別性をアセスメントしながら小児の認知発達段階に応じた説明を行っていくことが可能となる。

Ⅱ 母子関係に関する概念と理論

A ボウルビィの愛着理論

ボウルビィ（Bowlby, J.）は，1907（明治 40）年にイギリスで誕生した精神科医であり，児童精神分析学者である。ボウルビィは，1950（昭和 25）年に世界保健機関（World Health Organization；WHO）からの要請により戦争で親を失った孤児の精神衛生（**マターナルデプリベーション**：母性的養育の剝奪によって起きる不幸な結果とその防止）について研究を行った。ボウルビィは，不適応の小児がいる学校で仕事をした際に，反社会的な若者のもつ問題の多くは，親子関係の結果によるものであると考え，親子関係に関心をもつようになっていった。ここでは，ボウルビィが開発した**母子関係の愛着理論**と**母性的養育の剝奪**について解説する。

1. 母子関係の愛着理論と愛着行動の発達段階

愛着（attachment）とは，特定の人物に対して，抱っこなどや接近を求めることである。**愛着行動**（アタッチメント）とは，抱っこしてもらったりそばにい続けてもらったりするために，小児が示す様々な行動を意味する。愛着理論とは，心の安定を得るためには，主要な愛着の対象が必要であるということと，愛着の対象との分離は不安と怒りをもたらし，その喪失はその人のパーソナリティの発達に致命的な影響を及(およ)ぼし得るということを説明している。以下に愛着行動の発達の段階について説明する。

1 人物弁別を伴わない定位と発信（誕生～3か月頃）

この時期の乳児は，周囲の人に対して泣いたり追視したり様々な反応を示すが，特定の人を対象にするのではなくどの人にも同じように反応して，母親や母親に代わる人を弁別できる段階ではない。この時期の行動は，周囲の人に対する**定位**（orientation）**視線**による追跡運動，つかむ，手を伸ばす，微笑する，喃語(なんご)を言う（babbling）などが含まれている。

乳児は，人の声を聞いたり，顔を見たりすることで，泣き止むことが多い。このような乳児の行動を受け取った母親あるいは母親に代わる人は，この子のそばにいたいと思ったりすることで，赤ちゃんのそばにいる時間が長くなる。

2 1人（または数人）の弁別された人物に対する定位と発信（3～6か月頃）

この時期には，母親あるいは母親に代わる人物に対して，乳児はよりわかりやすく，親密な方法で行動するようになる。眠くてぐずるとすぐに抱っこして寝かしつけてくれたり，おむつが汚れて気持ちが悪いとすぐに交換してくれ，自分の気持ちによく反応してくれて，最も心地よくかかわってくれる人に対して愛着を抱くようになる。この段階の微笑を，ボウルビィは，選択的な社会的微笑としている。乳児はこの段階では，見慣れた人や声を選択してほほ笑むようになる。

3 発信ならびに動作の手段による弁別された人物への接近の維持（6か月頃～2歳頃）

この段階では，乳児はますます区別して人に接するようになり，行動や反応の種類も広がる。母親を後追いする，外出して帰宅した母親を迎える，母親がいることを確認しながら，冒険して探索行動に繰り出すなどが含まれる。一方で，だれにでも区別なくほほ笑んでいたような反応は減少するようになる。たとえば，母親が乳児のそばからいなくなろうとすると，泣いたり，這(は)ったり歩いたりすることを獲得した乳児は後追いをするようになる。この時期には，愛着をもった人がいなくなってしまうと，混乱してしまうようになる。ボウルビィは，これを**分離不安**と称した。また，離れていた母親が戻ってくると，手を伸ばして抱っこを求めたり，笑顔や声でひきつけたりして母親を迎え入れる。この時期の小児は，自ら母親から離れて行動するようにもなる。その際には，母親（愛着をもつ人）を確認しながら戻ったり離れたりして，探索行動のよりどころ（安全基地）としている。この時期の乳児は，分離不安の一つである，見知らぬ人を見るとおそれ（いわゆる人見知り）を示すようになる。母親を自分とは違う独立した対象として考えられるようになるが，そばに来てくれたり，離れていったりする母親の行動に影響を及ぼしていることが何かなどは，まだわからない段階である。

4 目標修正的協調性の形成（3歳頃）

この時期になると，母親の感情や外出しようとしているのか，外出しても帰宅するということなどがわかるようになってくる。そのため，母親が離れていっても，そのとき母親が何をしているのかという行動を思い浮かべ，母親の所在を推測することができるようになる。こうした関係をつくることができた母子は，互いにいっそう複雑な関係をつくることができるようになる。小児は，親と積極的に協力する行動をとることができるような，すなわち**協調性**（partnership）と名付けられる関係を発達させるための基礎が形成されるようになる。

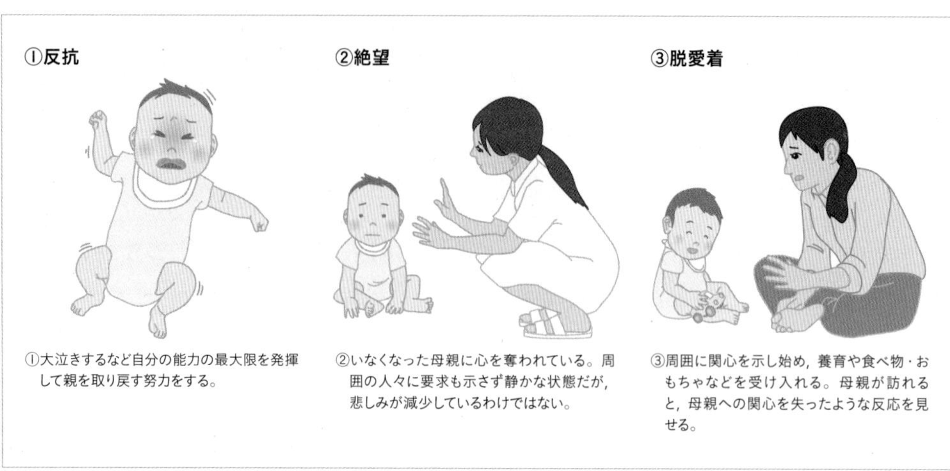

図2-4 分離の3段階

ボウルビィは，「愛着行動は乳児期がすぎると消えるのではなく，人間の一生をとおして存在する」と繰り返し述べている。この愛着行動が，人間のパーソナリティを形成する基盤となる。無理な愛着行動の崩壊や異常な形成過程があった場合，不健康なパーソナリティの発達へとつながる。

2. 母性的養育の剝奪

ボウルビィは，母親とある程度安定した関係を保ち，以前に母親から分離された経験のない生後15～30か月の小児を対象に観察研究を行い，母親と分離した状態で共通に示される一連の行動を，①反抗の段階，②絶望の段階，③脱愛着の段階の3つで示した（図2-4）。

3. 小児看護への活用

低出生体重や先天性疾患により，やむを得ず，生後まもなく入院しなければならない状況が生じる場合もある。小児と母親が愛着を形成できるよう，小児の愛着行動に母親が反応できるように支援する。面会の時間の工夫や環境調整なども必要とされる。

B マーラーの分離―個体化理論

マーラー（Mahler, M. S.）は，1897（明治30）年にハンガリーで誕生した精神科医であり，児童心理学者である。マーラーは，乳幼児の心理的な発達における母親からの分離をいくつもの段階を経て，徐々に行っていくプロセスとして記述し，**分離―個体化理論**を開発した。ボウルビィは，母子からの分離を問題行動の形成因としての否定的な側面に焦点を当てたが，マーラーは母からの分離を，子どもの個体化（1つの個体として自我をもつ存在になる）に伴う，大事な乳幼児の発達として問題にしたところに特徴がある。小児は母親から分離

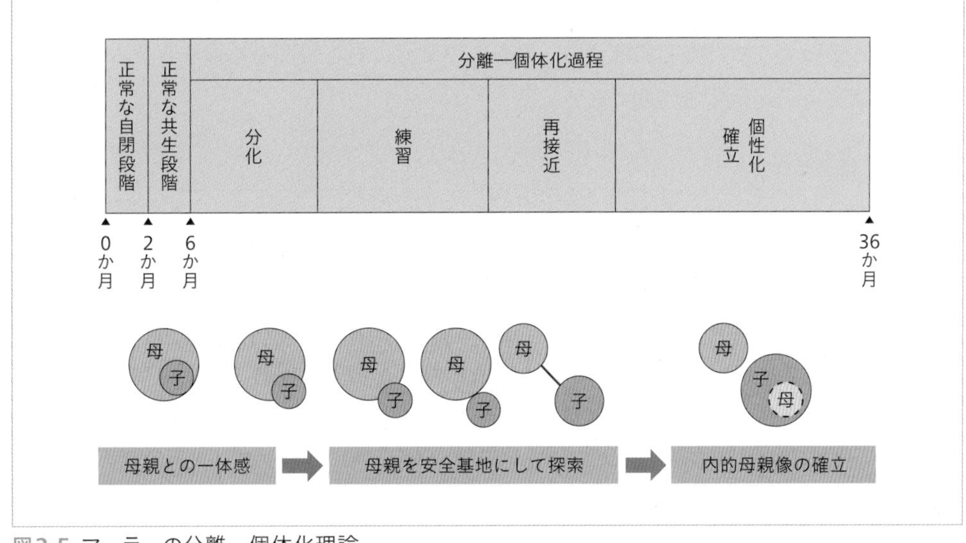

図2-5 マーラーの分離―個体化理論

して機能するものであり，**分離**とは，小児が母親との共生的融合から脱出することである。**個体化**とは，小児個人のもつ個体的な性格を確立させることである。小児はいつも対象喪失という脅威にさらされている。一方で，新鮮で柔軟な適応力と適応への要求は，母親よりも小児のほうが大きく，環境に順応する小児の才能はすでに早期幼児期に存在している。対象関係については，10か月未満の小児は，母親に所属し，2歳頃になると，母親を安全基地にして探索行動をするようになる。3歳頃になり，内なる母親像をつくることができた小児は母親の不在にも耐えられるようになり，母親以外の他者との関係も重要になり，自己意識へ向かっていくようになる。

分離―個体化過程は，それ以前の段階である「正常な自閉段階」および「正常な共生段階」，分離―個体化過程の下位段階である「分化」「練習」「再接近」「個体性の確立と情緒的恒常性の始まり」で説明される（図2-5）。以下に各段階について説明する。

1. 分離―個体化理論の発達段階

1 正常な自閉段階（0～1か月）

新生児は，1日のほとんどを半分眠って半分起きたような状態で過ごす。あるいは，空腹やおむつの汚れの不快などによって泣くときは目覚め，そして満たされ，再び眠りにつく。子宮外生活の最初の2～3週間は，母親を認識していない。自己と外の世界の区別がなく，生理的な欲求と反応によって構成されている時期である。

2 正常な共生段階（2～4か月頃）

母子が一体化している段階である。2か月目以降，乳児は欲求を充足してくれる対象をぼんやりと意識するようになる。しかし，この段階では，乳児は，あたかも自分と母親が一体であるかのように行動し機能する。外からの刺激に対して関心を増加させる時期であり，また微笑反応が生じる時期である。

3　分化（5～8か月）

6か月頃より外の世界への興味が高まってくる。6か月頃，母親の髪を引っ張ったり母親の口に食物を押し込んだり，母親をもっと見ようとしたりすることによって，自分のからだと母親のからだを区別し始める。6～7か月にかけては，母親の顔や手を盛んに探索し始める。7～8か月頃から，母親と他人，見慣れたものと見慣れないものを，その特徴一つ一つにわたって比較するようになる。そしてこの時期の小児は，母親の，感じ，あじわい，においなどにいっそう慣れ親しむ。この頃から，「人見知り不安」が始まる。

4　練習（9～14か月頃）

練習期は，初期練習期と本来の練習期の2つに分けられる。初期練習期とは，這（は）う，よじ登る，つかまり立ちをするなど，母親から離れようとする最も初期の能力によって開始される。身体的接触によって，母親を安定した点である「**基地**（home base）」とし，探索する。本来の練習期とは，自由な直立歩行ができるようになる時期である。歩行できることによって，小児の世界は大きく広がるようになる。

5　再接近（15～24か月頃）

歩くことができるようになり，認知が発達してくると，母親から分離した存在となる。ますます母親の存在に無頓着になる一方で，フラストレーションに対しては敏感になっていく。そして，分離不安が増大するようになる。母親から離れて探索するなかで母親と自分は別の存在であることがより意識化されることによって，分離に対する不安が生じる。母親に対するアンビヴァレンツな欲求によって，身体的接触を求めたり，回避したりするようになる段階である。この時期に特徴的な小児の行動は，母親に対する後追いと，離れようとする行動である。離れようとする行動とは，追いかけられ抱き上げられることを期待して，母親から飛び出すような行動である。

6　個体性の確立と情緒的恒常性の始まり（24～36か月頃）

母親が不在であるときに，本能的欲求や内的な不快の状態にかかわりなく，母親が信頼できる存在であることを内的にイメージできることで，それが不在の母親の代用となり得るようになる。この達成により，健全な個体性（**自己同一性**）につながっていく。

2. 小児看護への活用

小児が探索行動を始めたときには，小児が安心して外の世界へと向かえるように，母親が安全基地となって送り出すことができるよう支援する。

Ⅲ 発達と学習に関する概念と理論

A ヴィゴツキーによる発達理論（発達の最近接領域）

ヴィゴツキー（Vygotsky, L.S.）は，ロシア出身の心理学者である。スイスで生まれた心理学者ピアジェと同年の1896（明治29）年に白ロシア（現ベラルーシ）でユダヤ人の家庭に生まれた。1917（大正6）年にモスクワ大学の法学科とシャナフスキー大学の歴史・哲学科を同時に卒業したヴィゴツキーは，卒業後教員養成大学の講師となり，発達遅滞児の教育や人間の発達の問題に関心をもつようになった。のちに心理学研究所のスタッフとなり，心理学の研究を行うなかで，医学部の神経心理学的研究でも業績を残している。1934（昭和9）年に，彼は肺結核でその短い生涯を終えた。このように早熟で非凡な才能の持ち主であったヴィゴツキーは，のちに「心理学のモーツァルト」と称された。ここでは，ヴィゴツキーの様々な偉業のうち，今日取り上げられることが多い，発達の最近接領域について解説する。

1. 発達の最近接領域とは

ヴィゴツキーは，発達過程と教育との可能性を規定するためには，小児の発達の2つの水準を明らかにしなければならないと主張した。ヴィゴツキーは，小児の発達状態を評価するときには，成熟した機能だけでなく，成熟しつつある機能も観察しなければならないとした。この成熟しつつある部分が，最近接領域とされる部分である。たとえば，独力で問題を解くことができる部分と大人の指導のもとや仲間との共同でならば解決できる部分があるとする。小児は独力ではそれ以前に解くことができなかった問題を，援助を得て解くことができるようになる。自分の発達水準に近い問題は容易に解くことができるが，やがて模倣しても問題を解くことができなくなる。自主的に問題を解いた部分が成熟した機能の部分であり，援助を受けて解くことができた部分，いわゆる小児が成熟しつつある知的発達の可能性の領域が，最近接領域となる。つまりヴィゴツキーは，教育は，今まさに成熟しつつある可能性の領域の前を行き，そこに働きかけるべきであるとした。教育の本質的な特徴は，教育が発達の最近接領域をつくり出すということである。一方で，ある2人の子どもがいて，2人が同じように8歳であり，自主的にはあるレベルの問題が解けない状態であったとする。しかし模倣できる状況では，1人は4年先までの問題が解けたとしても，もう1人は1年先までの問題しか解くことができないという状況もある。この2人は，今の発達水準が同じであっても最近接領域は異なる。最近接領域を知るためには，模倣することが大切である。協働学習では，自分１人よりも多くのことができ，周囲の子どもの考え方，やり方を見て学び模倣し，できないことができるようになっていく。教育とは模倣できる部分で可能となり，その可能性を決定するのが小児の発達の最近接領域である。発達の先回りをする教育が必要であるとしたヴィゴツキーは，小児のための教材を作るときには，できるかぎり具体的であり，理解しやすくやさしい教材が必要なのではなく，小児にとって思考の出発点となるようなわずかな難しさをつくり出さねばならないとした。

ヴィゴツキーは，その著作『思考と言語』のなかで，内言と外言について説明している。ここでは，これを小児の言語機能の発達との関連で眺めていく。**内言**とは，内面化された（声に出さない，頭の中で考えられる）自分への言語であり，**外言**とは他人への言語である。このように内言に媒介された思考を言語的思考としている。小児は，初めはコミュニケーションの手段として言葉を使用する。並行遊びのなかで１人で話しているかのように見える，自己中心語も１人で遊んでいるなかでは著しく減少する。自己中心語は，社会的言語を思わせるような外言の性格をもっており，決して自分自身に向けて発語しているものではない。自己中心語は，機能的には初めから社会的である言語がしだいに個人化（内言化）する過程で，まだ十分に発達していない時期に現れるものであり，外言である話し言葉が内言に進化していく過程であるとした。

2. 障害のある小児への教育

ヴィゴツキーは，障害のある小児への教育にも貢献している。彼は，障害の生物学的起源を否定することなく，行動の社会的異常として障害をみることを提案している。それまでの研究者の注目点は，器質的（生物的）障害そのものにあったが，ヴィゴツキーの場合は障害それ自体ではなく，この障害が子どもによる文化や人類の社会的経験の獲得を妨げるということであった。身体的なハンディキャップは，世界と小児との関係に影響を及ぼすだけでなく，とりわけ小児と人々との相互作用に影響を及ぼす。教育に携わる者は，生物学的な起因としての障害とそれらの社会的影響を考慮しなければならない。ヴィゴツキーは障害それ自体が異常をつくり出すのではなく，社会的文脈のなかに障害が取り入れられたときに初めてその「異常」が認識されるとした。教育の原理や心理的メカニズムは，健康な小児と同様であり，障害児であったとしても，障害のある者として教育するのではなく，小児の障害を含めて考える教育学にすることが必要である。器質的障害は，障害児がいろいろな社会的な機能を獲得したり，ふさわしい形で知識を獲得したりすることを妨げる。これは障害児に対する社会的剝奪につながり得る。ヴィゴツキーは，また障害のある小児の発達の評価についても言及している。一人の子どもがすでに達成していることと，その小児の潜在的な学習能力との間を区別することの大切さを説いている。特に自分一人の力でできる行動が制限される障害のある小児をみるときに，この発達の最近接領域の視点をもつことは，障害のある小児の学習可能性を反映しながら支援することにつながり，援助を受けることでその小児の発達は変化し得る。

3. 小児看護への活用

発達を評価するときには，小児が今できていることに関心が向けられることが多く，援助するとでき得るという発達の最近接領域は見落とされることもある。小児は，様々な環境や経験のなかで成長・発達していく。今できていないことがあったとしても，最近接領域のなかで，刺激を受け温めていることがあったり，表現されていなかったりすることもある。病気や障害をもつ小児も，最近接領域に大人が働きかけることによってできるということを見落とすことなくアセスメントして看護支援していきたい。それぞれの最近接領域を見きわめることによって，セルフケアの獲得や病気と共に生き，自立していく準備を支援することができると考えられる。

Ⅳ 家族関係に関する概念と理論

親子関係の始まりは，ボウルビィやマーラーのように，小児と特別な大人（多くは母親）との関係として述べられる。しかし親子の心身の健康状態は，取り巻く環境との相互作用の質と量に影響される。小児は成長に伴い，母親以外の多くの人々とかかわりつつ社会に居場所を見つけてゆく。本節では，小児の発達において最も身近な環境の一つである家族に関する概念・理論を解説する。

A 親子関係論

発達心理学者の**ブロンフェンブレンナー**（Bronfenbrenner, U.）は，環境との相互作用を分析する生態学を基礎として，発達を人とシステムの相互作用でとらえる，**生態学的システム理論**を提唱した。子どもが相互作用する場面での経験・活動・対人関係の様式を**マイクロシステム**といい，乳児期には両親やきょうだいなど家族との行動場面が生活の大半である。幼児期以降になると，保育園・幼稚園・学校など家の外での行動場面が増すので，家庭と園（学校）間の相互作用，**メゾシステム**が形成される。たとえば「昼食」という行動場面をみてみると，幼稚園での集団生活への移行期にあるAちゃんは，家庭での昼食場面では，母親はAちゃんのペースに合わせ見守り，時間が多少かかっても完食すると喜んで褒めてくれた。一方，園では友達と一緒に時間内に楽しく食べることの大切さを学んでいる。同じ行動でもほかの場面で適応の幅が広がっている様子がうかがえる。小児の発達とは，親子関係が生活の中心である乳児期から，より上位システムを生活空間に組み込んでいく**生態学的移行**である。新たな上位システムである園・学校における活動・ルールと相互作用する，すなわち生態学的移行を繰り返し，小児は環境と相互に影響を与え合い，それを通じて発達する。さらに，小児が直接かかわっていないが，家族を介してその子の行動場面に影響を与える，**エクソシステム**，社会全体を**マクロシステム**というように，小児を取り巻く環境は，小児を中心に身近な人から社会全体へと同心円状に広がっている（本編-第1章-Ⅱ-B「成長・発達の原則」参照）。

B 家族理論

家族を臨床活動の対象とする家族療法学では，家族とはだれのことなのか定義することは意味を成さず，むしろその多様性を受け入れる先入観のない姿勢が基本である。子どもを産み育てるという家族のはたらき（**固有機能**）には，責任感のある大人による安定的な支援が不可欠であるが，そのための家族のかたち（**家族構造**）は，様々である。共働き世帯では，日常的な世話は祖父母が中心かもしれないし，一人親家族，ステップファミリー，国際結婚による多文化家族も子どもの健やかな成長を願うことに変わりはない。ここでは，小児を取り巻く環境のなかで，日常生活の場であり，ライフサイクル上不可欠である家族について，代表的な理論･概念を踏まえて，アセスメントと実践へのポイントをまとめる。

1. 家族の機能（はたらき）と構造（かたち）

ジェノグラム（家系図）をかくことにより，家族の構造（かたち）は理解しやすくなる[3)]。図2-6aの家族は，父・母・兄・妹（Aちゃん）・祖母といった構成員がいることがわかる。また，夫婦・母子・父子・きょうだい関係といった**サブシステム**（二者関係）により，2人の子どもが，社会に巣立てるよう育てるという家族の機能（はたらき）を果たしている。構成員を知るのと同時に，サブシステムのアセスメントは欠かせない。だれかが，健康課題を抱えると，特定のサブシステムの関係性に変化が生ずることがある。

エコマップ（家族生態図）は，家族の外的構造との相互作用の量と質をかくものである。家族員それぞれが，どのような外部の人・グループ・組織とのネットワークをもっているのか，家族外部とのつながりを理解できる。

2. 家族システム理論

家族システム理論では，家族は様々な下位システム（個々の家族員，親子・夫婦・きょうだいといったサブシステム）と地域・社会といった上位システムと相互作用をしている一つのシステムととらえる。家族がシステムであるということを，**全体性**，**円環的認識**，**コンテキスト**（**文脈**）という3つの概念から考えてみよう。

図2-6bは，Aちゃんの入院により，兄と母親の母子サブシステムに変化が生じたことを示している。**全体性**とは，小児の闘病は，その子に付き添う母親の生活の変化にとどまらず，家族全体に影響を及（およ）ぼすということである。そしてこの変化の原因について，「母親は妹のことに忙しくなったから」といった直線的思考では，実践に結びつかない。**円環**

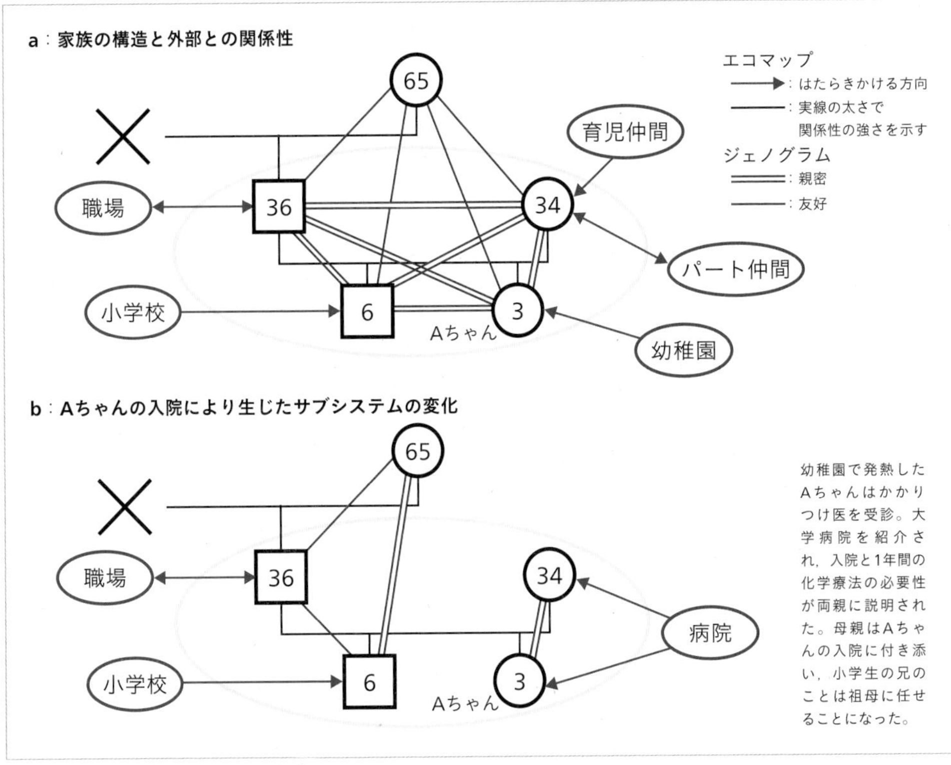

図2-6 ジェノグラムとエコマップ

的認識とは，物事の因果関係を短絡的に決定せず，家族内に発生する複数の相互作用を探索する思考である[4]。

両親は兄には余計な心配をさせまいと，妹の病気について詳細は伝えておらず常に「お兄ちゃん，ありがとう」といった言葉かけだけは欠かさずに心がけているかもしれない。しかし，この状況下での兄の立場，**コンテキスト**（**文脈**）からすると，いつまでたっても妹も母も家に帰ってこない理由を説明してもらえないことは，孤独かもしれない。たとえば看護師が「これから1年は長いので，もしも，お兄ちゃんにもAちゃんのことを少しずつ伝えるとしたら，どのようなことがご両親は気がかりでしょうか」といった**円環的な問いかけ**をしてみてはどうだろう。

このように，看護師がシステム理論を用いて小児と家族を観察する視点は温かい。「○○が○○だったから▽▽になってしまった」といった悪者探しではなく，絡み合った糸を，家族と共に解きほぐしてゆくような実践の指針となる。

3. 家族ストレス対処理論

家族ストレス対処理論では，小児の闘病・事故・死別といったストレスフルなライフイベントの発生そのものが，家族に危機的状況をもたらすわけではないととらえる。約1年の入院治療が始まって間もないAちゃんの家族は，両親は前向きに取り組み，兄・祖母も含め家族内の凝集性が高く，地域からのサポートも多いことが，図 2-6b からアセスメントできる。しかし，このように家族資源を用いて前向きに対処する家族もいれば，同じ状況下でもそのようにできない家族もいる。社会学者のヒル（Hill, R.H.）は，A（**ストレス源**）が，X（**危機**）に陥るか否かは，B（**家族資源**）と C（**認知**）の相違によるという **ABC-X モデル**として，ストレスに対処する家族の様子を解説した。

たとえば約 1 年の入院治療の後，元の健康状態と家族生活に戻れる保証があるのなら，小児と家族は前向きに対処できるかもしれないが，闘病とは先が見えないものである。その過程で付き添いのため母親が離職し，徐々に夫婦関係が悪化するなど，**ストレス源の累積**が発生することもある。小児の長期入院といった過程では，**新規資源**の獲得や，それでも自分たちはなんとかできると認知し続けることによりストレスへの適応が可能になる。したがって，**マッカバン**（McCubbin, H.）による **2 重 ABC-X モデル**では，長期にわたるストレスへの対処過程を図 2-7 のように示している[5)]。小児看護実践には，家族資源をアセスメントして介入することで，たえず子どもと家族と共に状況の認知を振り返る役割がある。

4. 家族発達理論（家族のライフサイクル）

家族発達理論では家族を一つの生命体としてとらえる。人にライフサイクルがあるように，家族も誕生し発達段階にある課題を乗り越え成長し，やがてその一生を終えるという考え方を前提としている。現実の家族は，ライフサイクルの終盤になるほど，家族のかたちは多様性を増す。また未婚率が上昇しているわが国においてこの理論は限界も多い。しかし，小児看護実践では，対象とする家族はライフサイクルのどの段階なのかアセスメントする意義がある。表 2-2 に**デュバル**（Duvall, E. M.）による家族周期の 8 つの発達段階を提示し，様々な家族周期の考え方を参考に各段階の課題をまとめた[6)~8)]。

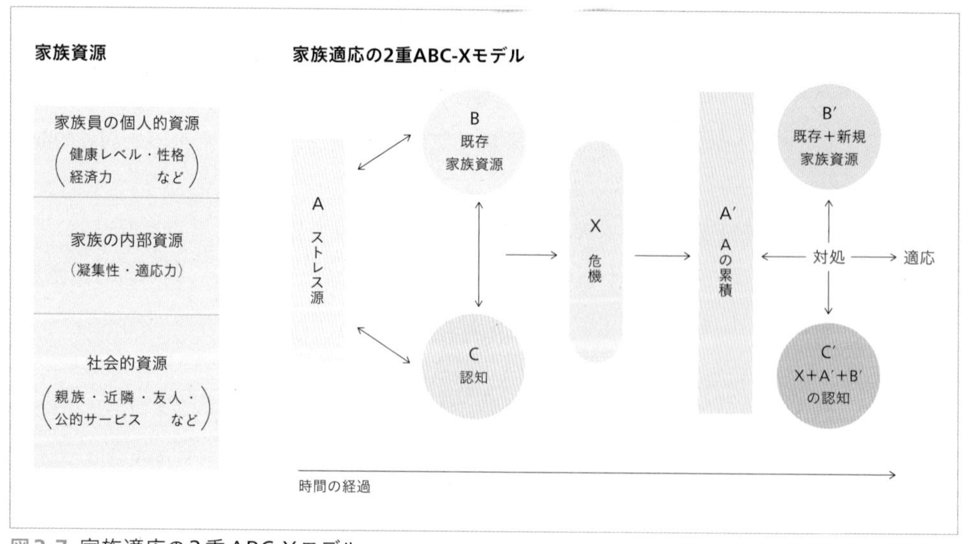

図 2-7 家族適応の 2 重 ABC-X モデル

表2-2 家族周期の8つの発達段階

発達段階	課題
第1段階　家族の誕生 （成人が夫婦になり新しい家族が誕生する）	出生家族から巣立ち，親との関係再編成，親密で健康的な夫婦サブシステムの形成
第2段階　出産家族 （年長児が生後30か月になるまで）	子どもを夫婦サブシステムに含めるように調整，親役割の取得と祖父母役割の再編成
第3段階　学齢前期の子どもをもつ家族 （年長児が2歳6か月～6歳未満）	子どもの社会化のため日常生活動作のトレーニング，ソーシャルネットワークの拡大
第4段階　学童期の子どもをもつ家族 （年長児が6～13歳）	子どもの学校生活への適応，遊びと学習をバランスよく習得，子どもにとって大切な友達との関係を尊重
第5段階　10代の子どもをもつ家族 （年長児が思春期・青年期）	子どもにとっての家族外の居場所を尊重し，家族システムを出入りできるように親子関係を調整
第6段階　成人の子どもをもつ家族 （年長児の巣立ちから末子が巣立つまで）	親子関係を大人どうしの関係に発達させる，自分たち夫婦と老親の健康を管理
第7段階　脱親役割の家族 （空の巣から退職まで）	壮年期から高齢期への夫婦サブシステムの再調整，祖父母世代の死への対応と孫も含めての関係を再調整
第8段階　退職後の高齢者家族 （配偶者の退職から死まで。夫婦どちらかの死亡により家族は消滅）	ライフレビューによる人生の統合 世代交代の受容，配偶者などの死に直面し，自分の死の準備の開始

たとえば，Aちゃんの家族は，どの発達段階だろうか。医療者のまなざしは病児Aちゃんに集中しがちであるが，家族発達理論から考えると第4段階，両親は，兄が学校という新しい集団になじめているのかどうかも気がかりなはずである。看護師が，病児だけをみるのではなく，家族発達理論の広い視野ももちながら日々対応することは，小児を取り巻く家族と同じ目線で対象と対話する手がかりとなるだろう。

V 小児の健康促進にかかわる概念と理論

A ストレス理論

ストレスとは，生態学的には誘起的因子（ストレッサー）に反応する生体内の状態であるとされる。また，心理学的には，「個人によってストレスに対する反応が異なること」や「ストレスの状況そのものよりもストレス状況への認識」が重要であるとされ，ストレス耐性の一部は対応する個人の能力に依存すると考えられている。**ストレッサー**には，①**生活環境ストレッサー**（環境から受ける刺激，例：大事な人との死別などの環境変化など），②**外傷性ストレッサー**（生命や存在に影響を与える出来事で，時に心的外傷性ストレス［post traumatic stress disorder；PTSD］へと発展することもある，例：事故や災害），③**心理的ストレッサー**（未来への不確定な負のイメージなどが引き起こす不安や恐怖・緊張など，例：失敗するかもしれないという不安）の3つがある。そして，「ストレッサーに適応できない」「適切に対応できない」「対応するとほかのことを危うくする」と予測するような場合に，ストレスを引き起こし得るとされる。

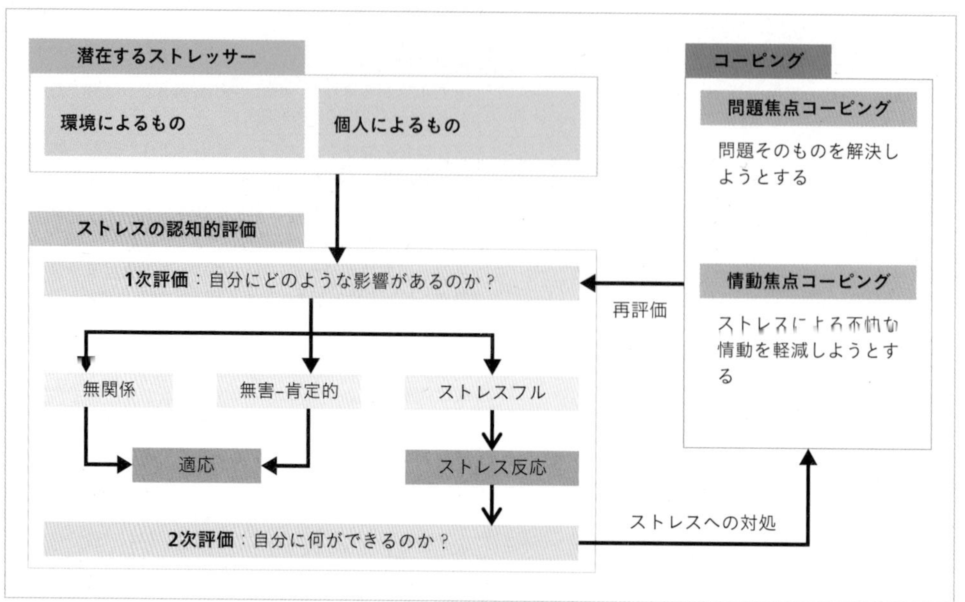

図2-8 ストレスコーピングモデル

ラザルス（Lazarus, R. S.）のストレス対処理論（図2-8）は，看護においてもよく用いられる理論である。潜在するストレッサーは，まず1次評価（自分にどのような影響があるのか）を受ける。評価は，「無関係」「無害－肯定的」「ストレスフル」のいずれかで，ストレスフルと評価されると，2次評価（ストレスフルな状況への対処［自分に何ができるのか？］についての評価）がなされる。これを**ストレスの認知的評価**という。小児によってストレス耐性やストレスへの反応は異なり，ストレス状況下にある場合のストレス障害の有無も異なる。個人のストレス耐性を高めるには，その人の素因・環境などのほか，「なんとかなる」という自信や「自分はやれる」という自尊感情が大切である。また，ストレス耐性の一つの概念として，レジリエンスがある。**レジリエンス**とは，困難で脅威がある状況にもかかわらず，うまく適応する過程・能力・結果のことをいう。

ストレスへの対処（**コーピング**）は，問題焦点コーピングと情動焦点コーピングに大別される。**問題焦点コーピング**は問題そのものを解決しようとするもので，**情動焦点コーピング**はストレスによって生じた不快な情動を軽減しようとするものである。小児の場合，問題解決（原因を見つける，どうすればよいか計画を立てる，など），行動回避（問題を起こした人の悪口を言う，不満を言う，など），気分転換（何か食べる，寝る，など），サポート希求（人に助けてくれるように頼む，どうしたらよいか聞く，など），認知的回避（大したことではないと考える，あまり考えないようにする，など），情動的回避（一人で泣く，そのことから逃げる，など）のコーピングがみられる。

B セルフケア理論

セルフケア理論は，オレム（Orem, D.E.）が体系づけた理論で，セルフケア理論・セルフケア不足理論・看護システム理論の3つの理論からなる。

1 セルフケア理論

セルフケア理論では，セルフケアとは何かが説明されている。セルフケアとは，自分自身の生命・健康・安寧（あんねい）を維持するために個人が意図的に遂行する人間の調節機能のことをいう。小児においては，発達の未熟性などからセルフケアを親などに依存する場合もある。遂行される行為は，①生命の存続，成長・発達，および人間の統合性維持のために必要な諸物資（空気・水・食物）を供給・確保すること，②健康の維持・増進と同様に，成長・発達にとって必要な内的・外的条件を整えたり，維持したりすること，③生命・健康・安寧に影響を及（およ）ぼす可能性がある不適切な人間的条件を予防・緩和・回復・コントロールすることが中心に置かれること，に分けられている。

2 セルフケア不足理論

セルフケア不足理論では，セルフケアに必要となる要件（セルフケア要件）を小児が満たすことができないときに**セルフケア不足**が生じると説明している。**セルフケア要件**は，①普遍的セルフケア要件，②発達的セルフケア要件，③健康逸脱に対するセルフケア要件の3つに大別される（表2-3）。これらのセルフケア要件を満たすための能力がセルフケアエージェンシーである。**セルフケアエージェンシー**とは，たえず自分に必要なことが何であるかがわかり，それらを満たすために獲得された能力である。セルフケアエージェンシーは後天的に獲得される能力で，小児の場合では生活のなかでの自らの体験を通じて学習される。

セルフケアエージェンシーに影響を与えるものとして，オレムは10の基本的条件づけ要因（年齢・性・発達の状態・健康状態・生活パターン・ヘルスケアシステム要因・家族システム要因・社会文化的要因・資源の利用可能性・外的環境要因）をあげている。

表2-3 セルフケア要件

分類	要件	例
普遍的セルフケア要件	人間の構造と機能を維持し，その結果，人間の発達と成熟を支える内的・外的条件をもたらす人間の行為	空気をからだに取り入れる
発達的セルフケア要件	発達過程で特定される普遍的セルフケア要件の具体的表現，またはある出来事などに関連して生じる新しい要件	発達課題・健康な個性化の失敗
健康逸脱に対するセルフケア要件	病気や損傷など病理学的問題をもつ人々や医学的な診断と治療を受けている人々に存在する要件	腫瘍による呼吸困難

3　看護システム理論

看護システムとは，セルフケア不足によってどのようなセルフケア要件を補う必要があるのか，どのように補うのかを踏まえたうえで提供される看護の一連の行為である。看護システムは，①**全代償システム**（患者に代わって看護師がセルフケアを代償する），②**一部代償システム**（一部は患者がセルフケアを実施するが，一部は看護師が代償する），③**支持・教育システム**（患者がセルフケアを実施できるよう，看護師は支持的・教育的にかかわる）に大別される。小児の場合，小児自身のセルフケア能力（セルフケアエージェンシー）と依存的セルフケアエージェンシー（多くの場合において親などの養育者による小児へのセルフケア能力）の状態に応じ，適切な看護システムが提供される。

4　セルフケアのアセスメント

小児のセルフケアエージェンシーは，基本的条件づけ要因の一つである成長・発達の影響を受ける。たとえば，乳児期の小児は，排泄（はいせつ）が自立しておらず，普遍的セルフケア要件を一人でセルフケアすることはできない。そのため，多くの場合は親が依存的セルフケアエージェントとなり，小児のおむつ替えなどを行い，小児の排泄のセルフケアを補完している。これは小児の状態に異常があるわけではない。正常な発達過程のなかで，依存的セルフケアエージェンシーが効果的に発揮され，排泄についてのセルフケア不足が補われていることが小児にとって大切である。何らかの要因によって，依存的セルフケアエージェンシーが発揮されないと，小児のセルフケアが満たされないため，看護エージェンシーが必要になる。看護師は，①小児のセルフケア要件とセルフケアエージェンシーをアセスメントし，②依存的セルフケアエージェント（親）がセルフケアを補完する能力をアセスメントして，③セルフケア不足の状況を繰り返しアセスメントすることによって，小児と依存的セルフケアエージェントに合わせた看護支援（全代償システム，一部代償システム，支持・教育システム）を提供する。

C　ヘルスプロモーション（図2-9）

ヘルスプロモーションとは，人々が自らの健康とその決定要因をコントロールし，改善することができるようにするプロセスのことで[9]，あらゆる健康レベルにある人々が，自分自身の健康とその決定要因を管理し，より健康に過ごせる可能性を模索していけるようにする方法である。1986（昭和61）年のオタワ憲章にて世界保健機関（World Health Organization；WHO）によって提唱された。個人だけではなく環境にも重点が置かれ，個人の行動が健康に影響することと，個人の行動が社会経済的環境によって決定されていることを認識し，環境そのものを変える必要があると考える。

ヘルスプロモーションでは，健康に関する公共政策づくり，健康を支援する環境づく

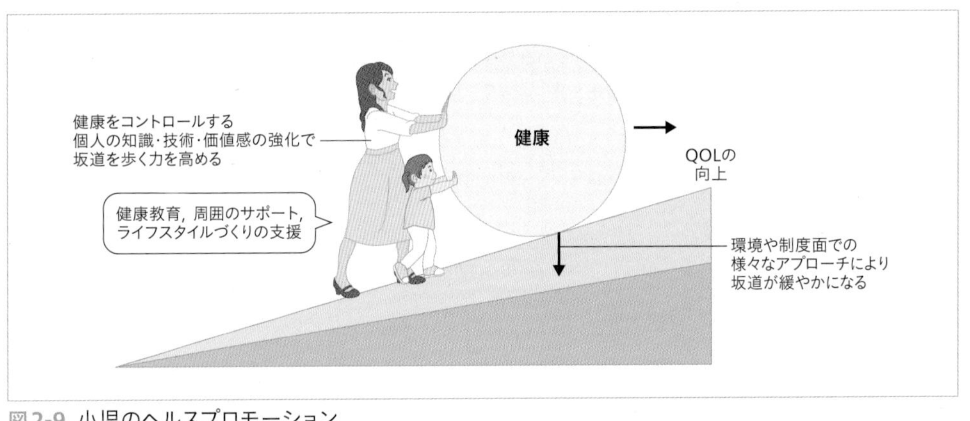

図2-9 小児のヘルスプロモーション

り，地域活動の強化，個人技術の開発，ヘルスサービスの方向転換という活動が有機的に連携することで目標が実現できるとされ，活動を成功させるためのプロセスにはアドボケイト（advocate），投資，能力形成，規制と法制定，パートナーと同盟の５つがある。

小児の場合もライフスタイルや健康は，小児を取り巻く環境と家庭・地域・学校・親の職場・国などの在り方に強く規定されている。自然的・社会的・心理的環境の改善と良好な状態の維持は，小児の健全な発育・発達にとって不可欠で，小児を取り巻く環境の改善と良好な状態の維持，および地域の実情に即しつつ，家庭・学校・地域社会の人々や関係機関などが連携し，適切な役割分担を行いながら，小児の心身の健康づくりを推進することが肝要であることが提言されている。また，小児においては成長・発達の途上であるため，自らの健康をコントロールする個人的なスキルや能力の強化が重要で，この強化の担（にな）い手として学校の役割が重要視されている。

D ソーシャルスキルとライフスキル

1 ソーシャルスキル

ソーシャルスキルとは対人関係技能のことであり，**社会的スキル**ともいう。人とのかかわりをより適切で効果的に行うことができるよう援助する方法として，ソーシャルスキルトレーニング（social skills training；SST）がある。ソーシャルスキルは身に付けていくことができるスキルであり対人交渉方略である。問題解決のプロセスは「問題の定義（問題を適切に定義する能力）」「方略の産出（問題解決の方略を複数考える能力）」「方略の選択と実行（複数の方略のなかでその場面にふさわしい方略を選択し，実行する能力）」「結果の評価（実行した方略によって生じた結果を評価する能力）」の４つに大別される。対人交渉方略は，他者変化志向（他者を自己に従わせる），自己変化志向（自己を他者に従わせる），協調的志向（両者の欲求を統合する）に大別される（表2-4）。

表2-4 対人交渉方略の発達段階

	他者を変える方向	社会的視点取得能力	自分を変える方向
レベル0	自分の目標を得るために非反省的・衝動的・非言語的に力を使う 喧嘩・暴力的にとる・たたく	未分化・自己中心的	自分を守るために非反省的・衝動的・非言語的に引きこもるか従う 泣く・逃げる・隠れる・無視する
レベル1	一方的に命令して他者をコントロールする 命令・脅す・主張する	分化・主観的	自分の意志をもつことなく他者の希望に従う 従う・あきらめる・助けを待つ
レベル2	他者の気持ちを変えるために心理的影響力を意識的に使う 促してさせる・収賄・物々交換 初めにやる理由を言う	自己内省的・相互的（reciprocal）	相手の希望に心理的に従って自分の希望は2番目に位置付ける 調節・物々交換・2番目にやる・理由を尋ねる
レベル3	第三者的・相互的（mutual） 相互的な目標を追求し自他の両方の欲求を協力的に変えるために 自己内省と共有された内省の両方を使う 相互の欲求と関係を考慮して葛藤を解く・協力する		

出典／山岸明子：小・中学生における対人交渉方略の発達及び適応感との関連；教育心理学研究，46：p.163，日本教育心理学会，1998.

E プレパレーション

プレパレーション（心理的準備）の基盤には，子どもの権利擁護（ようご）がある。「児童の権利に関する条約（子どもの権利条約）」や「病院のこどもの憲章（EACH Charter）」によって子どもの権利および，病院にいる子どもの権利と整えられるべき環境が明示されており，わが国では，「小児看護領域の看護業務基準（1999［平成11］年）」の「小児看護領域で特に留意すべき子どもの権利と必要な看護行為」において「説明と同意」「最小限の侵襲（しんしゅう）」「プライバシーの保護」「抑制と拘束（の制限）」「意思の伝達」「家族からの分離の禁止」「教育・遊びの機会の保証」「保護者の責任」「平等な医療を受ける」があげられ，子どもの権利の擁護の重要性が確認されている。

プレパレーションは，小児と家族がストレスのかかる出来事や状況において，できるかぎり先の見通しをもてるように手助けし，小児と家族自身が積極的に状況をコントロールしながら対応していくことができるように支援することで，小児が直面した病気そのものや，それに伴う入院や検査·処置による不安やストレスをより和らげ，小児が対処力（コーピングスキル）を回復・維持し乗り越える力をはぐくむための心理・社会的な支援である。プレパレーションの目的は，①小児に正しい知識を提供すること，②小児に情緒表現の機会を与えること，③心理的準備をとおして医療者との信頼関係を築くことである。

プレパレーションの実施において留意する必要があることとして，単なる事前の説明ではなく，その方法もマニュアルに従うものではなく，様々な療養の場面で実施されるものであることを理解する。プレパレーションは，事前·最中·事後を通じて行われるもので，実施にあたっては小児と家族が信頼している人が実施する，小児と家族に合った方法で行う，小児中心のケアに根ざして小児自身が体験する感覚に重点を置く，小児が感情を表出できるようにする，対処についての練習をする，処置や検査の後のフォローアップをするということを基本として，アセスメント・計画・介入・フォローアップというプロセスで実施する。

F ノーマライゼーションとノーマライゼーションプロモーション

ノーマライゼーションは，社会理念の一つとして発展してきた考え方で，デンマークのバンク＝ミケルセン（Bank-Mikkelsen, N. E.）によって提唱された。わが国では1996（平成8）年から，障害者がほかの一般市民と同様に社会の一員として種々の分野の活動に参加することができるようにしていこうとする理念として，障害者の自立と社会参加促進を図る目的で「障害者プラン～ノーマライゼーション7か年戦略～」を行っている。2005（平成17）年には障害者自立支援法が制定された。医療・看護においてノーマライゼーションは，病気や障害をもつ人や家族の病気や障害への反応の一つで，小児や家族が「病気がある・障害がある」といった非正常性への気づきをもちつつ，「私たちの生活は正常である」と認識し，正常性を促進することをいい，非正常性に対して認識と否定の両方を伴うものである。正常化を促進するために，親は子どもの外見などにおける非正常性を最小化する行動，家族の日常的な活動，社会との継続的なつながりを維持する働きかけを行う。これらの促進（プロモーション）は，障害の存在を認め（健康課題や障害に対する受け止め），家族の生活は本質的にノーマルであることを明確にし（正常性の認識），社会とのつながりや相互関係への現状の影響は最小であるとし（最小化），家族の生活は本質的に正常であることを他者に示す振る舞い（正常性を示す振る舞い）と，小児の身体的・感情的な変化に合わせた継続的な調整活動のプロセス（調整プロセス）を伴うとされる。

文献

1）岡本夏木：ピアジェ J〈村井潤一編：発達の理論をきずく〈別冊発達 4.〉〉，ミネルヴァ書房，1986，p.127.
2）前掲書 1）.
3）中村伸一：ジェノグラムの書き方；最新フォーマット，家族療法研究，19（3）：p.259-262.
4）楢林理一郎：第1章　円環的認識論〈日本家族研究・家族療法学会編：家族療法テキストブック〉，金剛出版，2013，p.24-27.
5）石原邦雄：第1章　家族研究とストレスの見方〈石原邦雄編：講座生活ストレスを考える　3家族生活とストレス〉，垣内出版，1989，p.11-56.
6）Duvall, E. M., Miller, B. C.：Marriage and Family Development, 6th ed, Harper & Row, New York, p.26, 1985.
7）森岡清美，望月嵩：ライフサイクル；新しい家族社会学，4訂版，培風館，1997，p.66-77.
8）亀口憲治：家族心理学特論；改訂新版，放送大学教育振興会，2010，p.23.
9）島内憲夫，鈴木美奈子訳：ヘルスプロモーション；WHO：オタワ憲章〈21世紀の健康戦略シリーズ1・2〉，垣内出版，2013，p.79-80.

本章の参考文献

・柴田義松：ヴィゴツキー入門，子どもの未来社，2006.
・明神もと子編著：はじめて学ぶヴィゴツキー心理学；その生き方と子ども研究〈フォーラム 21〉，新読書社，2003.
・中村和夫：ヴィゴーツキー心理学　完全読本；「最近接発達の領域」と「内言」の概念を読み解く，新読書社，2004.
・守屋慶子：ヴィゴツキー・L・S〈村井潤一編：発達の理論をきずく〈別冊発達 4.〉〉，ミネルヴァ書房，1986，p.127.
・鑪幹八郎：エリクソン・E・H〈村井潤一編：発達の理論をきずく〈別冊発達 4.〉〉，ミネルヴァ書房，1986，p.127.
・三宅和夫，他編：児童の心理学ハンドブック，金子書房，1983.
・ジョージ・バターワース，マーガレット・ハリス著，村井潤一監訳：発達心理学の基本を学ぶ；人間発達の生物学的・文化的基盤，ミネルヴァ書房，1997.
・M・S・マーラー，他著，髙橋雅士，他訳：乳幼児の心理的誕生；母子共生と個体化〈精神医学選書第 3 巻〉，黎明書房，2001.
・E・H・エリクソン著，小此木啓吾訳編：自我同一性；アイデンティティとライフ・サイクル，誠信書房，1973.
・水口礼治，竹内照宗編著：青年期までの発達心理学，ブレーン出版，1989.
・J・ピアジェ著，中垣啓訳：ピアジェに学ぶ認知発達の科学；Piaget's theory，北大路書房，2007.
・J・ボウルビィ著，黒田実郎，他訳：母子関係の理論；I 愛着行動，岩崎学術出版社，1991.
・岡堂哲雄監：小児ケアのための発達臨床心理，へるす出版，1983.
・ヴィゴツキー著，柴田義松訳：新訳版・思考と言語；初版 7 刷，新読書社，2006.
・中野明德：ジョン・ボウルビィの愛着理論；－その生成過程と現代的意義－，別府大学大学院紀要，19：p.49-67，2017.
・吉川悟：第 1 章　関係と文脈〈日本家族研究・家族療法学会編：家族療法テキストブック〉，金剛出版，2013，p.37-40.
・ブロンフェンブレンナー・U.著，磯貝芳郎・福富護訳：人間発達の生態学；発達心理学への挑戦，川島書店，1996.
・Selye, H.: A syndrome produced by diverse nocuous agents, 1936, J Neuropsychiatry Clin Neurosci, 10 (2), p.230-231, 1998.
・今公弥：「健康な子ども」のストレスとコーピング，小児看護，41（7），p.794-798，2018.
・Lazarus, R.S.: The concept of stress and disease. In: Society, stress, and disease, Ed. Levy, L., Oxford University Press, London, 1971, p.53-58.
・Masten, A.S., et al.: Resilience and development; Contributions from the study of children who overcome adversity, Dev Psychopathol, 2 (2): p.425-444, 1990.
・Lazarus, R.S., Folkman, S.: Stress, Appraisal, and Coping, Springer, New York, 1984.
・大竹恵子，他：小学生のコーピングの方略の実態と役割，健康心理学研究，11（2）：p.37-47，1998.
・ドロセア E. オレム著，小野寺杜紀訳：オレム看護論；看護実践における基本的概念，第 4 版，医学書院，2005.
・厚生労働科学研究費補助金　子ども家庭総合事業　小児科産科若手医師の確保・育成に関する研究班第 4 班「子どもと親へのプレパレーションの実践普及」研究班：プレパレーションの実践に向けて－医療を受ける子どもへの関り方，厚生労働科学研究費補助金　子ども家庭総合事業　小児科産科若手医師の確保・育成に関する研究班，平成 14・15 年度報告書別冊，2005.
・日本学術会議ホームページ：報告　日本の子どものヘルスプロモーション，2010，http://www.scj.go.jp/ja/info/kohyo/pdf/kohyo-21-h99-1.pdf（最終アクセス日：2019/6/5）
・前田ケイ：SST ウォーミングアップ活動集；精神障害者のリハビリテーションのために，金剛出版，1999.
・塩崎暁子：プレパレーション・ディストラクションの本質とその実践〈五十嵐隆，他監修，田中恭子編：子どもの療養支援；医療を受ける子どもの権利を守る〉，中山書店，2014，p.137-146.
・Vernon, D.T.A., et al. 著，長畑正道訳：入院児の精神衛生；入院と病気に対する子供の心理的反応，医学書院，1978，p.7.
・Deatrick, J.A., et al.: The process of parenting a child with a disability; normalization through accommodations, J Adv Nurs, 13 (1): p.15-21, 1988.
・Knafl, K.A., Deatrick, J.A.: How families manage chronic conditions; an analysis of the concept of normalization, Res Nurs Health, 9 (3): p.215-222, 1986.
・Yeates, K.O., Selman, R.L.: Social competence in the schools; Toward an integrative developmental model for intervention, Dev Rev, 9, p.64-100, 1989.

第3章

胎児期・新生児期・乳児期における成長・発達への看護

この章では

- 胎児期～乳児期の区分および特性について理解する。
- 胎児期～乳児期の成長・発達について理解する。
- 胎児期～乳児期の看護について学ぶ。

I 胎児期

胎児期は，人生において最も急速な成長を経験する時期である（図 3-1）。在胎 10 週未満の器官形成期を経て，在胎 10 週以降の胎児は，各器官の成長と機能の成熟がみられる。特に胎児期の 3 か月間（在胎 16 ～ 28 週頃）には，頭囲は 2.5 倍，身長は 2.25 倍，体重は 8 倍にもなり，また脳 DNA 量は 4 倍に増加し，出生時の脳 DNA 量はすでに成人の 2/3 に達している。

頭部は体部よりも早期に発育するため，胎児は全身における頭部の割合が大きい（図 3-2）。妊娠初期では 2 頭身，その後は 16 週頃までに 3 頭身，出生時の新生児は 4 頭身と

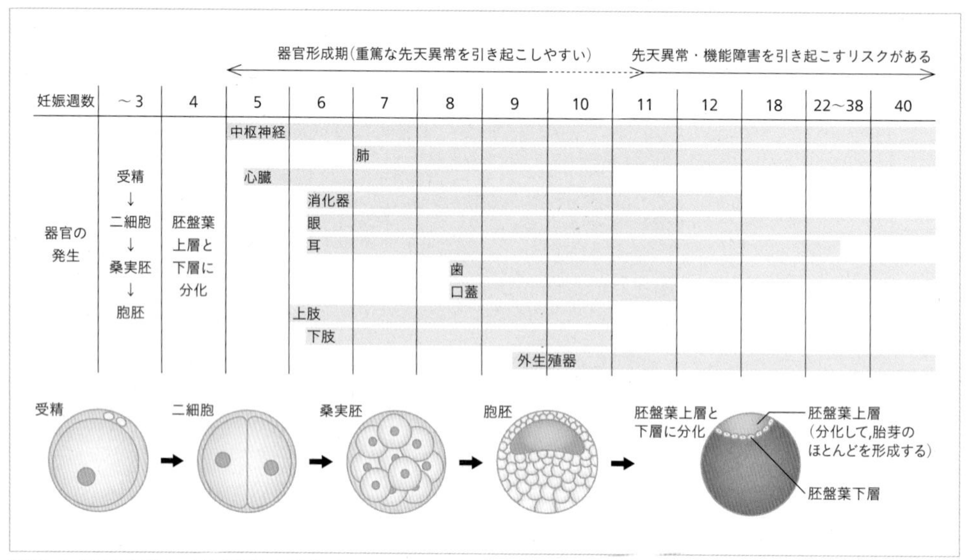

図 3-1 妊娠週数による器官の発生

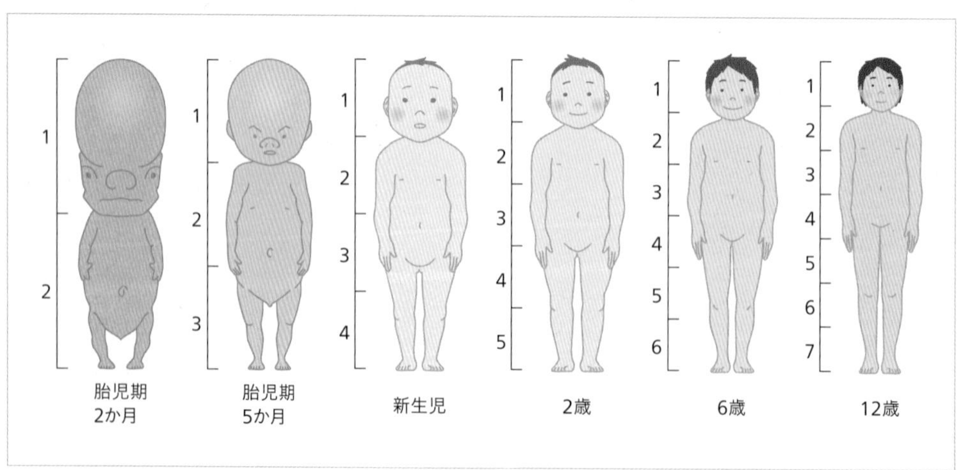

図 3-2 胎児期の頭部と体幹の成長

なる。胎児の頭部の発育は，超音波で**児頭大横径**（biparietal diameter；**BPD**）・**児頭前後径**（fronto-occipital diameter；**FOD**）・**児頭周囲長**（head circumference；**HC**）などを計測して評価する。

胎児は，在胎15週では5g/日，24週では15～20g/日，34週では30～35g/日の速度で成長する。また，胎児の推定体重は，以下の計算式により算出される。

胎児推定体重：$(1.07 \times BPD^3 + 0.3 \times AC^2 \times FL)$ g（長さの単位はcm）
※腹部周囲長（abdominal circumference；AC），大腿骨長（femur length；FL）

II 新生児期

新生児期は，子宮内環境から子宮外環境への生理的適応が行われる移行期間である。出生後28日未満の小児を**新生児**といい，特に生理的機能が著しく変化する生後7日未満の**早期新生児**と，7日以上28日未満の**後期新生児**とに分類される。

A 形態的特徴

1. 出生時の成熟

出生時の成熟度の評価には，**デュボビッツ**（Dubowitz）**法**や**バラード**（Ballard）**法**といった身体外表の特徴的所見と神経学的発達の所見を組み合わせた理学的な評価方法がある。同じ在胎週数*の新生児でも，子宮内環境や遺伝的な素因によって成熟度が異なる場合があるため，在胎週数と成熟度がどの程度一致しているのか評価を行い，最終的な在胎週数を決定する。

出生時の新生児の体格は，在胎週数・出生体重・出生身長，出生時体重標準曲線および出生時身長標準曲線によって分類される（表3-1，巻末付表）。これは，統計上の分類のためだけでなく，特有の疾患や症状が発症するのを予測し，早期に対処するためにも重要である。

2. 出生後の発育

1 体重

新生児は，生後数日の間は細胞外液中の間質液を尿や不感蒸泄（ふかんじょうせつ）として排泄（はいせつ）するため，生

* **在胎週数**：最終月経第1日目から分娩まで起算される週数であり，新生児の成熟度の基準を示す。妊娠週数と等しい。

表 3-1　新生児の体格分類

分類		概要
在胎週数による分類	早産児	在胎 37 週未満で出生した児。在胎 28 週未満の児を超早産児，在胎 34 週以降の児を後期早産児ともいう。後期早産児は，臓器形成はほぼ完成しているが，機能的には未熟性が残っているため，低体温や哺乳不良，無呼吸発作を起こしやすい。
	正期産児	在胎 37 週以降 42 週未満で出生した児。
	過期産児	在胎 42 週以降で出生した児。胎盤機能が低下し，死産や新生児仮死のリスクが上昇する。
出生体重による分類	超低出生体重児	出生時体重 999g 以下の児。
	極低出生体重児	出生時体重 1499g 以下の児。狭義では 1000g 以上 1499g 以下の児を指す。
	低出生体重児	出生時体重 2499g 以下の児。
	巨大児	出生時体重 4000g 以上の児。分娩外傷や仮死のリスクが高い。
両者による分類	light-for-dates（LFD）	在胎週数に比べて出生体重が軽い児（標準の 10 パーセンタイル未満），さらに出生身長も小さい（標準の 10 パーセンタイル未満）児を small-for-dates（SFD）とよぶ。
	appropriate-for-dates（AFD）	出生体重が 10 パーセンタイルから 90 パーセンタイルの間の在胎週数相応の児。
	heavy-for-dates（HFD）	在胎週数に比べて出生体重が重い児（標準の 90 パーセンタイル以上），さらに出生身長も大きい（標準の 90 パーセンタイル以上）児を large-for-dates とよぶ。

理的体重減少がみられる。その程度は新生児の成熟度によって異なる。子宮外環境に適応し得る成熟児は，母乳栄養法では 4 ～ 8％，人工栄養法では 3 ～ 5％の生理的体重減少が起こる。一方，子宮外環境に適応するのに十分な成熟度に達していない未熟児は，10 ～ 20％程度体重が減少することもある。一般的に成熟児では，哺乳量の増加に伴い体重は徐々に増加し，生後 7 ～ 10 日目に出生体重に戻る。10％以上の生理的体重減少がある場合や生後 5 日を経ても体重が増加に転じない場合は，哺乳量不足や水分喪失増加などの要因に対する支援が必要とされる。

2　身長

体重ほど著しい増加はみられないが，一定の速度で増加し，1 歳で出生時の 50％増となる。

3　頭囲

新生児の頭囲は，胸囲よりも大きい。出生時の新生児は 4 頭身である（図 3-2）。新生児の頭部は出生時に産道を通る際の外圧によって骨縫合に頭蓋骨が重なる骨重積を起こしており，それが数日の間に消失することで一時的な頭囲の拡大が生じることがある。また，出生時に生じることがある産瘤も数日間で消失するので頭囲の減少が生じることがある。ゆえに生後 2 ～ 3 日の頭囲の変化についてはそのほかの所見と併せて慎重に評価する必要がある。

新生児の頭蓋骨縫合線は開離しているが，**大泉門**とよばれる前頭部のひし形の間隙は 1 歳～ 1 歳 6 か月頃，**小泉門**とよばれる後頭部の三角形の間隙は生後 3 ～ 6 か月頃に閉鎖する。

4 胸囲

出生時から生後4〜7か月頃までは胸囲よりも頭囲のほうが大きい。その後，胸囲が頭囲を上回る。また，新生児の胸郭の左右と前後の径はほぼ等しく，円に近い形をしているが，出生後は左右径が大きくなり，成人の楕円形の胸郭に近づいていく。

5 骨

骨の発育は骨幹の骨化から始まり，胎児期から思春期にかけてそれは続く。X線写真より得られる新生児の大腿骨遠位端の骨化点の所見は，先天性甲状腺機能低下症による発育障害などの診断に有用である。

6 皮膚

出生時は浮腫が認められ，全身の皮膚がみずみずしいが，生後2〜3日で乾燥傾向となり皮膚の落屑がみられることがある。殿部や背部には蒙古斑とよばれる青色の母斑がみられることがある。新生児は新陳代謝が活発であり汗腺が多いため，清潔を保持する必要がある。しかし，生後2〜3日は新生児の皮膚・鼻腔・咽頭および消化管に常在細菌叢が形成される時期であることから，毎日の沐浴は不要であるとされる。

B 身体的特徴

1. 呼吸機能

新生児は成人と比べて体重当たりの酸素消費量が多い一方で，肺胞の表面積が小さく，1回換気量が少ない。そのため，成人より呼吸数が多い（約30〜60回/分）。

新生児が子宮外環境で生命を維持するためには，胎児期の胎盤呼吸から肺呼吸へ移行しなければならない。肺呼吸を行うには，肺の発育・気道の確保・呼吸運動・呼吸中枢の成熟が必要である。特に在胎28週頃より肺胞内に産生される**肺サーファクタント**（**肺界面活性物質**）は，肺胞虚脱を防ぎ吸気時に肺胞を膨らませやすくする役割を担い，呼吸機能の維持に重要である。

出生後は，肺水の吸収（肺胞内間質腔への引き込みから血液へ吸収される）が不十分であり，呼吸運動が安定していないために，鼻翼呼吸や呻吟などの努力呼吸を一過性に認めることがある（一過性多呼吸）。また，呼吸中枢の成熟が十分でないため，周期性呼吸（50〜60回/分の早い呼吸に，10〜15秒間の呼吸停止をみとめる状態）を起こしやすく，低酸素状態に陥ると呼吸中枢が抑制されて無呼吸発作（20秒以上の呼吸停止，または，徐脈やチアノーゼを伴う呼吸停止）を生じることがある。新生児の呼吸は主に鼻呼吸であり，哺乳時にも呼吸ができる。一方で，気道抵抗が強く，気道の確保が重要である。また，肋間や肋間筋の発達が未熟であることから，**横隔膜優位の腹式呼吸**であり，哺乳による腹部膨満などでも換気量が減少しやすい。

2. 循環機能

新生児の心筋は未熟なため心拍出量が少なく，成人より心拍数が多い（約120～150回/分）。

出生時の啼泣によって肺呼吸が開始され換気が行われるようになると，**胎児循環**は**新生児循環**へ移行し（図3-3），臍帯動脈・臍帯静脈・静脈管・動脈管・卵円孔は閉鎖する。出生直後の新生児の心拍数は約150～180回/分と多いが，出生後24時間経過すると約120～150回/分になる。また，覚醒レベルの影響を受け，深い睡眠状態では100回/分以下になることもある。血圧は，日齢とともに上昇し，啼泣や体動でも変動する（安静時：約60～80/60mmHg）。

3. 体温調節機能

新生児の正常体温は36.5～37.5℃（腋窩温）である。体温調整機能が未熟であるため，環境や授乳・啼泣などの活動による変動が大きい。

新生児の熱産生は，成人の筋肉の振戦による熱産生と異なり，頸部・背部・腎周囲に分布する**褐色脂肪細胞**を分解することによる非振戦性熱産生が主である。熱産生能は低い一方で，新生児は体重に対する体表面積が大きく皮膚が薄いうえに，皮膚の温度調整機構が

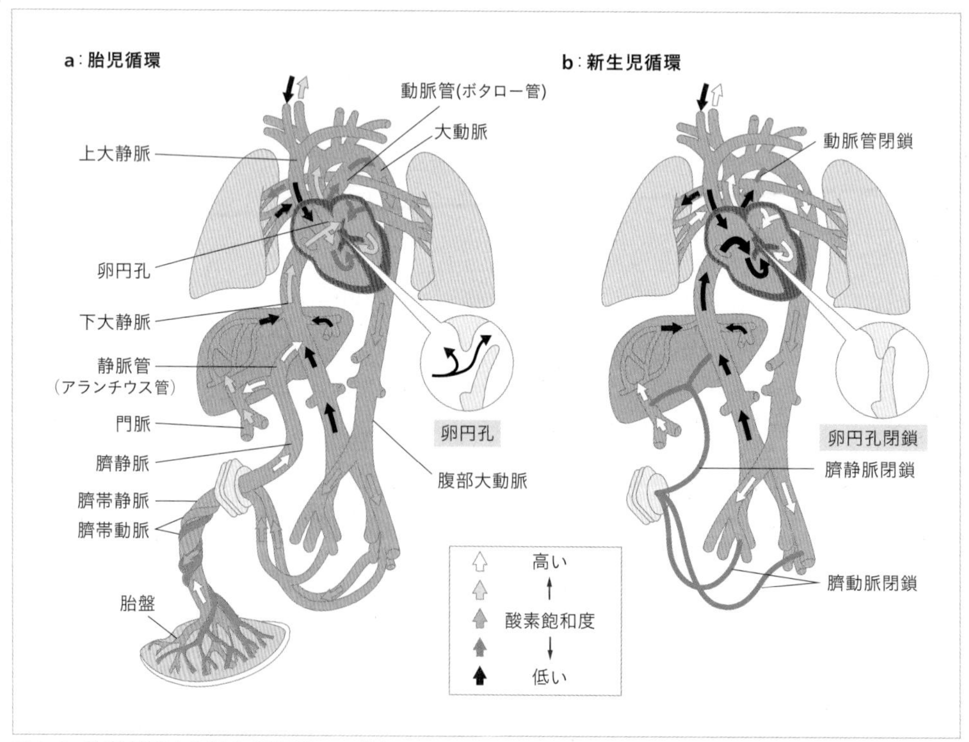

図3-3 胎児循環から新生児循環への移行

未熟であるため，**輻射**・**対流**・**蒸散**・**伝導**の4つの経路による熱喪失が生じやすい。

4. 消化機能

出生直後は消化管の蠕動運動はみられず，生後12時間頃から認められるようになる。哺乳が始まると消化酵素を含んだ消化液の分泌が始まる。特に母乳を消化する消化酵素が急激に活性化するので母乳栄養は消化に良いとされる。生後24時間頃には腸内細菌叢が形成され，1週間以内に腸内細菌が定着する。さらに母乳栄養児の腸内細菌叢は主にビフィズス菌から成り，腸内を酸性に保ち，大腸菌の侵入を阻止する。

初回の排便は，通常生後24時間以内にみられる。便は，最初は黒緑色で粘稠性のある**胎便**を排泄する。これは，胎児期に飲み込んだ羊水や腸管から分泌された胆汁や膵液などから成る。哺乳が進むと，粘稠度が低い**移行便**となり，生後3～5日目には黄色の便となる。母乳栄養児の便は，ビフィズス菌の働きにより甘酸っぱい臭気をもつ。

新生児の胃の容量は約30～60mLであり，日齢とともに増加する。胃の形状は成人に比べて縦長で噴門括約筋が弱いため，胃内容物が逆流しやすく生理的な**溢乳**がみられる。また，胃を固定する靭帯が緩いため軸捻転が起こりやすい。

5. 体液生理

新生児は，成人に比べてからだを構成する水分の割合が多い。出生後に，間質液と血管水分から成る細胞外水分が不感蒸泄や尿として排出され，**生理的体重減少**の原因となる。腎機能は胎児期より発達している。糸球体機能を示す糸球体濾過率は，出生とともに増加し，尿細管機能は胎児期にはほとんど働いていないが出生後急速に発達する。

排尿・排便ともに，生後24時間以内にみられる。腎機能が未熟であるため高張尿をつくることができず，脱水に陥りやすい。

6. 黄疸

出生直後の新生児は赤血球が多く，全身の皮膚が淡紅色をしている。しかし，出生後に胎児期へモグロビンの破壊が生じ，また肝臓のビリルビン処理能力（間接型ビリルビンから直接型ビリルビンに移行）が未熟であることやビリルビンの腸管での再吸収が多いことにより，生後3日頃から**生理的黄疸**が認められる。生理的黄疸は生後4～5日目がピークとされ，7～10日目には消失する。母乳栄養児においては，母乳中に含まれるホルモンの一種が肝臓のビリルビン処理を阻害するために，生後2週以降も続く遷延性の黄疸（母乳性黄疸）が生じることがある。新生児の黄疸において，基準を超える高ビリルビン血症の場合は，ビリルビン脳症を予防するために光線療法などの治療を要する。

7. 血液

肝臓は，鉄の貯蔵・糖代謝・ビリルビン代謝・血液凝固という重要な役割をもつ。正期産児の場合，妊娠中の母親の鉄摂取量が適正であれば，生後5か月頃までは貯蔵された鉄で十分に賄われる。糖の貯蔵は少ないとされ，1/3はグリコーゲンとして肝臓に貯蔵されている。血中のグルコース値は，生後2時間以内に下降し，その後上昇して，最終的に出生後2～3時間で安定するが，その間の**新生児低血糖症**には注意を要する。早産児の場合は，鉄・糖のいずれも低値であるため，出生後に投与が必要となることが多い。

血液凝固に重要な役割を果たす凝固因子（第Ⅱ・Ⅶ・Ⅸ・Ⅹ）は肝臓で産生され，ビタミンKにより活性化するが，新生児はビタミンKの蓄積・産生・摂取が少なく，値が低いため，生後2日間は一過性の血液凝固障害が起きる。そのため出生後にビタミンKの補充投与が行われる。

8. 免疫機能

新生児は免疫能が未熟である。胎児期に胎盤を介して母体から受け取った**母体由来の免疫(めんえき)グロブリンG**（**IgG**）は生後6か月頃までにはほぼ消失するため，それ以降は感染症に罹患(りかん)しやすい状態となる。また出生後は**母乳由来の免疫グロブリンA**（**IgA**）も受け取っている。新生児自身も免疫をつくり始めるが，感染防御機能は十分ではない（本編-第1章-Ⅴ「免疫」参照）。

特に**初乳**にはIgAやラクトフェリンなどの感染制御因子が多く含まれているので，初乳が与えられることで，腸管に腸内細菌叢(ちょうないさいきんそう)を形成し感染から守られる。母乳には，ビフィズス菌増強因子も含まれており，病原性のある細菌の増殖を抑えることができる。感染防御にかかわる**免疫グロブリンM**（**IgM**）は，分子量が大きく胎盤を通過しないため，出生時にIgMの値が高い場合は，胎内での何らかの感染曝露(ばくろ)によって産生されたといえる。

9. 神経系

脳の形成は，受精後3～4週で神経板から形成される神経管から始まり，大脳皮質・間脳・脳幹(のうかん)・小脳が形成される。呼吸・循環機能は出生直後からダイナミックな発達を遂げるが，神経系は出生による影響は少ない。しかし，出生後の新生児の神経系は，不要な脳神経細胞やシナプスのアポトーシスによって本当に必要とされるものが生き残っていく過程をたどり発達する。したがって，外界の刺激や母子相互作用をとおして生化学的・組織学的な変化が起きる新生児期は，脳や神経系の発達にとってとても重要な時期といえる。

C 機能的特徴

1. 運動機能

出生後より新生児期および乳児期早期に原始反射がみられる。**原始反射**とは，脳幹と脊髄を中枢とする反射であり，中脳や視床などの中枢が成熟していくことで消失する。消失時期は反射の種類によって様々であるが，消失時期の遅延がみられる場合には中枢性運動障害を疑う必要がある（本編 - 第１章 -Ⅵ-A「反射」参照）。

2. 知的機能

ピアジェ（Piaget, J.）の認知発達理論上，新生児期は感覚運動位相にある。運動機能と感覚機能を協応させ，直接的な経験のなかで環境を知覚できるようになることを課題とする発達段階である。特に新生児期は，感覚運動位相の第１段階にあり，**ルーティング反射**や**吸啜反射**（きゅうてつはんしゃ）というような口唇（こうしん）に触れるものをくわえて吸おうとする反射を積み重ねる時期である。

3. 感覚機能（表3-2）

1 視覚

新生児は光に対して反応する（**対光反射**）だけでなく，出生時から目の前の物体，特に人の顔を注視しており，新生児の目の前で黒白の縞模様（しまもよう）をぐるぐる回すと眼球振盪（がんきゅうしんとう）が起こることから，科学的にも視力があることが証明されている。また，光に対する瞬目反射（しゅんもくはんしゃ）（**閉眼反射**）もみられる。

2 聴覚

胎児期から聴覚は発達していると考えられており，子宮内で母親の声や心臓の音を聞いている。新生児は調子の高い声（マザリーズ）に反応することが確認されているが，言葉の意味そのものに反応しているわけではない。生後２〜３か月頃になると周りの話しかけに**喃語**（なんご）で応対し，生後３〜４か月で母親の声を聞き分けられるようになる。

3 味覚

味覚を感じ取る器官である味蕾（みらい）は，胎児後期から乳児期に最も多く，それ以降は減少する。ゆえに味覚が最も発達しているのが乳児期と考えられ，母乳と育児用ミルクの味の違いや，母親の食事の影響による母乳の味の変化を新生児は敏感に感じ取っていることが知られている。

表3-2 感覚機能の発達（在胎週数）

感覚機能	在胎週数
味覚	〜14週
触覚	〜16週
前庭覚	〜25週
聴覚	〜28週

感覚機能		在胎週数
嗅覚		〜29週
視覚	明暗の知覚	〜30週
	形の知覚	34週以降

出典／仁志田博司：オールカラー改訂２版 標準ディベロップメンタルケア，メディカ出版，2018，p.68.

4　嗅覚

嗅覚（きゅうかく）は出生後初期の母子相互関係の確立のために重要な役割を担（にな）っている。母乳のにおいのほうへ近づく，母乳のにおいを嗅（か）がせると泣きやみ落ち着くといった鎮静効果などが行動観察法によって報告されている。

5　触覚

触覚は胎児前期より認められ，在胎16週までには機能することが知られている。出生時には皮膚を介しての反射がみられる。出生後のskin-to-skinや抱っこなどの肌の触れ合いにより，親子関係の確立のために親と小児の相互作用が働く。

4. コミュニケーション機能

新生児の言語的コミュニケーションは主に泣き声を上げることである。喃語（なんご）を話す前の生後2か月頃には「アー」「ウー」などの**クーイング**（泣き声とは違い，のどだけを使って音を出す）が聞かれるが，これは言語能力として必要な発声の発達過程である。

5. 情緒・社会機能

新生児の啼泣（ていきゅう）は悲しみや喜びのような成人の表現とは別で，外界に対する不快（空腹やおむつがぬれているなど）や不安を表現している。ブリッジス（Bridges, K. B. M.）の**情緒の分化**にみられるように，生後3か月頃には興奮，快・不快の区別がはっきりとわかるようになる（本編 - 第2章 - II「母子関係に関する概念と理論」参照）。

また，認知の発達と社会性の発達も密接に関連している。幼児期以降のあやすことに対して笑うのとは別に，新生児の認知機能が未熟な時期に一人笑いをすることがあるが，これは睡眠時，特にレム睡眠時の不随意（ふずいい）な顔面筋の動きによるものである。

D　新生児への看護

新生児への看護の重要な役割は，新生児の子宮外環境への適応を支援することである。適応に要する時間は，在胎週数や妊娠・分娩（ぶんべん）経過，母体の健康状態などの影響を受けて個人差があるが，正常な適応過程をたどれているかをよく観察し，また正常な適応過程から逸脱しないよう適切に看護を行っていくことが最も重要である。そして，新生児の心理・社会性の発達への支援も重要な看護である。親と小児の相互作用をとおして愛着（アタッチメント）形成や同調性（エントレインメント）形成を促進し，親子関係の確立を目指していく。

1. セルフケア

新生児は，自分の手を吸ったり，親の顔を見つめたり，音楽に耳を傾けたりして，小児自身で安定化を図ることができる。そのような新生児のセルフケア能力を高めるには周囲の環境づくりも大切である。また，新生児は様々な欲求を啼泣によって周囲に知らせようとする。空腹時やおむつが汚れて不快なとき，抱っこをしてほしいときなどそれぞれのニーズに応えていくことが，エリクソン（Erikson, E.H.）の心理社会的発達理論における基本的信頼対基本的不信の発達課題の獲得にもつながる。

2. 日常生活の援助

新生児の場合，日常生活を営むためには親など，主に周囲の養育者によってセルフケア要件が満たされる必要がある。

1 温度環境

外気が寒い環境では輻射により，風が流入する環境では対流により，沐浴後の皮膚がぬれた状態では蒸散により，冷たい衣類や寝具と接触すると伝導により，容易に低体温を招く。速やかにからだの水分を拭き取り，暖かい環境を用意する必要がある。

2 睡眠

胎児期からすでに**レム睡眠**と**ノンレム睡眠**の睡眠パターンが出現している。新生児は1日のうちの約2/3は眠っているが，生後日数が経過するにつれて覚醒している時間は長くなる。胎児期には経胎盤的に睡眠に関連するホルモン（メラトニン）の受け渡しが行われ，出生後は母乳中のメラトニンが移行するので，新生児のサーカディアンリズムは母体の影響を受けやすい。生後3か月頃には新生児自身によるメラトニンの産生が行われるようになり，睡眠パターンが安定してくる。

3 排泄

新生児は排尿・排便の自発的なコントロールができず，排泄にはおむつを使う（図3-4）。正期産児では出生後24時間以内には初回排便がみられ，1日の排便回数は特に授乳方法（母乳または育児用ミルク）やミルクの種類などに影響を受ける。母乳栄養の新生児の

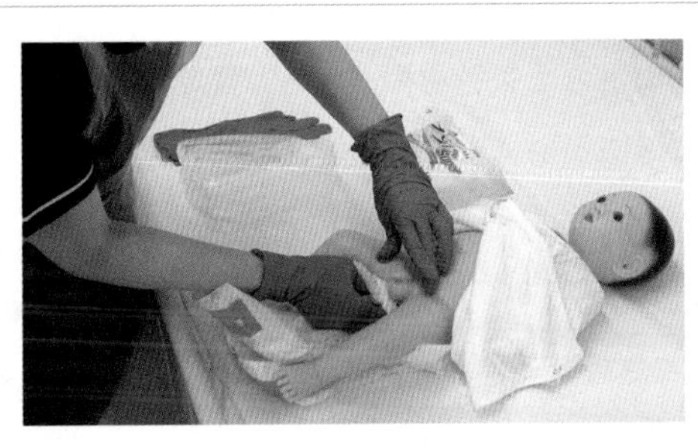

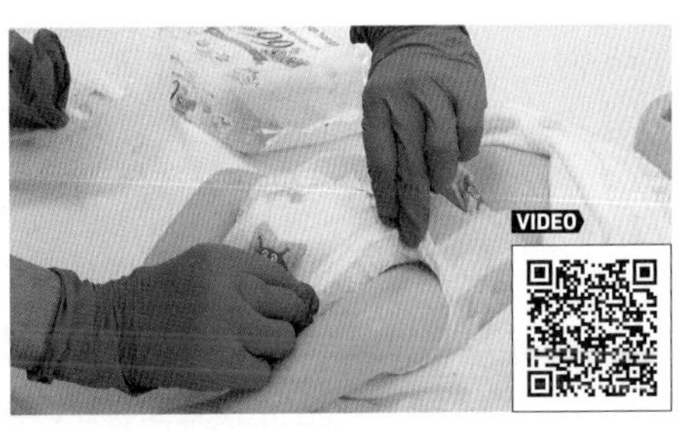

図3-4 紙おむつの交換

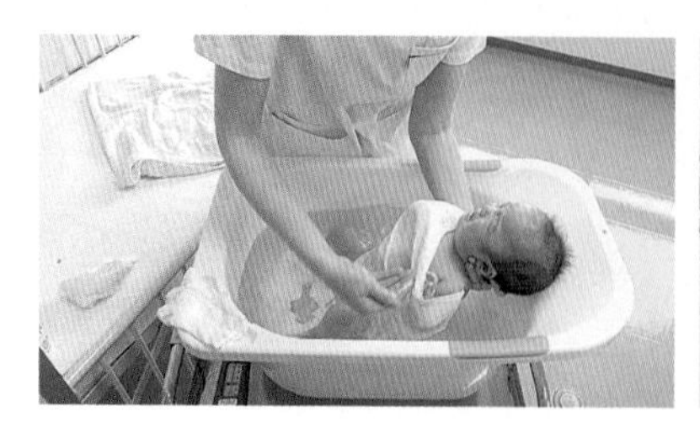
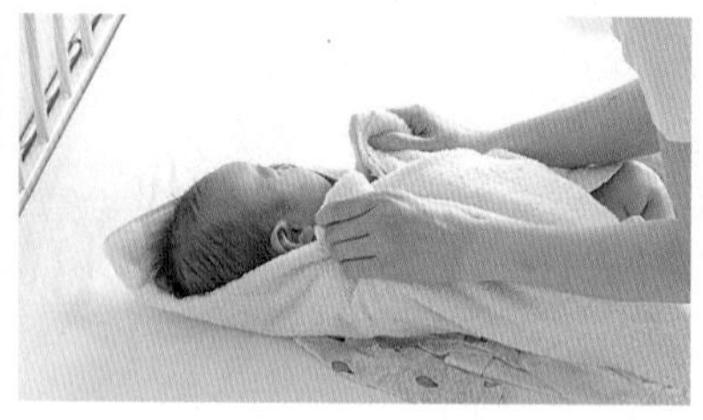

図3-5 沐浴

便は育児用ミルクによる栄養の場合に比べて軟らかく色も明るい。排尿も頻回（15～20回/日）であり，皮膚炎を起こさないようにおむつを頻繁に取り換えて皮膚を乾いた状態に保つことが大切である。特に便中の細菌は尿素を分解してアルカリ性（皮膚を刺激する）にする性質をもつため，排便時はすぐにおむつ交換を行うことが望ましい。

また尿や便の性状・におい・回数などは小児の健康状態の指標となるため，おむつの交換時に観察ができるよう家族に教育的支援を行う。

4 清潔

出生後の小児の子宮外環境への適応を助けるために，現在は出生直後の沐浴はほとんど行われていない。胎脂も生後数日で消失することから**ドライケア**による清拭（せいしき）を行う施設が多い。しかし，新陳代謝が盛んな新生児に対しては，おむつかぶれや皮膚トラブルを防ぐために，沐浴または清拭により清潔を保つ必要がある。沐浴または清拭は小児の全身を観察し，親子が接触するのに良い機会にもなる（図3-5）。そのため，退院前に家族に対して沐浴手技の獲得のための支援を行う。感染予防のために専用のベビーバスの使用が勧められているが，1か月健診後は家族と同じ風呂の使用も良いとされている。

臍感染予防（さいかんせんよぼう）を目的とした臍消毒の効果は現在確認されておらず，臍（へそ）のケアの方法は施設ごとに異なるのが現状である。いずれにしても，臍周囲を清潔にし，沐浴後は臍周囲の水分を十分に拭き取るなどして乾燥させ，臍感染を予防できるよう家族の育児手技の獲得を支援する。

3. 栄養（授乳）

新生児は主に母乳または育児用ミルクの哺乳（ほにゅう）によって栄養を摂取する。原始反射であるルーティング反射で乳首に口を近づけ，さらに吸啜反射（きゅうてつはんしゃ）により哺乳をする。

1 母乳栄養

出生直後の母親では乳汁（にゅうじゅう）の分泌（ぶんぴつ）はほとんどない。新生児の吸啜により乳房が刺激され乳汁産生が促されるため，出生後は新生児の欲求に合わせて頻回に授乳姿勢をとる大切さを家族に伝える。初めは，各親子に合わせた小児の抱き方（図3-6，7），ラッチオンや排気

小児の抱き方

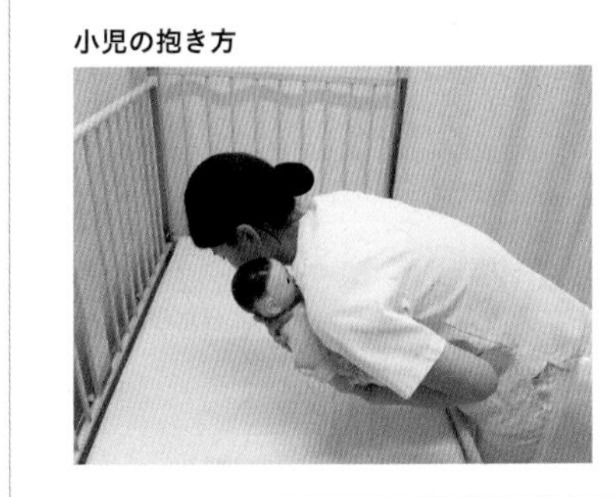

小児の抱き取り方

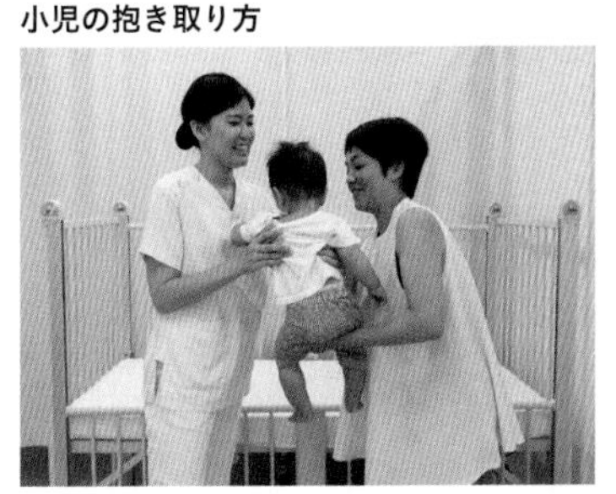

図3-6 小児の抱き方

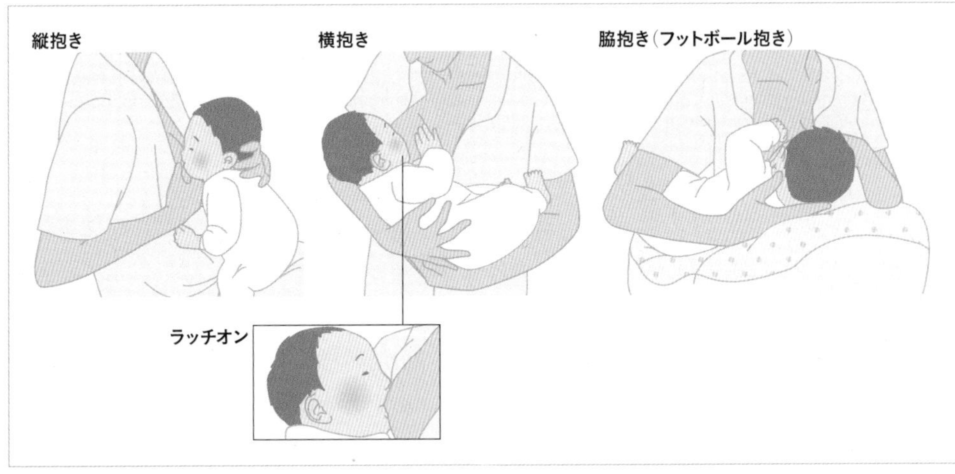

図3-7 授乳姿勢

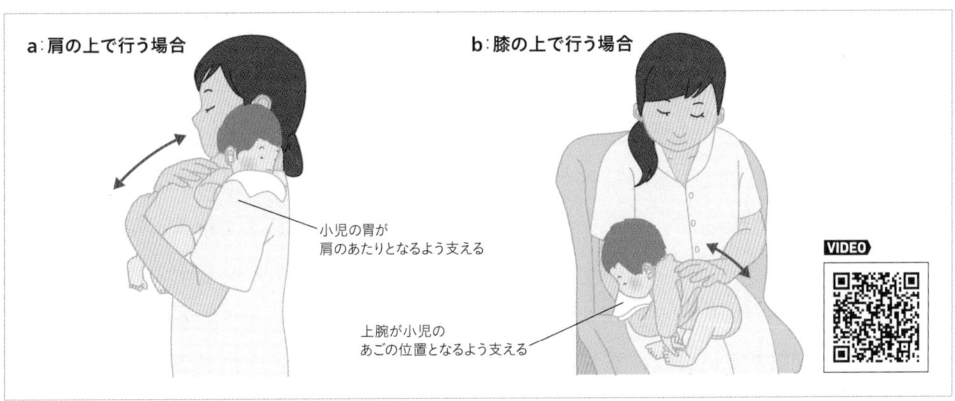

図3-8 排気の方法

の方法を伝える（図3-8），または親子を直接介助する。

母乳栄養には，栄養学的・免疫学的なメリットがあり，親子関係の確立に効果がある。特に，初乳中にはラクトフェリンや免疫グロブリンA（IgA）などの免疫物質が多く含まれており，初乳の後は移行乳から成熟乳へと小児のニーズに合わせて母乳成分が変化して

表 3-3　母乳栄養のメリット・デメリット

メリット	デメリット
①感染防御物質が含まれる ・免疫物質（IgA，ラクトフェリン，リゾチーム） ・細胞成分（好中球，マクロファージ） ・ビフィズス菌の発育に必要なオリゴ糖 ②成長発達のための最適な栄養が供給される ・生後 6 か月までの小児に必要な栄養をすべて備える ・小児のニーズに合わせて組成が変化する（在胎週数，乳汁生成の段階［初乳から成乳］，1 回の授乳の時間的経過でも変化*） ③親子関係の確立を促進する プロラクチン，オキシトシン分泌による母性への刺激 ・直接的な肌の触れ合いの機会 ④簡便かつ経済的である**	①ビタミン K の不足 ・生後ビタミン K を投与することでビタミン K 欠乏症（新生児メレナなど）はほぼ予防できる ②母乳感染の可能性 ・母親が HIV や HTLV-1 感染症の場合には特別な支援を要する ③薬剤の母乳移行による影響 ・母親が特殊な治療薬（抗がん剤や免疫抑制薬など）や違法薬物を使用している場合には特別な支援を要する

＊例：早産児の母親の母乳は，たんぱく質やミネラル・電解質，脳神経系の発達に必要な多価不飽和脂肪酸（ドコサヘキサエン酸［DHA］やアラキドン酸［ARA］）が正期産の場合に比べて多く含まれ，早産児に適した組成となっている。
＊＊例：災害時，清潔な水や人工乳，燃料などが不足する状況下でも継続しやすい
出典／ World Health Organization, United Nations Children's Fund. Guideline: updates on HIV and infant feeding: the duration of breastfeeding, and support from health services to improve feeding practices among mother living with HIV. Geneva: World Health Organization; 2016. を参考に作成.

いく。また，母乳栄養は母子の接触の機会となり，母親にオキシトシンの分泌を促すことから母性を刺激し，親子関係の確立の促進にもつながる。これらのことより，世界保健機関（World Health Organization；WHO）では，生後 6 か月までの完全母乳栄養，さらに 2 歳まで母乳栄養を続けることを推奨している。乳汁分泌の増加に伴い，新生児は約 3 時間おきに哺乳をするようになるが個体差もみられる。小児の欲求に合わせていつでも授乳ができるように母子同室などの育児環境を整えることも重要である。

母乳栄養のデメリット（表 3-3）にビタミン K 欠乏性出血性疾患（新生児メレナ）があるが，近年はビタミン K の投与によりほぼ予防ができるようになった。

2　混合栄養

乳汁分泌（にゅうじゅうぶんぴつ）が十分でない場合や母親の身体的特徴や既往歴などにより母乳栄養が困難な場合には，育児用ミルクで栄養を補完する。育児用ミルクは母乳に含まれる栄養成分に近くなるよう調整されているが，混合栄養の場合もまずは母乳を飲ませて量が不足したら育児用ミルクで補うようにする。母親や家族には，育児用ミルクであっても十分な栄養を得られることや胎盤からの免疫グロブリンの移行もあることなどを伝えて，安心して授乳行動がとれるよう支援する。また，育児用ミルクの温度が原因で口腔内（こうくうない）に熱傷が生じるという事故も報告されているため，温度管理には十分に留意する。

4. 事故防止

0 歳児の不慮の事故における死因の第 1 位は不慮の窒息[1]である。柔らかい布団の使用，うつぶせ寝，布が顔にかぶさってしまったことなどにより引き起こされている。柔らか過ぎる布団は避け，新生児の顔などが沈み込まないような適度に硬い布団の選択が望まれる。

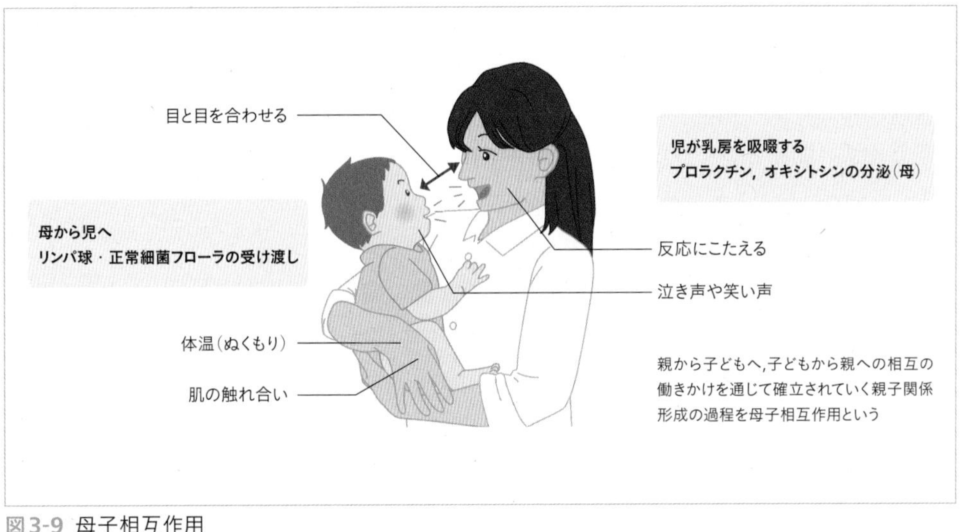

図3-9 母子相互作用

掛け布団も軽いものを使用し，窒息を防ぐ。添い寝をしながらの授乳中の事故も報告されているため，家庭や院内での注意喚起が必要である。

出生直後の新生児の場合，入院している産科施設で起こりやすい事故は，新生児取り違え・転落・窒息・落下物による外傷などである。起こり得る事故を認識し，細心の注意を払いながらケアを行う。また，災害時の避難方法についても取り決め，訓練を定期的に行うことで被害を最小限とするよう努める。

5. 親子関係の確立

親子のつながりはすでに胎児期から始まっているが，出生直後およびその後の接触が親子関係に最も強い影響を及ぼす。新生児は出生直後に啼泣（ていきゅう）していても，抱っこされて落ち着くと母親と視線を合わせてじっと見つめ，母親のにおいに吸い寄せられ，母親が指を出せばそれを握り（**把握反射**），乳房を近づけると乳頭を吸う（**吸啜反射**（きゅうてつはんしゃ））ことができる。母親は生まれたばかりの小児からこのようなことをされると自分が必要とされていると感じ，小児への愛おしさが強化される。また父親が出産の場に立ち会えば，親子でこのような関係の始まりを体験することができる。このような親から子どもへ，子どもから親への相互の働きかけを通じて確立されていく親子関係形成の過程を**母子相互作用**とよぶ（図3-9）。新生児期においては，出生直後の早期母子接触・母子同室・母乳栄養の促進が母子相互作用を促すとされ，これらにより愛着形成，同調性形成や親子の接触の機会の蓄積につながる。

6. 家族の育児技術の獲得

新生児は，日常生活の営みを親など周囲の養育者にほぼ依存するため，育児に関する養育者のセルフケア能力の向上に向けて，出生後から日常生活の援助・栄養（授乳）・事故防止などの教育的支援を行う。経産婦であっても育児技術の獲得状況を確認しながら十分に支援する。退院時に 1 か月健診のスケジュールを確認し，それまでの期間に新生児の「なんとなく元気がない（not doing well）」状態に家族が気づいた場合は受診するように伝え，相談しやすい関係をつくるために入院期間中は家族との信頼関係構築にも努める。

7. 運動と遊び

新生児期および乳児期の遊びは，目で見て音を聞く感覚遊びと四肢やからだを動かす運動遊びが主体となる。特に新生児期は，比較的受動的な遊びのなかで運動機能および心理・社会性の発達が促進されるため，「抱っこする」「からだに触れる」「優しく触れる」「子守り歌を歌う」のような遊びなど育児環境のなかに意識的に取り入れていく。

8. 感染予防と予防接種

新生児は，母体・母乳由来の免疫グロブリンを保持しているものの免疫能（めんえきのう）は発達途上にあり，感染症に罹患（りかん）すると重篤化（じゅうとくか）して入院が必要となり，さらには生命の危機に陥ることがある。そのため家族からの水平感染を極力予防していくことが大切である。特別な消毒薬は不要であり，手洗いを基本とし，特におむつ交換後および授乳前の手洗いを習慣とする。また，現在推奨されている生後 2 か月以降の予防接種に向けて，入院中および 1 か月健診時に情報提供を行い，接種スケジュールの作成を支援する。

III 乳児期

A 形態的特徴

乳児期は，著しくからだが成長する時期である。

1. 身長

生後半年間の身長の増加率は著しく，満 1 歳頃になると出生時の約 1.5 倍（乳幼児身体発育調査の中央値：男児 49 ～ 74.8cm，女児 48.5 ～ 73.4cm）になる[2]。

2. 体重

乳児期の体重増加の割合は，一生のうちで最も大きい。特に生後 1 ～ 2 か月にかけて最も急増加する。生後 3 ～ 4 か月では出生時の約 2 倍（乳幼児身体発育調査の中央値：男児 3.00 ～ 6.63kg，女児 2.94 ～ 6.15kg），満 1 歳では出生時の約 3 倍になる[3]。

身長・体重の発育状態は，出生時の状態や出生時体重などによって個人差があることを

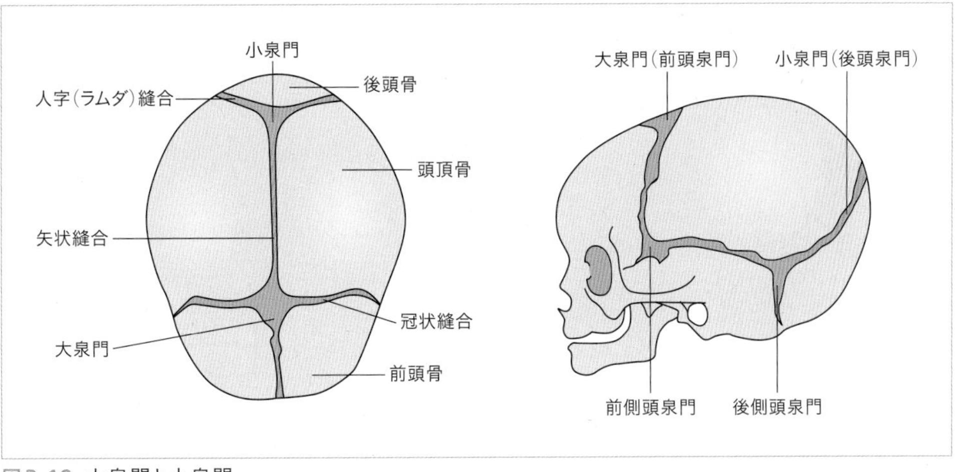

図3-10 大泉門と小泉門

十分に考慮しながら評価を行っていく必要がある。

3. 頭部

頭囲も脳の重量の増加に伴い著しく増加し，満1歳までに出生時の頭囲より約13cm前後の増加がみられる。乳児の前頭骨と頭頂骨，頭頂骨と後頭骨のそれぞれに囲まれたひし形の部分を泉門といい，前頭部の間隙を**大泉門**（だいせんもん），後頭部の間隙を**小泉門**という（図3-10）。小泉門は，生後まもなく閉じるが，大泉門は，生後1か月頃は2cm前後あり，その後，徐々に縮小し1歳6か月頃までに閉鎖する。そして，大泉門の膨隆（ぼうりゅう）や陥没は，小児の健康状態を知る重要な指標である。

4. 胸部

出生時は胸囲より頭囲のほうがやや大きいが，1歳で胸囲は頭囲とほぼ等しくなる。

5. 歯

乳歯は，生後6～8か月頃から生え始め，満1歳頃で上下4本ずつとなる。しかし，個人差はかなり大きく，1歳頃になって初めて生えてくる小児もいる。

6. 骨

骨は化骨現象によって発育していく。X線検査によって手根骨の化骨数やその形態を調べることで骨の成熟度がわかる（図3-11）。これを**骨年齢**といい，実際の年齢と比較することで，からだの発育の評価の一つの目安となる。新生児期には化骨はなく，生後2～6か月頃から現れ始め，およそ年齢+0～1個である。

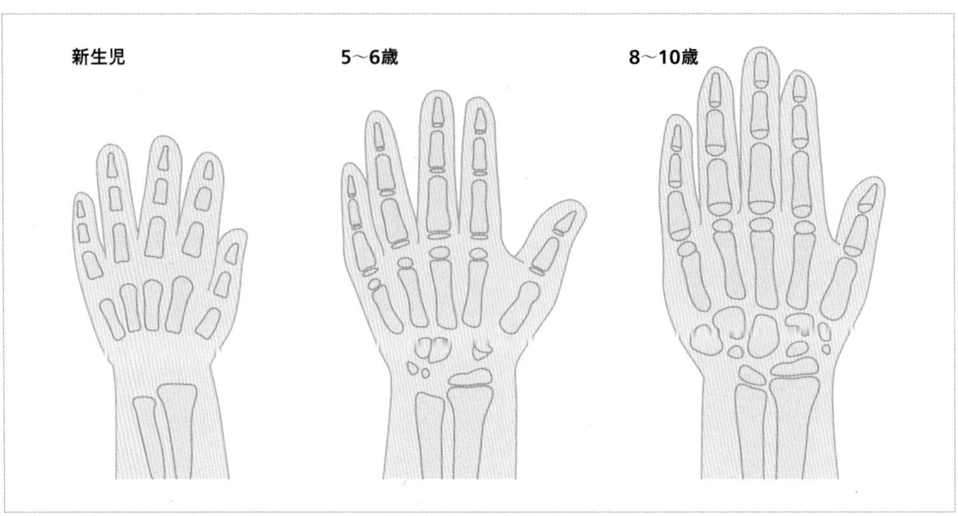

図3-11 手根骨の成長・発達

B 身体的特徴

1. 呼吸機能

肺機能が未熟（肺胞数が少なく，肺胞表面積が小さい）であり，1回換気量も少なく，酸素消費量や呼吸回数が多い。そして，胸郭（きょうかく）の前後径と左右径がほぼ等しい円柱状であり，肋骨が水平方向に走っているため，胸郭の拡大運動が少ない。一方で，横隔膜は比較的よく発達しているため，横隔膜運動が中心の腹式（ふくしき）呼吸である。また，乳児は鼻呼吸であり，鼻汁（びじゅう）で鼻腔（びくう）が閉塞（へいそく）した場合でも，口呼吸ができない。したがって，鼻汁の増加時は注意が必要である。

2. 循環機能

年齢が低いほど1回の**心拍出量**が少ない。それを補うため，心拍数は多くなる。また，乳児は体温や啼泣（ていきゅう），入浴，食事などの活動によっても変動しやすい。

3. 体温調節機能

体温調節が未熟なため環境温に左右されやすい。また，体重1kg当たりの食事摂取量，運動量が成人より多いため，熱産出も多い。そのため，成人以上に体温を放散させなくてはいけない。したがって，周囲にいる大人が環境の温度や衣服の調節に気を配る必要がある。

4. 消化機能

胃は，成人より垂直で球形に近い形であり，胃噴門括約筋の発育が十分でないため，授乳後に溢乳することがある（図3-12）。炭水化物，たんぱく質，脂肪などの栄養素の消化・吸収機能も未熟であるため，発育に合わせた食物，調理方法を考える必要がある。

5. 体液生理

乳児1日の体重1kg当たりの水分必要量は120～150mL，不感蒸泄量は50～60mLと，成人の約3倍であり，1日に出入りする水分量が多い。また，腎臓の濃縮力が未熟なため，体内の水分が不足していても老廃物などの排泄に水分が多く必要となる。そのため，下痢や発熱などは体内の水分量に影響を与える。さらに，乳児はのどの渇きを訴えられないことも影響し，脱水症状を起こしやすい。

6. 血液

生後3～4か月頃，赤血球数・ヘモグロビン量が減少し，**生理的貧血**の状態になる。そのため，血液の鉄分を補給するためにも離乳食が必要となる。

7. 免疫機能

乳児の免疫機能は成人に比べ未熟であり，母体由来の免疫抗体は生後3か月頃をすぎると低下し，生後6か月頃でほとんどなくなる。そのため，生後6か月頃をすぎると免疫抗体が減少し，感染症に罹りやすくなる。

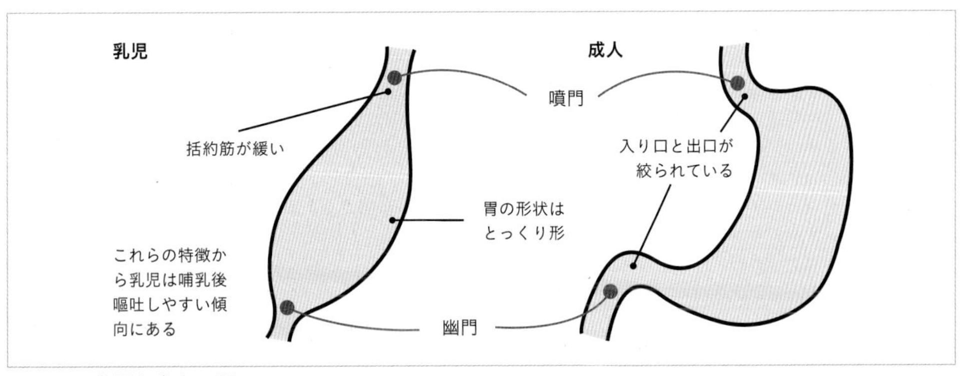

図3-12 乳児と成人の胃

C 機能的特徴

1. 運動機能

乳児期では，運動機能も著しい発達を遂げ，腹臥位（ふくがい）・仰臥位（ぎょうがい）・座位・立位の姿勢の発達がみられ，一定のパターンをとって発達する。しかし，育児習慣や文化・個人差などによって，発達の程度には幅がある。

1 粗大運動

比較的大きな筋肉群を使う体幹や手足などを用いた姿勢保持や移動を代表とする運動である（表3-4）。

2 微細運動

手と腕の全体と指を使用する細やかな運動である。把握反射が消失する生後3～4か月頃になると自発的な把握になっていく。生後3～4か月になると自分の手を見つめたり，玩具などを見て，その方向に手を伸ばしたりする。生後5～6か月頃になると手に持った物を口に持っていくようになり，食べ物であれば口に持っていき，食べることができる。生後10か月頃になると親指とほかの指で小さな物もつかむことができるようになる（本編-第1章-VI-B「運動の発達」参照）。この時期になると誤飲（ごいん）事故に注意が必要である。

2. 思考と認知機能

乳児は，見る・聞く・触る・嗅ぐ・なめる・叩（たた）くなどの感覚や運動機能を用いて，自分

表3-4 粗大運動

首のすわり	仰臥位の乳児の両手を持って引き起こしたとき，首が遅れないでついてくる状態を首がすわっているという。首のすわりは，生後4～5か月未満の乳児の90%以上が可能である。首のすわりは，運動機能の発達における最初の課題であり，生後6か月以後になっても首がすわらない場合は，運動機能の発達の遅れが考えられる。
寝返り	寝返りとは，自ら左右どちらの方向にでも仰臥位から腹臥位に変わることをいう。生後6～7か月未満の乳児の90%以上が可能になる。
一人座り	生後5か月頃になると腰の支えがあれば座れるようになり，生後6か月頃になると，背中を丸くして両手を着いて座れるようになる。そして，支えなしでおおむね1分以上座っていられる状態の一人座りは，生後7か月頃からでき，生後9～10か月未満の乳児の90%以上が可能になる。
はいはい	はいはいとは，這って移動することである。肘這い（ズリ這い），腹這い，膝這いの順に発達すると考えられているが，小児によっては1つの這い方のみの場合もある。生後9～10か月未満の乳児の90%が這って移動できる。
つかまり立ち	時間がかかっても一人で何かにつかまって立ち上がれることをつかまり立ちができるという。生後11～12か月未満の乳児の90%以上が可能である。
一人歩き	一人歩きができるとは，物につかまらないで，2～3歩歩ける状態をいう。生後1年3～4か月未満の幼児の90%以上が可能である。筋肉だけでなく，運動神経・平衡感覚などの発達に伴い一人歩きができるようになる。

を取り巻く外界を認識していく。生後4～8か月頃になると目と手の協応が発達し，ガラガラや音の出るおもちゃを好むようになる。生後8～12か月頃になると物の永続性が理解できるようになり，隠れて見えなくても，なくなったわけではないことがわかるようになる。

3. 感覚機能

1 視覚

小児は出生時から視力があるが，焦点を合わせる能力は未熟な状態で新生児期を過ごす。乳児期に入ると視覚が急速に発達し，生後1～2か月頃になると焦点を合わせて物の動きを追うことができる（**追視**）ようになる。生後3～4か月頃になると眼球を水平方向に150～180°くらい追視できるようになる。生後6か月頃になると身近な人を見つめほほ笑むなど顔の判別ができるようになり，人見知りが始まる。

2 聴覚

聴覚は，胎児期からすでに備わっており，新生児期から母親の声によって泣きやみ，よく眠ることがわかっている。しかし，音のする方がわかるようになるのは，生後5～6か月頃からである。

3 嗅覚

新生児は不快なにおいを避けようとすることから，嗅覚（きゅうかく）も出生時から備わっている。母親（母乳）のにおいを嗅ぎ分けられることは，母子相互関係の確立に重要な要素となっている。

4 味覚

味蕾（みらい）は，胎児後期から乳児期に最も多く，**甘み**や**うま味**を好み，**苦味**や**酸味**は嫌がり，**塩味**以外の味覚は一生で最も発達している。発達している味覚は，生まれもって備わっている身を守る手段の一つである。

5 触覚

新生児は，口唇（こうしん）・手掌・足底などの感触が敏感であるが，原始反射の消失に伴い軽減してくる。また，温度に対する感覚は，新生児期においてもはっきりしているが，皮膚からの経験を重ねるにつれて敏感になっていく。痛みの感覚は，生後3か月頃になると痛みの刺激部位がわかるようになり，生後6か月頃をすぎると痛みと関連する環境を認識できるようになる。

4. コミュニケーション機能

生後2～3か月頃になると泣き声に加え，「アー」「ウー」といった母音を中心とした**喃語**が始まる。それに対して周囲の大人たちが，小児の目を見て「おはよう」「おなかすいたの？」など言語を用いて応えることで，小児は，自分の働きかけに周囲が応えてくれることを感じ取りながらコミュニケーションの基礎をつくっていく。そして，9～10か月頃になると簡単な言葉を理解できるようになり，1歳頃になると「マンマ」「ブーブー」などの有意語を話し始める。初めて話す有意語は，生活のなかで小児が頻繁に耳にする言葉や模倣する機会の多い言葉などであり，**始語**という。

5. 情緒・社会機能

1 愛着

乳児にとって主な社会は家庭であり，情緒は日常生活のなかで親を中心とした大人とのかかわりをとおして多くの経験をすることで発達していく。そして，乳児は生まれもって人に関心を示し，手を伸ばす，ほほ笑むなど大人をひきつける能力を備えている。さらに，日常生活のなかで相互作用の多い大人（特定の人）と信頼関係を築き，愛着の対象とする。生後6～7か月頃になると見知らぬ人と特定の人との識別をするようになる。特定の人が自分のそばから離れると泣き，後追いをするようになる（**分離不安**）。

2 気質

気質とは，生まれもって備わっている人それぞれの特有の特性であり，一生を通じて変化が少ないとされている。小児のより良い発達を考える際，小児の気質と周囲の環境の相互作用の在り方を見つける必要がある。親が子どもの特性を把握し理解し，小児に適した育児方法を見いだしていくことが重要となってくる。

D 乳児期の看護

1. セルフケア

乳児は，生まれもって備わっている大人に働きかける能力（泣きやほほ笑みなど）を使って親に自らケアを求めることができるが，身体的発達や心理・社会的発達の初期段階にあるため，セルフケアを実践することは難しい。乳児のケアは親が行っていくことになる。そのため，親に小児の成長・発達や健康に関する情報を適切に提供する必要がある。さらに，愛着に対する支援も重要となってくる。

2. 日常生活の援助

1 排泄

乳児期は，排尿を司る神経機能が未発達であるため，膀胱内に一定量の尿がたまると，啼泣や授乳などの刺激をきっかけにして反射的に排尿し，意識的な排尿調節はできない。1日の排尿回数は20回前後である。

排便も腸内容が直腸に達すると，それが刺激となり反射的に便が排出される。母乳栄養の乳児は便が軟らかいが，離乳食が始まると便の性状が硬くなり，便の回数も減るため，排便の習慣を心がけることが必要である。

2 清潔

乳児は，運動量や栄養摂取量がからだに比して多いため，新陳代謝が盛んで，汗腺や皮脂腺からの分泌物も多い。さらに，排泄物で皮膚が汚染されやすいため，皮膚の清潔保持が重要である。また，あせもやおむつかぶれができやすいため，できるだけ1日1回の入浴を心がける。そして，入浴は親との遊び，スキンシップの大切な時間であり，愛着や情緒の発達を促す。

3 衣服

乳児は，体温調節能が未熟で環境温に左右されやすいため，そのときの気候に合わせた保温性や通気性の良い衣服を選び，また，室内・外の気温の変化によって重ね着などで調節する必要がある。さらに，「はいはい」が始まる頃になったら，両足の動きが妨げられないようにズボンをはかせるなど運動機能の発達を妨げないサイズの合った衣服を選ぶ必要がある。そして，乳児は新陳代謝が盛んで発汗が多く，溢乳や離乳食の食べこぼしなどで衣服を汚すことが多いが，その都度，着替えて清潔を保つことが必要である。

4 睡眠

新生児は2～3時間ごとに覚醒し，睡眠はこま切れであり昼夜の区別はないが，生後3か月頃より徐々に昼夜の区別がつき始め，覚醒と睡眠の時間が長くなる。生後5か月頃になると睡眠・覚醒のリズムが社会生活のリズムと同じようになる。生後6か月頃になると睡眠のリズムが定着してくるが，この時期に**夜泣き**が始まる子どもが多い。夜泣きの原因は明確に解明されていないが，親が悩まされることがないように，夜泣きはある一定期間のことであり，自然に消失し健康への影響はないことを伝えたい。夜泣きに対しては，決まった時間に眠る習慣をつけ，寝室の照明は落とすなど睡眠の環境を整えるようにしていく。

3. 栄養（離乳）

乳児期は，栄養摂取の形態が乳汁から半固形物，固形物へと変化し，食品の内容も大きく変化し，授乳と離乳の支援が必要な時期である。

1 離乳の定義

離乳とは，成長に伴い，母乳または育児用ミルクなどの乳汁だけでは不足してくるエネルギーや栄養素を補完するために，乳汁から幼児食に移行する過程をいう[4]。

2 離乳食の進め方（表3-5）

小児は発育および発達の状況に応じて，食品の量・種類・形態を調整しながら食べる経験を積み重ね，摂食機能を獲得する。規則的な食事をとおして，生活リズムを整えること

表3-5 離乳食の進め方の目安

			離乳初期 生後5～6か月頃 （離乳の開始）	離乳中期 生後7～8か月頃	離乳後期 生後9～11か月頃	離乳完了期 生後12～18か月頃 （離乳の完了）
食べ方の目安			•子どもの様子をみながら1日1回1さじずつ始める。 •母乳や育児用ミルクは飲みたいだけ与える。	•1日2回食で食事のリズムをつけていく。 •いろいろな味や舌ざわりを楽しめるように食品の種類を増やしていく。	•食事リズムを大切に，1日3回食に進めていく。 •共食を通じて食の楽しい体験を積み重ねる。	•1日3回の食事リズムを大切に，生活リズムを整える。 •手づかみ食べにより，自分で食べる楽しみを増やす。
調理形態			なめらかにすりつぶした状態	舌でつぶせる固さ	歯ぐきでつぶせる固さ	歯ぐきでかめる固さ
1回当たりの目安量	I	穀類（g）	つぶしがゆから始める。 すりつぶした野菜なども試してみる。 慣れてきたら，つぶした豆腐・白身魚・卵黄などを試してみる。	全がゆ 50～80	全がゆ 90～軟飯 80	軟飯 80～ご飯 80
	II	野菜・果物（g）		20～30	30～40	40～50
	III	魚（g）		10～15	15	15～20
		または肉（g）		10～15	15	15～20
		または豆腐（g）		30～40	45	50～55
		または卵（個）		卵黄 1～全卵 1/3	全卵 1/2	全卵 1/2～2/3
		または乳製品（g）		50～70	80	100
歯の萌出の目安				•乳歯が生え始める。	•1歳前後で前歯が8本生えそろう。 •離乳完了期の後半頃に奥歯（第一乳臼歯）が生え始める。	
摂食機能の目安			口を閉じて取り込みや飲み込みができるようになる。	舌と上あごでつぶしていくことができるようになる。	歯ぐきでつぶすことができるようになる。	歯を使うようになる。

＊衛生面に十分に配慮して食べやすく調理したものを与える。
＊上に示す事項は，あくまでも目安であり，子どもの食欲や成長・発達の状況に応じて調整する。
資料／厚生労働省：授乳・離乳の支援ガイド，2019，p.34，一部改変．

や食べることへの意欲向上・食べることの楽しさを体験することが離乳を進行することの目標である。

食物をなめらかにすりつぶした状態を初めて与えた時を**離乳の開始**といい，生後5～6か月頃が適当とされる。離乳の開始時期の目安としては，定頸後かつ寝返りができること，5秒以上座れること，哺乳反射（ほにゅうはんしゃ）の減弱がみられる（例：スプーンなどを口に入れても舌で押し出すことが少なくなる）こと，食べ物に興味を示すようになることなどが挙げられる。また，生後12か月～18か月頃になると，形ある食物をかみつぶすことができ，エネルギーや栄養素の大部分を母乳や育児用ミルク以外の食物から摂取できるようになる。この状態を**離乳の完了**という。なお，離乳の完了とは，母乳または育児用ミルクを飲んでいない状態を意味するものではない。離乳が完了すると，食事は1日3回となり，そのほかに1日1～2回の補食を必要に応じて与える。

3 食物アレルギー

食物アレルギー診療ガイドライン2016では，**食物アレルギー**とは，「食物によって引き起こされる抗原特異的（こうげんとくいてき）な免疫学的機序（めんえきがくてききじょ）を介して生体にとって不利益な症状が惹起（じゃっき）される現象」と定義される[5)]。食物アレルギーは，皮膚，粘膜，呼吸器，消化器，神経，循環器など様々な臓器に症状が現れる。そして，「アレルゲン等の侵入により，複数臓器に全身性にアレルギー症状が惹起され，生命に危機を与え得る過敏反応」を**アナフィラキシー**という。さらに，アナフィラキシーに血圧低下や意識障害を伴う場合を**アナフィラキシーショック**という[6)]。

親にとって，食物アレルギーは育児を行っていくなかでの心配事の一つである。心配から離乳の開始を遅らせようと考える親もいるが，ほかのアレルギー疾患やアナフィラキシー歴，アナフィラキシーの家族歴がある場合を除いては，小児のより良い成長・発達のために適切な時期（生後5～6か月頃）に離乳を開始することが推奨されている。

4. 運動と遊び

乳児は，寝返りができるようになると何度も繰り返し，「はいはい」ができるようになると室内中をはいはいするようになる。このようにたくさんからだを動かすことは乳児にとっては遊びであり，運動遊びという。安全で自由にはいはいできる環境を整えることが必要である。また，視覚や聴覚などの感覚器を使用した感覚遊びが盛んになるため，見る・聞く・握るなどの感覚を刺激するガラガラや音の出るぶら下がりおもちゃなどが玩具として適している。玩具は口の中に入れて遊ぶこともあるため，清潔にしておく必要がある。

5. 感染予防と予防接種

乳児の免疫機能は発達段階にあり，母体由来の百日咳（ひゃくにちぜき）の免疫抗体は生後3か月，麻疹（ましん）は生後12か月頃にほとんど自然と失われる[7)]。この時期をすぎると感染症に罹(かか)りやすくなる。そのため，生後2～3か月頃をすぎると感染症の原因となるウイルスや細菌に対する抵抗力をつけるために予防接種が始まる。乳児期の定期／任意予防接種のスケジュールは過密であるため，健診時など適切な時期に接種できているかの確認を行っていく必要がある。また，予防接種時には，乳児にとって，親が安全基地であるため，親と分離することなく抱負してもらって接種し，接種後には褒めてもらえることが大切である。

6. 事故防止

乳児は，身体機能や認知機能が発達初期であり，危険を察知して自分でからだの動きを制御することは困難である。例年，乳児の不慮の事故死は，病気を含むすべての死因のなかで上位を占めている。2016（平成28）～2020（令和2）年の5年間の人口動態調査によると，0歳児では不慮の事故死の原因のうち6割が不慮の窒息であり，9割が家庭内で発生している。なかでもベッド内での窒息が最も多い[8)]。寝返りをした際に，寝具が柔らか過ぎることで鼻や口が塞がれることのないような注意が必要である。健診時などに小児に多い事故の情報を発達段階に合わせて親に伝えていくことが重要である。

乳幼児突然死症候群（sudden infant death syndrome：**SIDS**）は，「それまでの健康状態および既往歴からその死亡が予測できず，しかも死亡状況調査および解剖検査によってもその原因が同定されない，原則として1歳未満の児に突然の死をもたらした症候群[9)]」と乳幼児突然死症候群（SIDS）診断ガイドライン（第2版）によって定義されている。2022（令和4）年の乳児の死因順位では第5位であった[10)]。日本での発症頻度はおおよそ出生6000～7000人に1人と推定され，生後2～6か月に多い。SIDSの原因の解明には至っていないが，研究によってSIDSの発症状況が明らかとなっている。まず，仰臥位(ぎょうがい)でもSIDSは発症するが，うつ伏せに寝かせているときのほうが発症率は高い。また，母乳で育てられている乳児のほうが発症率は低いことがわかっている。そして，妊婦や親の喫煙が発症の大きな危険因子とされている。以下の3つが啓蒙(けいもう)されている[11)]。

❶1歳になるまでは，寝かせるときはあおむけに寝かせましょう
❷できるだけ母乳で育てましょう
❸たばこをやめましょう

7. 親子関係の確立

乳児は，生まれもって備わっている泣きやほほ笑み，他者の指をぎゅっと握るなどの人をひきつける能力をもって，養育者である親の注目を向けるように働きかける。この働きかけに，親は「かわいい」「愛おしい」などの愛情をもって応答する（必ずしも愛情を感じなければならないわけではなく，応答できることが関係確立の一歩である）。情緒的な応答が大切な時期である。そして，小児が泣くなどして欲求を訴えたときに，親がその欲求に対して適切

に抱負やトントンなどの動作で応答することで，小児の欲求が満たされる。さらに，親は，自分自身の対応によって小児の欲求が満たされたと感じることで，小児への対応に自信がつく。このように，小児と親とで，身体的・情緒的応答を繰り返しながら親子関係が確立していく時期である。また，母子相互作用をとおして，人の心身の土台をつくる大事な時期であり，小児は特定の人（親）と信頼関係をしっかり築いていく必要がある。

8. 家族の育児技術の獲得

乳児期は，成長・発達が著しい時期であり，育児をする家族は，今の小児の成長・発達の一歩先を考え，予測しながらより良い成長・発達を遂げていけるように支援していく必要がある。そのためには，小児の成長・発達の知識が必要であり，さらには，自分の子どもにとっての成長・発達の正常な状態も把握，理解しながら，離乳などを適切な時期に始めることが求められている。しかし，現代社会においては，核家族であり，育児を開始する以前に小児との触れ合いが少ないことなどが影響し，小児の成長・発達の知識を得る機会が少なく，育児に不安を抱えている家族も少なくない。したがって，乳児健診時などの機会を利用して，現在の育児状況を把握し，次の発達課題が達成されるように育児のアドバイスを行っていく必要がある。

文献

1） 社会福祉法人恩賜財団母子愛育会愛育研究所編：日本子ども資料年鑑 2021，KTC 中央出版，2021，p.149.
2） 厚生労働省：平成 22 年乳幼児身体発育調査の概況について．https://www.mhlw.go.jp/file/04-Houdouhappyou-11901000-Koyoukintoujidoukateikyoku-Soumuka/kekkagaiyou.pdf（最終アクセス日：2022/1/19）
3） 前掲書 2）
4） 厚生労働省：授乳・離乳の支援ガイド．https://www.mhlw.go.jp/content/11908000/000496257.pdf（最終アクセス日：2022/1/10）
5） 日本小児アレルギー学会：食物アレルギー診療ガイドライン 2016 ダイジェスト版．https://www.jspaci.jp/allergy_2016/index_sp.html（最終アクセス日：2022/1/19）
6） 日本アレルギー学会：アナフィラキシーガイドライン．https://anaphylaxis-guideline.jp/pdf/anaphylaxis_guideline.PDF（最終アクセス日：2022/1/19）
7） 熊本市医師会：予防接種と子どもの健康．http://www.city.kumamoto.med.or.jp/hokenn_iryou_hukusi/yobou/yobou02.html（最終アクセス日：2019/3/24）
8） 消費者庁：子どもの不慮の事故の発生傾向～厚生労働省「人口動態調査」より～．https://www.cfa.go.jp/assets/contents/node/basic_page/field_ref_resources/67dba719-175b-4d93-8f8c-32ecd4ea36a6/e5098069/20220323_child_safety_actions_review_meetings_2022_doc_02_1.pdf（最終アクセス日：2023/9/28）
9） 厚生労働省：乳幼児突然死症候群（SIDS）診断ガイドライン（第 2 版）．https://www.mhlw.go.jp/bunya/kodomo/sids_guideline.html（最終アクセス日：2019/3/24）
10） 厚生労働省：令和 4 年（2022）人口動態統計月報年計（概数）．https://www.mhlw.go.jp/toukei/saikin/hw/jinkou/geppo/nengai22/dl/h7.pdf（最終アクセス日：2023/9/28）
11） 厚生労働省：乳幼児突然死症候群（SIDS）について．https://www.mhlw.go.jp/bunya/kodomo/sids.html（最終アクセス日：2019/3/24）

本章の参考文献

・医療情報科学研究所編：病気がみえる vol.10 産科，第 4 版，メディックメディア，2018.
・日本ディベロップメンタルケア（DC）研究会，仁志田博司，他編：標準ディベロップメンタルケア，改訂 2 版，メディカ出版，2018.
・仁志田博司編：新生児学入門，第 5 版，医学書院，2018.
・BFHI2009 翻訳編集委員会訳：UNICEF/WHO 赤ちゃんとお母さんにやさしい母乳育児支援ガイド　アドバンス・コース「母乳育児成功のための 10 ヵ条」の推進，医学書院，2011.

第4章

幼児期の成長・発達に応じた看護

この章では

- 幼児期の区分および特性について理解する。
- 幼児期の成長・発達について理解する。
- 幼児期の看護について学ぶ。

幼児期とは1歳から就学前（小学校に入る前）の期間を指す。運動機能面では歩く，走るといった粗大運動から細やかな手先の動きといった微細運動までの発達が著しくみられ，精神機能においては，物事を理解したり判断したりするうえで欠かせない思考力や言語能力がめざましく発達し，社会生活を送るうえでのコミュニケーションに役立つ。乳児期にはぐくまれた信頼感をもとに，人や周囲の環境への興味・関心がさらに拡大するこの時期は，様々なかかわりをとおして，人が社会のなかで生活していくために必要な基本的な能力*を獲得していく時期である。

A 形態的特徴

幼児期の成長は，乳児期に比べるとその速度は緩（ゆる）やかになる。しかし，1～6歳の間に身長は約40cm伸び，体重は約10kg増えるなど，乳児期に引き続き形態的な成長がめざましい時期である（表4-1）。

1. 身長・体重

幼児期における身長の伸びは1～2歳の間が約10～12cmと最も大きく，その後も5～10cmずつ伸び，3歳半～4歳頃に出生時の約2倍となる。また，体重は毎年2～3kgずつ増加し，2歳半頃に出生時の約4倍，4歳頃に出生時の約5倍となる。

2. 頭部

頭囲は出生時から3歳頃までで著しい増加がみられるが，それ以降は年間1cmに満たない程度の緩やかな増加となる。これは脳の発育が胎生期から3歳頃までに急速に進むためであり，脳の重量は4～6歳で成人（1200～1500g）の95%にまで達する*。また，3か月頃に閉鎖する小泉門に対し，大泉門（だいせんもん）は1歳6か月頃までに閉鎖する。大泉門の閉鎖

表4-1 出生時から幼児までのおおよその発育の変遷

		出生時	3か月	1歳	2歳半	3歳	4歳	5歳
身長（cm）		50	60	75	90	95	100	110
	出生時比			×1.5			×2	
体重（kg）		3	6	9	12	14	15	18
	出生時比		×2	×3	×4		×5	×6
頭囲（cm）		33		45		49		
胸囲（cm）		32		45		50		
		頭囲＞胸囲		頭囲＝胸囲		頭囲＜胸囲		

資料／厚生労働省　平成22年乳幼児身体発育調査.

＊たとえば食事・排泄・睡眠・清潔・衣類の着脱といった日常生活を営むための基本となる生活習慣や，あいさつや守るべきルール・マナーといった社会生活を送るうえで必要な能力を指す。

＊スキャモン（Scammon, R.）の発育曲線における神経型の成熟と照らし合わせると理解しやすい。

時期が著しく早かったり遅かったりする場合には，脳や骨の発達上の問題*に注意する必要がある。

小児は成人に比べ身長に占める頭の比率が相対的に大きく，新生児は4頭身ほどである。しかし，2歳頃には5頭身，6歳頃には6頭身へと徐々にその比率は低下する。

3. 胸部

胸囲は，出生時においては頭囲より小さいが，呼吸筋の増大や胸郭*の成長によって，1歳前後から頭囲より大きくなる。胸囲単独での評価よりも頭囲と対比しながら発育状態をとらえる。

B 身体生理的特徴

1. 呼吸機能

呼吸は幼児前期（1～3歳）頃までは横隔膜による上下運動（腹式呼吸）を主体に行われる。2歳を超えてくると呼吸筋の増大とともに胸郭が広がりやすくなり，5歳頃までに胸郭の動きを利用して肺を効果的に広げる呼吸（胸式呼吸）主体へと移行する。幼児は胸郭の動きを利用して肺を効果的に広げる呼吸ができず，1回当たりの呼吸で換気できる量が成人に比べ少ないため，呼吸数の基準を20～30回/分と多くすることで賄っている。

気道は，成長とともにその半径が大きくなり，乳児に比べ一度に肺に取り込める酸素の量が増加する。一方，粘膜やリンパ組織が発達していることで気道粘膜の浮腫や痰などの分泌物貯留による気道狭窄を生じやすく，特に幼児前期頃までは呼吸困難を生じやすい。

2. 循環機能

小児は全身に血液を送り出す左心室の容量が成人に比べて小さく，心臓が1回の拍動で送り出せる血液の量（1回拍出量）が大幅に限られる。その一方で，体重当たりに必要とする酸素消費量は成人よりも多く，心拍数を増やすことによって全身に血液を供給している。心臓自体の大きさが新生児期・乳児期と比べ成長している幼児期の小児の1回拍出量は増加し，また心筋の発達によって心臓のポンプ機能も向上するため，循環機能は高まり，心拍数の基準値は90～110回/分と乳児期よりも少なくなる。また，血管は弾力性があり，末梢血管抵抗は乳児期同様に継続して低く，心拍出量*の増加に由来して血圧は高くなる。一方，成人に比べると心拍数の基準値は高く，酸素消費量が上昇した際に心拍数

＊ 大泉門の閉鎖が早い際には小頭症や骨の早期癒合の問題を，閉鎖が遅い際には水頭症などによる頭蓋内圧亢進や骨の発達不良（くる病など）に注意する必要がある。

＊ **胸郭**：胸部の骨格。胸椎・肋骨・胸骨からなる。心臓・肺・食道などを保護し，胸部の筋肉により運動して呼吸を助ける。

＊ 心拍出量（mL/分）＝1回拍出量（mL/回）×心拍数（回/分），血圧＝心拍出量×末梢血管抵抗で定義される。

の増加で対応可能な心拍出量の上がり幅は限られており，予備能は低い*。

3. 体温調節機能

熱の産生による体温上昇と，熱の放出による体温低下の二側面からなる体温調節機能は，発達とともに体温調節中枢である視床下部（ししょうかぶ）の成熟や熱産生・放出を担（にな）う筋肉運動の増大，汗腺の発達によって安定し，日内変動も落ち着いていく。そのため，幼児の平常時の体温は35.8～36.6℃と成人とほぼ同じになる。一方，衣類の洗濯や室温調整を自身で行えず，また基礎代謝は盛んで活発に運動するため，環境温により高温や低温になりやすい。

4. 消化機能

生後7か月頃に下門歯より生える乳歯は，個人差は大きいもののおおむね1歳6か月～2歳で上下8本の計16本が，2～3歳で上下10本の計20本が生えそろう。奥歯の生えそろいや，顎・頬・舌の筋肉の増大によって咀嚼（そしゃく）・嚥下（えんげ）・捕食といった食べるために必要な機能が向上し，4～6歳頃には成人と同様の食事形態をとることができるようになる。6歳頃から乳歯が抜け始め，永久歯に切り替わっていく。

また，胃は，乳児期には筒状で垂直様の形をしていたが，水平状へと変化し，食塊が胃に長く停滞できるようになり，胃の容量も増大する（本編図3-12参照）。また，胃液のpHは年齢とともに酸性度が強くなる。

膵液（すいえき）は糖類を分解する酵素（こうそ）のアミラーゼ，たんぱく質を分解する酵素のトリプシン，脂質を分解する酵素であるリパーゼのいずれも，おおむね2～3歳頃に成人と同等の活性となる。

5. 体液生理

体重に占める体内水分の量は，新生児期には80%，乳児期には70%であるが，幼児期になると60%と成人とほぼ同等となる。また，幼児の1日の必要水分量は体重当たり100mL，1日の排泄量は不感蒸泄量（ふかんじょうせつりょう）で体重当たり40mL，尿量で体重当たり50mLと，成人と比べて約2倍の量を必要としている（表4-2）。したがって水分代謝の回転が速く，水分必要量の減少や排泄量の増加により脱水を起こしやすい。

6. 血液

白血球数は成人に比べるとやや多く，成長とともにしだいに減少する。赤血球数は乳児に一時的に減少したのち，成人に向けて少しずつ上昇する。血小板数は乳児の時点で成人とほぼ同等である。

* 幼児の心拍数は平常時90～110回/分から興奮時180回/分の幅で，心拍出量は1.5～2倍程度までしか増加できない。一方，成人は平常時60～70回/分から興奮時180回/分と約3倍まで心拍出量を増加でき，酸素需要が高まった時の予備能は高い。

表4-2 小児の排尿機能の目安

月齢	膀胱容量（1回の排尿量の目安）	1日の排尿回数	備考
生後1か月まで	5〜20mL	20回程度	1回量はごく少量。
生後1〜6か月	10〜80mL	10〜20回	泣いたり動いたりに伴い反射的に排尿する様子から，6か月頃には睡眠時の排尿が減る。
生後6〜12か月	50〜180mL	10〜16回	成長に伴い昼間の排尿回数が減り1回量が増える。
1〜2歳	80〜200mL	7〜12回	夜間睡眠時に排尿がないことも出てくる。
2〜4歳	100〜250mL	5〜8回	

＊1歳未満：期待膀胱容量（mL）＝体重（kg）×7　1歳以上：期待膀胱容量（mL）＝[年齢（年）+2]×25
出典／染谷奈々子：排泄に関連した検査・処置〈平田美佳，染谷奈々子編：ナースのための早引き　子どもの看護　与薬・検査・処置ハンドブック〉，第2版，ナツメ社，2013，p.300，一部改変．

7. 免疫機能

新生児から免疫（めんえき）グロブリンを生成するが，幼児においても成人に比べ免疫機能は未熟である（図4-1）。感染初期に病原菌やウイルスなどの抗原（こうげん）を破壊する機能をもつIgMは出生後まもなく産生し1歳頃になると成人とほぼ同等になる。血中に最も多く存在し侵入してきた病原菌やウイルスの抗原に働くIgGは，分子量が小さい抗体であるため胎盤から血液を介して胎児に移行し，出生時点では成人に近い値を備える。しかし幼児では母体由来のIgGが消失し，かつ自身での産生も途上にあることから，その値は成人の50〜80%程度にとどまり，感染を起こしやすい。のどなどの粘膜に存在し病原菌やウイルスの侵入を防ぐ働きに関与するIgAは母乳に含まれ，消化管を病原体から守る機能がある。

8. 神経系

乳児期に活発に行われた軸索（じくさく）の成長とシナプスの形成を引き継ぎ，シナプスの密度は一

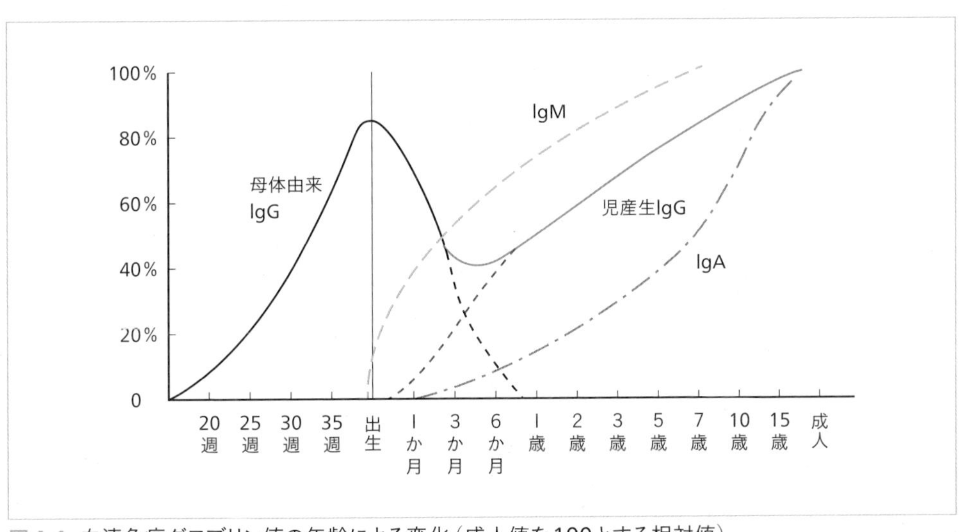

図4-1 血清免疫グロブリン値の年齢による変化（成人値を100とする相対値）

生のなかで最も高い幼児期以降，選択的に回路が脱落することで低下していく。また，神経線維の髄鞘化*は新生児期・乳児期に観察される脊髄や延髄・橋・中脳に加えて1歳6か月頃には大脳にもみられるようになり，神経伝導速度は飛躍的に向上する。

また，睡眠覚醒リズムは中枢神経系の成熟とともに発達する。1回の睡眠周期は2〜5歳で60〜80分であるが，5歳以上になると90〜100分と成人と同等となる。また，ノンレム睡眠（脳の睡眠）に比べてレム睡眠（身体の睡眠）は神経機能が未熟なほど長く，新生児では50%を占めるが，3〜5歳頃には20%と成人の比率と同等となり，夜間の中途覚醒はほとんどなくなる。3〜4歳頃までは1・2回の昼寝とし，1日の睡眠時間は10〜13時間である。

C 機能的特徴

運動機能や知的機能といった子どもの機能の発達は神経系の成熟と関係しながら並行して発達していく。運動機能の発達によって遊びやコミュニケーションの幅が広がるとともに，知的機能の発達によって自身の思考と関連付けた行動をとる力が増す。機能的特徴は，個々の子どもの周囲への関心の度合いや環境などによって個人差が大きい。

1. 運動機能

1 粗大運動と微細運動

乳幼児期にかけて運動機能は著しい発達を遂げる。運動機能の発達は，**粗大運動**と**微細運動**の2つの機能の発達に分けられる（本編-第1章-VI-B「運動の発達」参照）。

粗大運動は胴体や四肢の大きな筋肉がバランスをとりながら協調して働く機能を指す。乳児期にみられる首のすわり・寝返り・座位保持・つかまり立ちに引き続き，1歳3か月頃には歩けるようになる。歩き始めたばかりの子どもは股が開いた状態で，立位を支持する両足の間隔は広く，片足を踏み出す際にはバランスを崩しやすく一歩一歩がよちよちとしている。1歳半頃になると両足の間隔が狭くなり安定して立位をとれるようになり，踏み出す足を高く上げることができるようになる。2〜2歳半頃になると走る，階段を上り下りすることができ，3歳になると三輪車をこいだり，片足で立つこともできる。4歳では階段昇降で足を交互に出せるほか，5歳ではスキップできるようになる。

粗大運動に用いる腕や足の筋肉や神経よりもさらに先端に向けて発達は進み，特に手先の微細な動きが可能になる。乳児期には手指の繊細な動きが発達するが，幼児期は手に持ったものの扱いがより微細になっていく。1歳半頃にはスプーンを使う，クレヨンを握ってなぐり書きする，2つほどの積み木を重ねるなどができるようになる。3歳頃になると自

* **髄鞘化**：神経線維が資質の鞘で覆われる状態を指し，これにより神経伝導速度は無髄神経線維に比べ100倍程度速くなる。

分で靴を履く，円をかく，積み木を8つ重ねて塔を作るなどができるようになる。4歳ではボタンを留める，四角を描く，人の顔を描くなどができるようになる。

2. 思考と認知機能

1 思考

子どもは発達のなかで自身とは異なるものの存在を知り，自身の外にある未知の世界について知ろうとする。幼児期の子どもはその行為の結果として蓄積されていく知識について，行為という現実に生じるものとしてだけでなく，言語やイメージとして抽象的にとらえることができるようになる。

ピアジェ（Piaget, J.）によれば，出生後から2歳頃までは感覚運動段階とよばれ，目の前にあるものに関心をもち，触れる，なめる，見るといった感覚をとおして自身の外にある世界を探る段階である。1歳頃には，外界にあるものの存在を自分の感覚として受け入れ，それを様々な感覚をとおして探ることを何度も繰り返すことで自身とは異なる存在を認識するようになる。1歳半～2歳頃になると，実際の感覚を経験しなくても自身とは異なる存在を認識できるようになる（**対象の永続性**）。たとえば，感覚運動段階が進んでくると，目の前から母親がいなくなると捜そうとするようになる。このように目に見えないものの存在を理解できるようになることで，徐々に目的に対する結果の予測ができるようになる。また，ほかの人の行為を模倣するといった外界の存在に基づく行為をするようになる。

2～7歳は前操作段階*とよばれる。感覚運動段階では目の前にある現実が理解のすべてであったのに対して，前操作段階では，たとえ目の前にないものであっても言語やイメージとして頭の中で形あるもの（表象）として再現し，間接的に理解できるようになる。また，目の前にないものを異なる形で表現する機能（象徴機能）は言葉の発達とともに4歳頃までによくみられるようになる。この段階の子どもは，積み木を電車に見立てて遊んだり，おままごとのなかで自身の母親のように振る舞ったりする。ぬいぐるみがおなかを空かせている，悲しんでいるなど，生命のない事物に対しても，生きている，意思があるように擬人化して考える傾向（アニミズム）も象徴機能の一つといえる。4～7歳では言語による理解や表現が拡大し，目にしたことのある事物を類似したものでまとめる，区別するといった概念の認識ができるようになる。一方で，概念の理解は見る，触れるといった感覚に影響を受けた直感的なものであり，見たことのない事物については論理的に思考することができない。たとえば，同じ容器に入っている飲み物であれば同じ量であることがわかるが，異なる容器では量が同じと理解することは難しく，言葉を音としては認識していても，実際に何を指すかが一致していない場合もある（本編-第2章-I「自我・認知と思考の発達に関する概念と理論」参照）。

＊ **前操作段階**：論理的な思考を指し，目に見えない事物に対して論理的な思考ができるようになる前の段階。

2　自己中心性

幼児期の思考の発達は，自身から外界の存在に対して向かう思考の発達であり，自身のもつ独自の主観的感覚に基づく思考が中心となっている。そのため，他者の視点に立って物事を考え，行動することは難しい。自身の主観的な感覚は自身の経験に基づいており，そのとらえ方は限局的で，物事の全体から意味を把握することはできない。遊びを中心に，自身の主観的な感覚とは異なる感覚をもつ相手の存在を知り，ルールを設けたり交渉するなどの経験から，他者の視点を含めて考えることができるようになる。論理的な思考が進む6歳頃になると，相手の気持ちや意図といった抽象的な事柄を理解し考えることができるようになり，相手の視点に立って考え，行動できるようになる（**脱中心化**）。

3　注意・記憶・時間・空間

注意とは1つの対象に能動的に目を向けることあるいは引き付けられることであり，人の認知機能やコミュニケーション機能が働く際の初期に不可欠な機能である。乳幼児期のコミュニケーションは自己と他者の二者から，自己と他者で一緒に第三の対象への注目を共有するという，共同注意へと発達していく（図4-2）。その方法には指を指す，声を上げる，他者に共有したいことを訴えるために目を向ける（参照する），などがある。幼児の注意は持続時間が短く関心は移りやすい。1～2歳頃は数分単位で遊びが変化し，食事の途中であっても飽きてしまうことがある。5歳頃になると30分程度の注意の持続ができるようになり，集団で教育を受ける基礎的な能力が獲得される。

時間や**空間**の概念は，論理的な思考の発達によって予測が可能になることで生じる。3歳頃には，次にすること，自分の年齢といった大まかな時間の概念や，上と下といった空間の概念を理解できるようになる。時間や分といった時計の概念を幼児期に理解することは難しいが，5～6歳頃になるとアナログ時計など視覚的な情報を用いて「長い針がここに来たら終わり」といった説明を理解できる。空間の概念では，前と後ろは5歳頃，右と左は学童期以降に理解できるようになる。幼児期の基本的生活習慣の確立に向けた日常の繰り返しは，時間や空間の概念を理解することに役立つ。実際の感覚を経験しなくても存

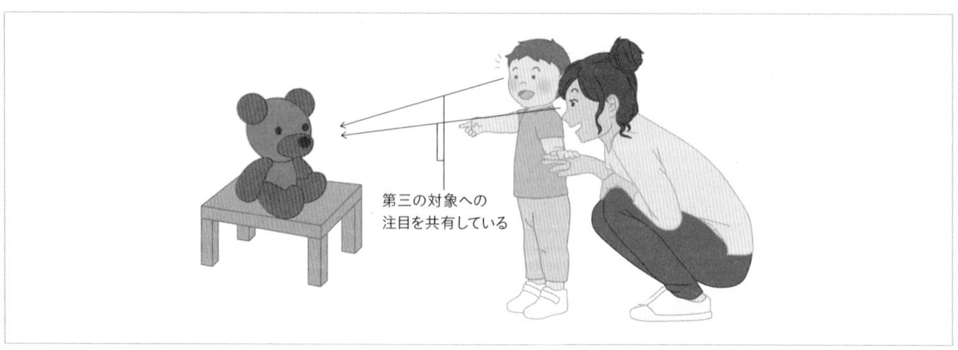

図4-2　共同注意

在を認識できる認知機能の発達によって，過去に経験した時間や空間を現在に再現する，すなわち**記憶**が可能となる。幼児期は記憶の持続性と記憶の容量が著しく増大する。

3. 感覚機能

1 視覚

視力は出生時 0.03 ～ 0.05 であり，20cm 程度の距離でしかはっきりと物が見えない。しかし，1 歳で 0.2 程度，5 歳頃には 1.0 以上と成人と同程度になる。両眼で物の遠近感や立体感をとらえる機能は 6 歳頃に完成する。

2 聴覚

視覚と異なり，子宮内でも胎児は聴覚刺激を受けている。2 歳で大脳聴覚中枢から蝸牛の神経ができあがり，4 歳までに機能が成熟する。言語の発達にも影響を及ぼすため，異常の早期発見が重要である。

4. コミュニケーション機能

幼児のコミュニケーション機能の発達において最も顕著であることの一つが言語の発達である。6 か月～ 1 歳 3 か月頃にかけて，子どもは「あー」や「おー」といった意味をもたない言葉の喃語から，「まんま」「わんわん」など意味をもつ**一語文**へと変化する。指差しながら喃語を発したり，言葉の模倣を繰り返すなかで言葉とそれが示す意味を理解していく。一人で声を出しながら遊ぶ様子もみられ，自己表現や行動の調整機能の役割としても用いられる。1 歳半～ 2 歳にかけて 10 語ほどの単語を獲得する。2 歳になると「あれ，とって」や「テレビ，見る」などの**二語文**を話せるようになり，言葉によって表現できる幅がさらに広がる。この時期は特に「これは何？」「なんで？」という質問を多数することで知識が著しく増大する。他方，幼児は自己中心性を備えており，コミュニケーションとして教えてほしいという側面と，自己表現をしており，それに対する応答を望んでいることもある。また，他者とコミュニケーションをとるなかで上手に言葉による表現ができない場合，たたくなど望ましくない行動として現れることがある。3 歳になると語彙数は 1000 ～ 2000 語まで増え，助詞や助動詞などを使い，より詳細な表現ができるようになる。一方，1 文で用いる単語数はおおよそ年齢に等しく，比喩表現の理解は難しい。

5. 情緒・社会機能

1 愛着形成と分離不安

子どもの母親への愛着は，子どもが求めた際に適切に応じる親の反応（**情緒的応答性**）によって乳児初期に形成される。愛着とは，母親と子どもが一心同体で強く結びついている感覚である。子どもの母親への愛着は，母親以外の他者に接近する場面での心の安全基地として，社会機能の発達におけるよりどころとなる。運動機能の拡大や外界への関心によって少しずつ母親の元から離れることが可能になるが，子どもは母親という安全な存在から離れることに不安を感じる（**分離不安**）。そのため，母親の存在を確認しながら他者の探索行動をとる。思考の発達によって予測が可能になると，母親が常に見える場所にいなくても存在のイメージが形成され，行動範囲が拡大する。母親のにおいのするタオルやぬいぐるみといった親との愛着を象徴する存在を好む。3歳頃になると，母親を自身の外界に分離した他者として明確に認識できるようになり，安定したイメージが定着する。

2　自律性と自発性

身体的にも心理的にも親から離れ独立した存在となると，自分でやりたいという意志（**自我**）が芽生える。一方で，食事，排泄（はいせつ），衣服の着脱といった基本的生活習慣の獲得に向けて親はしつけを開始し，子どもは他者との遊びをはじめとした交流を深める。こうした経験のなかで子どもは，多くの禁止や制限，中断といった思いどおりにならない場面と出会う。幼児前期にかけて行われるトイレットトレーニングはその代表である。できたことを賞賛され，できなかったことに恥ずかしさを感じながら，子どもは自分の欲求を満たしたいと思いながら行動を先延ばしにしようと努力する。こうした相反する感情の存在によって子どもが不安定になる時期があり，母子関係に緊張が生じやすい。欲求を先延ばしにする努力は他者からの「すごいね」「できたね」といった賞賛や承認によって後々に充足されることで強化され，特に愛着の対象である母親によって満たされることが発達に重要である。自分で自分をコントロール（自律）できるようになることによって，意志をもって自発的に行動し，遊びを中心に他者との交流をさらに積極的に広げていく。この頃の子どもの入院や苦痛を伴う処置の体験，愛着対象との分離は，自発的な行動に対する罰ととらえられることもあるため，子どもが主体的に臨（のぞ）めるよう考慮することが大切である。

3　感情の分化

乳児期の興奮・快・不快を基盤とした感情は，幼児期にかけて分化が進む（本編-第1章-Ⅶ-A-3「情緒」参照）。快と不快の感情の分化は不快のほうが早く，生後6か月頃に怒り，嫌悪，恐れに分化する。また，1歳6か月頃には嫉妬が分化する。快の感情は1歳頃に得意に分化し，さらに1歳6か月頃に子どもへの愛情，成人への愛情，2歳頃に喜びへと分化する。5歳になると，成人のもつ感情とほとんど同じ度合いまで発達する。

4　性差

自身がどの性に属するかという感覚（**性同一性**）は，自身の意志が生じ，社会性を身につけ始める過程で形成される。自身の性を知るにあたっては，衣服や髪形，言葉遣いや態度，振る舞いなどの生活様式のほか，遊びの種類や興味関心に対する周囲からの性役割期待に基づく反応が関係する。たとえば，日本の文化において男の子には「強い」「かっこいい」女の子には「かわいい」といった表現が好んで使用される。このように性の違いによって表現が区別されていることを理解する体験や，相手と同じ性であることが強調される体験によって，自己の性を認識していく。自己の性を認識すると，自身と親の性が同じであるか異なるかを理解し，同じ性の親の行動を模倣する。

5 遊びの発達と社会性

幼児にとって遊びは生活そのものであり，遊びをとおして心理的にも身体的にも成熟し，子どもの個性をはぐくむ。遊びは子どもにとって自由で自発的に働きかける行為であり，楽しみや満足を伴う活動であり，遊び自体が目的である。遊びのなかで新しいことに挑戦する力や，自分で考え行動する力が身につき，善悪の判断や他者との協調，さらには身体機能の向上にもつながる。たとえ子どもが病気や障害によって入院するといった制約ある環境に置かれたとしても，遊びは主体的にいられる機会となるほか，自由な感情の表現を可能にしたり日常性を取り戻したりすることができるといった意義がある。

6 遊びの発達

遊びは子どもの発達を促す一方，子どもの発達に伴って遊びの内容は変化し，年齢とともに他者と一緒に遊ぶ割合が増える。

ビューラー（Bühler, K.）は認知機能の視点から遊びを４つに整理している（表4-3）。特に，目の前にないものをイメージとして頭のなかで再現し，表現する機能の発達に伴い，機能遊びから想像遊び（象徴遊び）や構成遊びへと発展していく。これによって子どもの独自の世界から周囲を含めた現実世界へと発展していく。また，パーテン（Parten, M.B.）は社会性の発達の視点から遊びを５つに整理している（表4-4）。並行遊びや連合遊びといった他者の存在を意識しながら行われる遊びを経験するなかで，他者とかかわる機会と出会い，社会性が養われる。

Column 幼児期の成長・発達の特徴

幼児期は成長と関係しながら発達が著しく進んでいくという特徴がある。歩行が可能となることによって行動範囲が拡大し，母親という一心同体だった存在から身体的に離れる。また，神経系の発育によって考える力が生まれ，周囲の人の存在に気づく。このような成長・発達によって心理的にも身体的にも他者とは異なる独立した存在である自分に気づき，周囲の人たちと一緒に生活していくための基本的な生活行動の自立に取り組む。子どもにとっての最初の社会は家族であるが，幼児期になると同世代の子どもとの遊びをとおしたかかわりにより，社会性を学んでいく。社会性が高まっていくとともに，自らの意志が生まれ個性がはぐくまれる時期でもある。

表4-3 認知機能の視点からみた遊びの発達

	内容	遊びの例	
		幼児前期（1～4歳頃）	幼児後期（4～7歳頃）
機能遊び	身体機能を用いた遊びであり，乳児期に引き続き幼児期でもみられる。 ①感覚遊び 見る，聞く，触れるといった感覚器官を用いた遊びである。 ②運動遊び からだ全体あるいは一部を動かす遊びである。	• 母親の元まで歩く，走る • ごつごつした物に触れる • 声を出す • プールに入る • 音を鳴らす • 物を投げる • 階段を上る	• 追いかけっこ • かくれんぼ • 自転車に乗る
想像遊び	自身が体験したことの再現や見えた物事の模倣を行う遊びである。ごっこ遊び，象徴遊びともよばれ，1歳半頃からみられ，3～4歳で活発にみられる。幼児に特徴的な遊びである。	• 親の後ろを付いて歩き回る • 話しかけられた言葉と同じ言葉を言う • ぬいぐるみを寝かしつける • おままごと • ヒーローごっこ • 電車の運転手になりきる	
受容遊び	受け身で見聞きする遊びである。	• テレビを見る • 本を読んでもらう • 歌を聞く • 劇を見る	
構成遊び	創作や創造を楽しむ遊びである。2歳頃からみられ始めるが，4歳以降に盛んになる。		• 砂場でダムを作る • ブロックで家を作る • 粘土で恐竜を作る • 絵を描く • 折り紙を折る

表4-4 社会性の視点からみた遊びの発達

	内容	遊びの例
一人遊び	ほかの子どもがいても相互のやりとりはなく，自身の世界のなかでのみ成り立っている遊びで，乳児期からみられる。年齢を経るに従い頻度は減少する。	
傍観遊び	ほかの子どもが遊ぶ様子を見て楽しむ遊びで，2歳頃よくみられる。	
並行遊び	相互のやりとりはないが，ほかの子どもと同じような玩具を用いての遊びで，3歳頃までの幼児の主要な遊びである。周囲が何をしているのかよりも，関心の中心は自己にある。	
連合遊び	ほかの子どもと一緒に遊ぶ。2歳以降にみられ，物の貸し借りや一緒に1つのものを作るといった相互のやりとりがみられるが，役割の分担や共通のルールはない。3～4歳頃から主要な遊び方となる。相互のやりとりのなかで対立が生じることもある。	
協同遊び	ある共通の目標をもって集団を形成し，集団のなかで決めたルールに沿って遊ぶ。子どもどうしで問題を解決できる力が養われる。5歳以降にできるようになる。	

D 幼児期の看護

1. セルフケア

幼児期は主に親が主体となり衣食住を中心とした基本的生活習慣の支援を行う時期である。成長・発達に伴い少しずつ子どもの自立性が育ち，親から独立した存在になっていく。オレム（Orem, O.E.）は「個人が生命，健康，安寧（あんねい）を維持するために自分自身で開始し，遂行（すいこう）する諸活動の実践であり，セルフケアが効果的に実行されるとき，セルフケアは構造上の本来の姿と人としての機能を維持することを助け，人の成長に貢献する」と述べている。幼児期では日常生活動作のほとんどに親からの援助を必要としているが，子どものペースで考え，実行するということを繰り返し，親はそれを見守っていくことでセルフケア能力が高まっていくと考えられる。

2. 食生活と食育

1歳頃は全介助での食事から，手づかみ食べやスプーンを自分の手に持ち食器で遊ぶようになり，食事に対して興味が出てくる時期である。2歳頃になるとスプーンやフォークを使って上手に食べられるようになり，2歳半では茶碗（ちゃわん）を手に持ち食事をし，3歳半頃にはほぼ一人で食事ができるようになる。離乳食後の水分摂取では哺乳（ほにゅう）瓶ではなく，コップやマグマグ®（図4-3）を使用して水分が摂取できるようになるため，ミルク以外のお茶や水などの水分を食事以外の時間にも摂取するように勧（すす）める。

ごはんを食べる行動が身につく初期では，手づかみ食べのほか，食器を触ったりスプーンを口に自分で入れたりしながら食べ方や食事について学んでいく。そのうちに，だんだんと食べられるものも増え，手で触った感覚やにおい，味などを知りながら食べ物であることを認識し，「いただきます」「ごちそうさま」の挨拶（あいさつ）や食器の使い方などの食事のマナーを学習していく時期である。

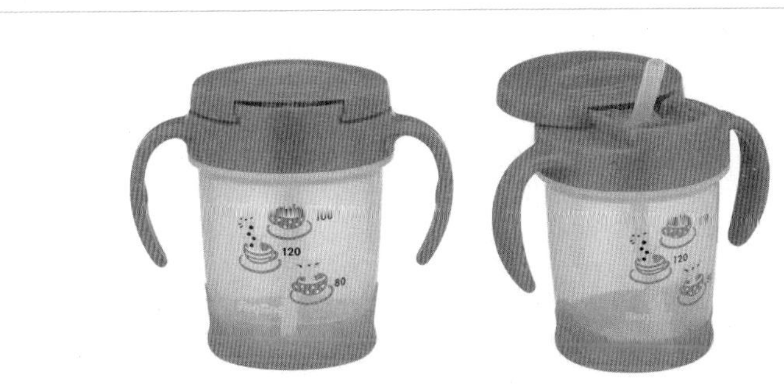

写真提供／ピジョン

図4-3 マグマグ®

好き嫌いや遊びたい気持ちが大きくなかなか食事摂取が進まない時期もあるが，食事の時間という意識付けをするためにも食事の前にはトイレを済ませ，手洗いうがいをして食卓につくなどの習慣付けも大切である。また，環境調整としてサイズや高さの合った椅子やテーブルを用意し，おもちゃのかたづけなども子どもと一緒に「ご飯だからおかたづけしようね」などの声掛けをしながら行っていく。そして，食事の時間が楽しく幸せな時間であることを感じるためにも家族や友人などと一緒にごはんを食べながらコミュニケーションをとることも食育として重要である。

近年，食育において，発育・発達の重要な時期にありながら，栄養素摂取の偏り，朝食の欠食，小児期における肥満の増加，思春期におけるやせの増加など，問題は多様化，深刻化し，生涯にわたる健康への影響が懸念されている。また，親の世代においても食事作りに関する必要な知識や技術を十分有していないとの報告がみられ，親子のコミュニケーションの場となる食卓において家族そろって食事をする機会も減少している状況にある。

3. 運動と遊び（自発性・創造性・玩具）

1歳では一人で立てるようになり，徐々に歩行が進み1歳半頃にはほとんど転ばずに歩けるようになる。細かい手の動きもできるようになり積み木をつかむ，指先を使うという遊びもできるようになる。まねっこ遊びやうたを歌う，リズムに合わせてからだを動かすなどの行動もみられる。幼児期では手や指を使い，音が鳴ったりボールが落ちるなどの手と目を使うことのできる遊びを勧める。おもちゃは子どもの好きなように遊ばせ，自分で何をどのようにするとどうなるかなどと考えながら遊ぶことで脳の発達を促し，自由に遊ぶことで自発性や創造性の発達にもつながっていく。

2歳ではボールを蹴る，走るなどができるようになり，2歳半ではジャンプができるようになる。一人遊びが上手になり，ほかの同世代の子どもと同じ空間で同じ遊びをしているがかかわりをもたない平行遊びを行うようになる。3歳では片足立ちや三輪車がこげるようになり，4歳ではケンケンやボールを投げることができるようになる。この頃には同世代の友達と一緒に遊ぶようになる。5歳ではスキップやでんぐり返りができるようになり，おままごとやごっこ遊び，ゲーム内で協力してプレーをするなどの協同遊びや集団遊びをするようになり，これらの集団のなかでルールを守ることや協力して目標を達成することを学び社会性を身につけていく。

4. 生活リズムの確立

幼児期前期では活動量が増えるためしっかり午睡の時間をとることも重要である。毎日だいたい同じ時間に休息がとれるよう促し，意識的に遊びと休息のバランスを調整する。

1歳半以降は，夜間起きずに入眠できることが多い。親の生活リズムに影響を受けやすいため，できる限り毎日同じリズムになるように親が意識してかかわることが生活リズムの獲得には必要である。3歳以降ではテレビの視聴やゲームなどにより，入眠時間が遅く

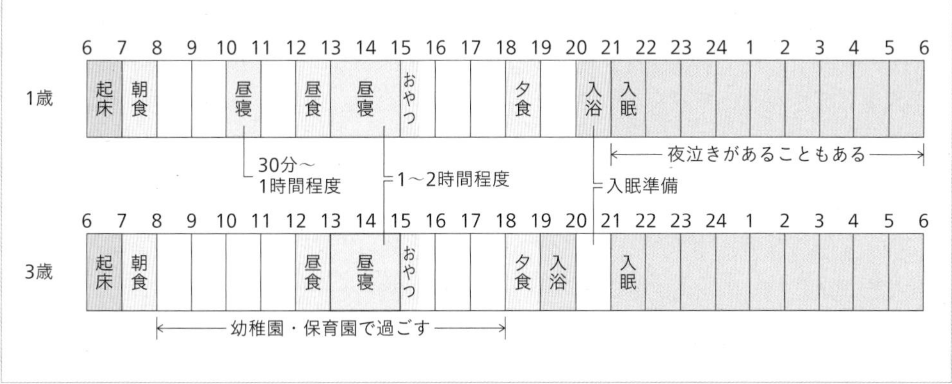

図4-4 幼児期の1日

なることがある。電子機器の使用時間を決めるなどの対応をし，夕食後には歯磨き，入浴などをして入眠するための環境やリズムを整えるための援助が必要である（図4-4）。

5. 基本的生活習慣の確立

以下の生活習慣を徐々に獲得し，成功体験を得ることによって，発達段階も徐々に進み，次のステップへとつながる。自分一人で着替えやトイレなどをスムーズにすることができずに癇癪（かんしゃく）を起こしてしまうことや人や物に当たってしまうこと，時間がかかるからといって大人が手を出し過ぎてしまうこともあるが，辛抱強（しんぼうづよ）くかかわることが大切である。

1 排泄

トイレトレーニングを2歳頃から始める。発達段階を獲得していくのに重要なポイントとなる。1歳後半頃から排便時の合図が出ることもある。排便や排尿後のおむつ交換時には「ウンチ出たね。きれいにしようね」などと声掛けを行い，排便感覚を意識付ける。また，排便のタイミングや合図をくみ取り，2歳頃には徐々にトイレに行く習慣をつけていく。2歳後半～3歳頃になると日中はおむつではなくパンツをはくようにし，起床後，食事前後，就寝前など同じタイミングでトイレに誘導し，トイレで排尿・排便ができるように支援していく。幼児期では失敗してしまうことも多々あるが，怒らずに対応し，次のトイレのタイミングやなぜ失敗してしまったのかを一緒に振り返り，失敗が続かないようにサポートすることも重要である。

2 清潔

❶入浴

1歳頃にはシャワーや入浴，特にシャンプーを嫌がる子どもが多い。入浴が楽しくなるように浴室用のおもちゃや入浴の目的をわかりやすく「たくさん遊んだから，キレイキレイしようね」などと声掛けを行い協力が得られるようにかかわる。また入浴前に不機嫌にならないよう，①「○○で遊び終わったらお風呂入ろうね」の声掛けを行う，②遊んでいる最中や眠くなったタイミングを避ける，など区切りの良いタイミングで入浴できるような工夫をしてかかわっていく。

❷着替え

1歳半〜2歳頃には，衣服に腕や足を通すことに協力的になり，自分でやりたがるものの，まだ介助が必要な時期である。また，前後ろや靴の左右などの判断が難しいためそのことも伝えながら，子どもの自主性を支えながら一部手を貸し，徐々に一人でできるようにかかわっていくことが重要である。服装はロンパースなどから上下の分かれた下着や洋服に変更し，からだを動かしやすい服装に変更していく。3，4歳頃になってくると特に女児は自分の服装にも興味が出てくるようになる。自分で洋服を選んだり，組み合わせを一緒に考えたりしていくことで下着，Tシャツ，上着，ズボンやスカートなどの服の種類や着る順番を覚える練習にもなる。また自分で選んで決めて自分で着るという一連の流れを経験することによって自律性の発達にもつながる。ボタンを留める，チャックを閉めるなどの練習も行い，少しずつ自分で着脱が行えるようになっていく。外に出るときには靴下と靴を履くという行為を意識付ける。幼児期では転倒しやすいため，運動靴や歩きやすい靴を選択する。

3　う蝕の予防

離乳食開始後から歯ブラシを用いて歯磨きをする習慣をつける。幼児期では自律心から自分一人で歯磨きをするという様子もみられるが親による仕上げ磨きが必要な時期である。幼児期は食事が少量かつ頻回であるほか，永久歯よりも軟らかく，乳歯はう蝕(しょく)になりやすい。予防のためにも食後の歯磨きは必ず実施する。

6. 感染予防と予防接種

❶感染予防

幼児期は，保育園や幼稚園などの集団生活へ参加するようになり，感染症への罹患(りかん)も多くなる年代である。また，母体由来の免疫(めんえき)から自己の免疫の発達が進んでくる時期で，外部との接触によって抗体や免疫が強まっていく段階でもある。かぜや胃腸炎などの感染症に頻回にかかるようになり病院への受診も必要となり，初めて薬を飲むことを経験する。拒薬の強い子どもの場合シロップやお薬ゼリーなどを使い，内服を嫌がらないように工夫する必要がある。

集団生活のスタートとともに手洗いやうがいなどの感染予防行動を習慣付けていく必要がある。幼児前期では口に入る程度の大きさの物は何でも口に運び，なめたりしゃぶったりすることが考えられるため配慮が必要である。2〜3歳頃になると自主的に手洗い，うがいを実施できるようになる。帰宅時，食事の前後やトイレの前後などには声掛けをして主体的に実施できるようにかかわっていく。5歳頃になると清潔・不潔に対する認識も備わってくる。友人どうしでも「手を洗わないと駄目だよ」など声を掛け合いながら感染予防行動をとれるようになる。親がお手本となるように行動していくことも重要である。

近年，マスクを装着する機会が増えている。子どもが好きな柄のマスクなども販売されているため，感染予防行動がとれるように工夫していく。

❷予防接種

1歳以降の任意の接種以外では特に冬場のインフルエンザワクチンが重要となる。幼児期は理解力も育っていく時期のため接種前にはきちんと説明して病院やクリニックへ向かうことが重要である。「ばい菌さんから守ってくれるようにお注射するよ。少し痛いかもしれないけれどがんばろうね」などの声掛けを事前に行うことで小児の心の準備をする時間を確保し，気持ちをサポートすることも重要である。予防接種以外でも病気や健診などで病院や医療機関へかかる可能性があるので，今後のことも考慮して恐怖心を軽減できるような支援が必要である。

7. 事故防止と安全教育（交通事故・溺死・溺水）

幼児期は，徐々に外へ出る機会も増え，行動範囲も広がる。1歳以降は自分で歩けるものの，外出時には親の同行が必要な時期である。幼児期前期では運動機能の発達により，活動範囲が広がり一人歩きや階段などを上る，ジャンプするなどの動きも可能になるが，遊びや活動のなかで危険なことを予測しながら行動することは困難であり，ソファや階段などからの転落事故が多い時期でもある。また，頭部が重く転落時には頭をぶつけてしまうことが多い。床にソフトマットなどを敷く，家具の角を保護する，高いものは登れないように配置するなど，家の中の環境の調整が必要である。

8. 親子関係の確立

1歳半までの間に通常では母親（主な養育者）と親密な関係になり，エリクソン（Erikson, E. H.）が示している基本的信頼関係が構築される。これらは人間関係の基礎となるものであり，子どもの社会性や成長発達の過程においても重要である。1歳半以降では基本的生活習慣を身につけ，排泄（はいせつ）・食事・手洗いや入浴などの清潔行動を獲得していくために親はしつけをすべき存在であり，そのことがこの時期の親子関係の構築において重要な相互作用となる。親にとっても，子どもと一緒の生活や育児をとおした相互関係のなかで関係性が構築されていく。

9. 社会化

1歳を過ぎると，ごはんや着替え，おむつ交換などを話しかけながら行うと理解を示す。また禁止事項（「駄目」なこと）について理解することができる。何か行動をする際には事前に簡単な言葉で説明しながらかかわることで子どもの理解や言語の発達を促進することができる。

家族以外の人との接触も増え，集団生活も始まることで家族以外とのコミュニケーションが盛んになり徐々に外部での関係性の構築も進んでいく。子どもは母親（主な養育者）との愛着関係のもとで一人遊びができるようになり，少しずつ離れて遊べるようになる。2～3歳になると友達と一緒に遊んだり，母親がいなくても泣かずに過ごせたりするようになる。

10. 育児技術の獲得

幼児期には言葉でのコミュニケーションも可能になり子どもが自分の意思を態度や言語によって表せるようになる。1歳になると子どもの活動範囲も広がり，乳児期とは異なる育児技術が必要となってくる。子どもは自由に動き回るようになるが，子ども自身での危機管理は難しく親や大人が危険を予測してかかわることが必要である。また，衣食住などのセルフケア促進のための支援も育児として重要である。子どもが自ら行動することを促すようなかかわりをし，自律性を育てていく必要がある。そのためには着替えや食事，入浴やトイレに時間がかかっても子どものペースに合わせて辛抱強(しんぼうづよ)く見守ることが重要である。これらの成功が子どもにとっての自信につながり，できることが増えていく。また，成長発達が進むと，「周囲の同世代の子どもや育児本などに載っている情報よりも発達が遅れているのではないか」など，親の心配事も多くなる。発達には個人差があり，親や周囲のかかわり方によっても変化がみられる。幼児期には1歳6か月，3歳，5歳と健診があるため，ある程度の指標を確認しながら焦らずにその子に合ったかかわり方を見つけながら発達を促していく必要がある。

本章の参考文献

- Orem, D. E.：Nursing：Concepts of Practice, MucGraw-Hill, New York, 1971.
- 文部科学省：子どもの生活の現状（平成17年），http://www.mext.go.jp/a_menu/shougai/katei/08060902/002.pdf#search=%27%E5%B9%BC%E5%85%90%E6%9C%9F%E9%A3%9F%E8%82%B2+%E6%96%87%E9%83%A8%E7%A7%91%E5%AD%A6%E7%9C%81%27
- 小野田千枝子監，土井まつ子，他編：こどものフィジカル・アセスメント，金原出版，2001.
- 畑江芳郎，他（監）：STEP小児科，海馬書房，第3版，2012.
- 内山聖（監），原寿郎，他（編）：標準小児科学，医学書院，第8版，2013.
- Buler, C：From Birth Maturity. Routledge and Kegan Paul Ltd.
- Parten：MB：Social Participation among Preschool Children. Journal of Abnormal Psychology, 27, 243-269.
- 原田香奈，他（編）：医療を受ける子どもへの上手なかかわり方，日本看護協会出版会，2013.
- Mahler, MS：The Phychological Birth of the Human Infant. Basic Books Inc., New York, 1975.
- 高橋雅士，他（訳）：乳幼児の心理的誕生 母子共生と個体化，黎明書房，1981.

第5章 学童期の成長・発達に応じた看護

この章では

- 学童期の区分および特性について理解する。
- 学童期の成長・発達について理解する。
- 学童期の看護について学ぶ。

学童期は，小学校就学の始期から卒業までの期間をいう。小学校低学年の**学童前期**，小学校高学年の**学童後期**に分けることもある。学童後期は思春期と重なる時期ともなり，思春期の始まりは第2次性徴の発現とされている。第2次性徴の発現時期は個人差が大きいが，全体に低年齢化している。

身体的には，学童期に発症する疾患や障害は少なく，おおむね落ち着いて過ごせる時期といえる。ただし，ファブリー病，副腎白質ジストロフィーなど希少遺伝性疾患の一部ではこの時期に症状が顕著となり診断に至ることなどがある。また肥満などに代表される生活習慣に起因する疾患や状態が増加するため，小児の生活習慣への支援やセルフケアの育みが重要な意味をもつ時期である。精神面では，学童期の小児の不登校や自殺は年々増加しており，学校と医療が連携した支援が求められる。

A 形態的特徴

1. 身長

学童前期は，身長は年に5～6cmというほぼ一定速度で増加し，学童後期から増加率が急激に高くなる。これを**成長スパート**という。平均値は，小学校入学時は男子が女子より高く，小学校4年生で同程度となり，小学校高学年では女子の身長のほうが高くなる。11歳時の男子の身長の平均値は，1958（昭和33）年が135.1cmであったのが，1998（平成10）年には145.3cmとなったが，2021（令和3）年は145.9cmと，近年はおおむね横ばいとなっている[1)]。また，女子においても同様の傾向がみられる。

2. 体重

身長と同様の増加率をたどる。9歳頃の平均値は約30kgであり，出生時の約10倍となる。11歳時の男子の体重の平均値は，1958（昭和33）年が30.2kgであったのが，1998（平成10）年には39.4kgとなったが，2021（令和3）年は39.6kgと，身長と同様，近年は大きな変化はみられない。また，女子においても同様の傾向がみられる。

3. 身体発育の評価

学童の体格の評価には**ローレル指数**が用いられる（巻末付表）。しかし身長が低いと数値が大きくなり過ぎるため，身長に応じて年齢ごとに異なる基準値が提案されるなど，評価には注意を要することが指摘されている。肥満度は，身長ごとの標準体重[2)]に対して実測体重が何％上回っているかを示し，身長による影響を受けずに体格を評価できる。そのため，体格の変化をより縦断的に評価することができる。

4. 骨

学童期は骨化が急激に進むため，骨格形成の重要な時期である。学校健診では，脊椎側彎症のスクリーニングが行われている。また成長の評価のために第2次性徴の発現時期を予測する際には，手根骨などの形成状態を年齢別に標準化して示した骨年齢も用いられる。

5. 歯

永久歯の萌出は6歳頃より始まり，学童期は乳歯から永久歯へ生え替わる乳歯と永久歯が混在する混合歯列期に当たる。生え替わりは6～7歳頃の下顎切歯から始まり，11～13歳頃までに第2大臼歯が萌出し，28本となる。その後，17～21歳頃に智歯（第3大臼歯）が萌出し，合計で32本の歯列が構成される。

B 身体生理的特徴

成長に伴い，身体生理的機能のほとんどは，学童後期には成人とほぼ同様となる。新陳代謝が盛んであり体重当たりの熱生産量が多いために，学童前期頃の平均体温は成人よりやや高い36.7℃程度であるが，学童後期から思春期頃には成人とほぼ同様となる。腎臓での尿細管の成長は10歳頃まで継続する。5～6歳頃をすぎても「睡眠中に不随意に尿を漏らす」夜尿症の有病率は，学童の6.7％で[3)]，自然経過で治癒することがほとんどである。

1. 呼吸機能

学童期は，肺胞が大きくなって肺容量が増加する。さらに，呼吸に関連した筋肉も発達し，横隔膜の位置が低下し，胸郭の横径が成長して成人とほぼ同様の形態となり，3～7歳頃まで行っていた胸腹式呼吸から胸式呼吸へと移行する。これらの変化に伴い呼吸数が減少し，成人とほぼ同様の18～20回/分となる。

2. 循環機能

からだの成長に伴い，心臓および左心室の大きさが増大して心拍出量が増大することで，血圧が上昇し，脈拍数は低下する。収縮期圧が100～110mmHg，拡張期圧が60～70mmHg，心拍数・脈拍数は80～100回/分となり，成人の値に近づく。

3. 咀嚼・消化機能

乳歯から永久歯への生え替わりによって，咀嚼機能が向上する。しかし生え替わりの時期には，一時的に咀嚼機能が低下する。からだの成長に伴って胃容量が増大し，消化・吸収機能も成熟していく。唾液は500mL/日と成人の約1/2～1/3の分泌量であるが，ペプシン・トリプシン・リパーゼの活性は2～3歳以降で成人とほぼ差がなくなっている。10年ごとに調査が行われている乳幼児栄養調査（2015［平成27］年）では，「硬いものがかめない」などの年齢相応の咀嚼嚥下機能を獲得できない幼児の存在が指摘されており，学童期までの影響があることも推測される。咀嚼機能は，全身の成長や機能発達と関連して獲得されるものであるため，咀嚼運動が十分できる食形態の提供など，年齢相応の食生活が大切である。

4. 神経系

6歳頃の脳重量は成人の約80％で，青年期頃には成長に伴って脳容量も成人に近づく。一次感覚野や一次運動野などの低次脳機能領域は，青年期までかけて成熟する言語や感情などの高次脳機能の領域よりも早く成熟が完了する[4]。

5. 免疫機能

白血球では，リンパ球と好中球は成人と同様の比率となる。IgG抗体は7～8歳頃に成人のレベルに達し，IgA抗体は10歳頃に成人値の約80％に達する。咽頭扁桃（アデノイド）は7歳頃から退縮し15歳頃にはほぼ消退する（図4-1参照）。

C 機能的特徴

生理的機能である神経系，認知機能，骨・筋肉が関連しながら発育・発達するとともに，運動の機会が増えることにより，運動機能が大きく伸びる時期である。また義務教育が始まり，親から離れて同世代の小児のなかで学習する時間が増えることで社会性が著しく発達し，独自の世界観をもち，仲間との関係を大切にするようになる。この時期の機能的発達は，その後の思春期および成人期の機能的発達にも影響を及ぼすため，学童期の特徴を理解したうえで，それぞれの小児に応じた発達を保障する支援が重要となる。

1. 運動機能

からだの発育と神経系，認知機能，骨・筋肉の発育・発達に伴い，粗大運動・微細運動共に機能が著しく向上する。また「移動しながらボールを投げる・蹴る」「集団で行う大縄跳び」といった複雑な協調運動も可能となる。また野球やサッカーなどのスポーツを経験する機会が増加することで，反復して運動を習得して熟達していく。これらの機会の有無や程度により，学童の運動能力は個人間での差が大きい。

2. 思考と認知機能

学童前期では幼児期の特徴である自己中心性の思考が存在するが，しだいに消失する。

学童後期は，小児が主体的に取り組む活動が多様になる時期であり，学習機会の有無や程度の差が大きくなることで，運動機能と同様に認知機能の発達についても個人差が大きくなる。

❶学童前期

ピアジェ（Piaget, J.）によると，7〜11歳は具体的操作期であり，具体的な事物をもとにした論理的思考を習得し始める[5)]。この時期には，「目の前の事物の形が変化しても量は変化しない」という**保存の概念**を習得する。また11歳以降は，抽象的な事物について考えられるようになる形式的操作期の基盤となる認知能力を身に付ける時期である。学校での学習によって時間を意識する機会が増加することで，時間・月日・曜日の概念を身に付けていく。さらに物事の因果関係を理解できるようになる。「隣の席の子がかぜをひいていたから，自分もかぜをひいた」など，健康問題を原因とその帰結として理解することもできるが，時に誤った理解をすることもある。そのため学童前期の小児にかかわる際には，一見小児が理解しているようにとらえられる事象についても，どのようなことをどの程度理解できているかを具体的に確認したうえで，具体的思考の段階に応じた視覚的なツールなどを用いて介入することが求められる。

❷学童後期

学童後期は形式的操作期が始まり，仮説演繹的思考（かせつえんえきてきしこう）・組み合わせ思考・比例概念といった抽象的な思考様式を身に付けていく。問題解決能力や批判的思考を身に付け，指示に盲目的に従うことを嫌うようになる。そのため，個々の認知の状況に応じて，目的や理由をていねいに説明することが大切である。

3. コミュニケーション機能

学校での学習が始まり，話す機会にくわえて，「読む・書く活動」が増加する。特に，自分の考えを書く活動が増加することで，コミュニケーションの手段が増え，思考の整理・伝達能力が著しく向上する。また長時間，有意的注意を持続することも可能となる。

❶学童前期

学校で学習する「読む・書く活動」については，平仮名・片仮名・各学年で学習する漢字を身に付ける。学童後期に近づくにつれて，自分の考えを数行の文章で書くことができるようになる。また同時に言語能力が向上し，自分の考えを話すことができるようになる。ただし，幼児期の自己中心性の思考が残っている時期であり，相手の気持ちを考えて話すことが難しい場合もある。友達とのやりとりをとおして，しだいにコミュニケーションを学ぶ時期であるため，それぞれの小児の気持ちを代弁したり，気持ちを相互に伝え合えるような支援をする。

❷学童後期

コミュニケーション能力が著しく発達し，会話でのやりとりは成人と一見変わらないまでの能力を身に付けるが理解が十分でないこともある。「話す・聞く・読む・書く能力」

の得意・不得意が明確になる。読む・書く能力は，経験を積むなかで熟練していくため，経験の程度によって個人間の差が大きくなる時期である。劣等感を感じることがないように留意しながら，大人よりも友達との関係に楽しさを感じたり，重要だと感じる時期であることを考慮し，友達どうしのかかわりを支え，環境を整え，見守る支援をする。

4. 情緒・社会機能

からだの発育に伴い脳容量が増大し，生理的機能が発達することや知的好奇心が旺盛となることに伴い，情緒・社会機能も著しく発達する時期である。学童期の情緒・社会機能の発達には，学習と共に遊びも大きな意味をもつ。

1 情緒機能

5歳頃には成人とほぼ同様の情緒がそろう。泣く・怒るといった感情をあらわにする行動が学童前期には残るが，社会性の発達と関連してしだいに解消する。全体としては情緒が安定している時期である。

❶学童前期

幼児期の基本的信頼の確立を基盤に，学校での社会生活の始まりによって情緒が刺激される経験の種類や量が増大する。友達どうしで集団をつくって，独自のルールやゲームで遊ぶ経験を積み重ねるなかで，結果として情緒やそれをコントロールする機能も安定して発達していく。また，自尊感情やアイデンティティーを認識し始める。友達とのやりとりのなかで，様々な情緒を経験することが重要な時期である。そのため，友達やきょうだいとの小児どうしでの交流の機会を大切にし，そのなかで楽しい，自分は友達と同等にやることができているという適格感，悲しい・悔(くや)しいといった様々な情緒を経験することが大切である。小児の情緒が著しく不安定になったときには，その言語化などによって気持ちを整理することを助けながら小児自身が情緒をどのように安定させられるかを学べるような支援も大切である。また，情緒の安定は道徳観の獲得につながる（表5-1）。2018（平成30）年度から教科化された道徳においても「相互理解」「寛容」が学ばれている。

❷学童後期

身体的な成長や認知機能の発達に伴い，より高度で複雑な操作を伴う遊びを行う機会が増加する。友達どうしでつくるルールやゲームもより複雑になり，リーダー的存在が遊びごとに出現するようになる。このような遊びや学業，スポーツに対する達成感を経験することで，自尊感情を高めていく時期である。またアイデンティティーの確立に近づき，様々な場面のなかで情緒を安定させるスキルも身に付けていく。友達どうしでの違いに敏感になる時期であるため，それぞれの得意なこと，活躍できることを褒(ほ)め，励ますことにより力をはぐくむこと，互いの得意・不得意といった多様性を尊重できるよう関わることで，情緒の安定を保持・促進する支援が求められる。

表5-1 コールバーグによる道徳性の発達

水準	段階	概要
前習慣的水準（5歳～小学校低学年）	第1段階	罰と服従への志向。罰せられるか褒められるかという行為の結果のみが，行為の善悪を決定する。
	第2段階	道具主義的相対主義への志向。正しい行為は，自分自身の，また場合によっては自己と他者の欲求や利益を満たすものとしてとらえられる。
習慣的水準（小学校中高学年～10代後期）	第3段階	対人的同調あるいは「よい子」への志向。善い行為とは，他者を喜ばせたり助けたりするもので，他者に善いと認められる行為であるとする。その際，行為はしばしばその動機によって判断され，この段階で初めて善意が重要となる。
	第4段階	「法と秩序」の維持への志向。正しい行為とは，社会的権威や定められた規則を尊重し従うこと，すでにある社会秩序を秩序そのもののために維持することである。
後習慣的水準（成人早期～）	第5段階	社会契約的遵法への志向。規則は，固定的なものでも権威によって押し付けられるものでもなく，そもそも自分たちのためにある，変更可能なものとして理解される。社会には様々な価値観や見解が存在することを認め，社会契約的合意に従って行為することが正しいとされる。
	第6段階	普遍的な倫理的原理への志向。正しい行為とは，良心に則った行為である。論理的包括性，普遍性，立場の互換性といった視点から構成される「倫理的原理」に従って，何が正しいかを判断しうる。ここではこの原理に則って法を超えて行為することができる。

2 社会機能

学校での生活が始まり，親と離れて同年代の小児と過ごすことで，成人期まで続く社会生活の基本型が築かれていく。この社会生活をとおして，友達の大切さ，家庭外での生活の過ごし方を習得して，社会機能を身に付けていく。

❶学童前期

エリクソン（Erikson, E.H.）の心理社会的発達の理論によると，学童前期は**積極性対罪悪感**が心理社会的課題となる[6]。小学校1～2年生では学校で集団での生活を経験するが，個々での活動が多く，友達との関係まで関心が及（およ）ばないことも多い。性差はあまり存在しない。2～3年生になると友達との関係に関心をもち，好きな遊びや活動が共通する小児どうしの関係性がしだいに強くなる。しかし，学校での活動に応じて，集団の構成員が変化するなど，流動的な関係性であることが多い。性差を意識し始める小児が出てくる時期である。親や教師といった信頼できる大人の期待に沿い承認されることで，喜びを感じたり，また学校や学級，家庭での規則を認識し，それに沿って行動することを学習し始めることで，道徳性を身に付けていく（表5-1）。この時期に，就学前は元気のある小児と認識されていた自閉症スペクトラム障害の小児で「落ち着きがない」「衝動性が強い」「集団での行動ができない」といった問題が顕在化する場合もある。そのような小児に対しては，集団への不適応が生じる前に早期発見し，適切な医療や療育機関と連携し，薬物療法や認知行動療法を検討しつつ，それぞれの生活を支援することが求められる。

❷学童後期

エリクソンの心理社会的発達の理論によると学童後期は**勤勉性対劣等感**が心理社会的課題となる[7]。学童後期では，同年齢の小児と共に，様々な学習や運動に取り組むことで，自分の優越性を感じたり劣等感を感じたりする経験を積み重ねていく。そのなかで勤勉に取り組むことによる成果を実感し，そのこと自体に喜びを感じる。さらに他者から認められることで喜びを感じる経験を積み重ねる。学校やそのほかの生活のなかで，学習や遊びをとおして，しだいに勤勉性を獲得していくことが重要である。

3～4年生になると仲間集団をつくり，連帯意識をもちながら行動する。小集団となって行動し始め，大人や家族より，仲間での価値感をより優先させる時代を**ギャングエイジ**という。男女の性差を認識するようになり，学校での更衣も別に行われる。

5～6年生になると学習やスポーツの得意・不得意の認識を強めていく。また，一部の小児が学校生活でのリーダー的存在を担うようになり，学級が集団としてまとまりをもつようになる。親や大人からだけではなく，小児のなかでの自分の価値を認められることを希求するように変化する。また年少児と行動する場合には，必要な世話をし，助けることができるようになる。このような経験を積み重ねることで，社会生活の基盤となる社会性を身に付けていく。学校や学級，家庭での規則を認識し，それに沿って行動する能力はあるが，論理的思考の発達に伴って規則自体に疑問をもつようになる場面が多くなる。このような時期の小児は，ただ規則に従うように伝えることでは納得ができないことも多いため，規則の目的や理由を論理的に説明し，納得と同意を得ることが重要となる。

3 道徳性

学童期の社会機能の発達において，道徳性の発達も重要である。道徳性は，表5-1のように発達するといわれる。

D 学童期の看護

学童期は多くの小児でセルフケアへの移行が始まる時期であり，思春期以降の医療やセルフケア行動の成人への移行期のケアを考えるための前段階のかかわりが必要となる重要な時期である。

また，慢性疾患や継続する障害をもっている小児では，成人期まで医療を必要としながら生活していくことが求められる。主には15歳以降の患者を対象として「移行期の患者」としての支援が行われる。

1. セルフケア

学童期の6年間をとおして多くのことを学び，知識もセルフケア能力も大きく変化する。そのため学童期を全体としてひとくくりにして支援することは難しく，年齢に応じた発達段階の特徴に基づく看護支援を考える必要がある。また日常生活行動が自立し，健康管理についても小児自身が担える部分が増える。そのため思春期でのさらなる自立を目指して，小児自身が担うことと親が見守り行う部分とのバランスを調整しながらセルフケア能力を獲得していけるように看護支援をすることが肝要である。

1 日常生活行動

日常生活行動は，幼児後期からほぼ一人でできるようになり，就学時には家族の支援がない自宅外の環境でも，小児自身で排泄（はいせつ）・手洗いや歯磨きなどの清潔行動・食事摂取などの日常生活行動を行う力を身に付ける。障害がある小児も，それぞれの状況に応じて，通学や訪問学級で必要な支援を受けて生活行動を行い，体調を崩さずに過ごせるようになることを目指していく時期である。

一方で身体能力としては日常生活行動を小児自身が行う能力を有していても，興味や関心がほかの事物に向くことによって日常生活行動のセルフケアがおろそかになることも多い。そのため親や教師などの各生活場面で責任を有する大人による見守りや適切な促しといった支援が，継続的に必要になる。

2 健康管理

小児自身が人間のからだのしくみと機能を知り，健康管理ができるようになる。小学校の保健教育は，「健康の価値を認識し，自ら課題を見つけ，健康に関する知識を理解し，主体的に考え，判断し，行動し，よりよく課題を解決する」ことを目的に，体育科を中心に指導が行われる[8)]。1～2年生ではからだをほぐす運動などを通じて健康と運動のかかわりを知る。3～4年生では，毎日の生活のなかでの食事・運動・休息・睡眠がからだの成長に必要なこと，からだが年齢に伴って成長して思春期になると大人のからだに近づくことなどを学習する。5年生では，心の発達や悩みへの対処・心とからだは相互に影響し合うこと・けがの防止と簡単な手当て，6年生では，病気の発生要因や予防方法，喫煙・飲酒・薬物乱用が健康に与える影響などを学習する。また家庭のなかでの健康問題への対応を見聞きする経験や自分自身の体調不良への対応などの経験をとおして，しだいに自分の力で健康管理を行えるようになる。初めて経験するけがや体調不良の際には，症状の原因や対応を小児自身が理解できるような支援・親が小児の理解を促すかかわりができるような支援が，看護師には求められる。

2. 生活習慣病の予防

学童期の小児の生活習慣の確立には，家庭での適切な習慣での生活とともに，学校での経験も重要である。肥満は，2型糖尿病・脂質異常症・高血圧などの生活習慣病のリスクを高める。小児期メタボリックシンドロームの診断基準も提唱されており（表5-2），学童期においても生活習慣病によって動脈硬化・脂肪肝・睡眠時無呼吸などの症状を呈し，成長・発達に悪影響を与えるリスクがあることが指摘されている。肥満を引き起こす生活習慣が学童期から定着すると，その後の肥満や生活習慣病のリスクを高めることにもつながるため，学童期からの生活習慣病とそのリスク因子である肥満や運動不足・生活リズムの

表5-2 小児期メタボリックシンドロームの診断基準

❶があり，❷〜❹のうち2項目を有する場合にメタボリックシンドロームと診断する。 ❶腹囲：80cm 以上 ❷血清脂質：中性脂肪 120mg/dL 以上かつ／または HDL コレステロール 40mg/dL 未満 ❸血圧：収縮期血圧 125mmHg 以上かつ／または拡張期血圧 70mmHg 以上 ❹空腹時血糖：100mg/dL 以上

＊腹囲 / 身長が 0.5 以上であれば項目❶に該当するとする
＊小学生では腹囲 75cm 以上で項目❶に該当するとする
出典／小児期メタボリック症候群の概念・病態・診断基準の確立及び効果的介入に関するコホート研究研究班：厚生労働科学研究費補助金 循環器疾患等生活習慣病対策総合研究事業 平成18年度総合研究報告書，2007.

乱れへの介入が重要である。また覚醒（かくせい）・睡眠パターンは成人とほぼ同様の単相性となるが，睡眠時間は学童前期で10〜11時間，学童後期で10時間程度が必要である。しかし近年の習い事・塾などの影響で，必要な睡眠時間を恒常的に確保できない生活リズムの小児が多いことが課題となっている。

1　運動不足と生活リズムの乱れ

文部科学省の行う体力・運動能力調査では，1985（昭和60）年頃と比較すると近年，小児の体力・運動能力が低値であることが指摘されている。学童前期から積極的に運動をする小児と，運動習慣のない小児の二極化が顕著となっていることも近年の特徴である[9)]。学童期の小児は，塾や習い事が増え，携帯型ゲームでの遊びが増えるなど，日常的にからだを動かす習慣が少なくなり，夜型の生活となっていることが指摘されている。適切な運動習慣と生活リズムを獲得し，小児が自信をもって生活できるような支援が求められている。

2　肥満・痩身と食生活の乱れ

健全な食生活は，心身の健全な発育・発達の土台となるとともに，家族が食卓を囲んで毎日の食事を共にすることは，家族のコミュニケーションを促進し，食生活習慣を形成するための重要な機会となる。しかし共働き家庭の増加や子どもの習い事・塾が夜遅くまであることなどが原因で，一人で食事をする小児や朝食を欠食する小児が増加しており，健全な食生活への支援が必要である。学校の長期休みの期間は，小児が一人で過ごす時間が多くなることで食生活が乱れる契機となるリスクがある。外食や中間食産業の充実により，家庭で食事を作る機会が減少し，塩分やカロリーの過剰摂取・野菜不足などの問題が生じやすい。上記の内容と小児の運動習慣の不足が肥満の複合的な要因となる。厚生労働省による学校保健調査では，食生活の変化を背景に，1970年代以降，肥満の小児が増加している。2018（平成30）年の肥満傾向の小児は，学童期の男女全体のうち，女子の8歳と9歳以外で，前年よりいずれも増加しており，11歳では男子10.11％，女子8.79％となっている[10)]。一方で女児を中心に，痩身傾向の学童期の小児も増加している。2018（平成30）年の痩身傾向（そうしんけいこう）の小児は，学童期の男女全体のうち，女子の8歳，10歳，11歳および，男子の8～11歳で，前年よりいずれも増加しており，10歳では男子2.87％，女子2.65％，11歳では男子3.16％，女子2.93％となっている[11)]。

小児期の肥満のほとんどは，摂取エネルギーが消費エネルギーを上回る**単純性肥満**（**原発性肥満**）である。疾患が肥満の背景となっている症候性肥満もあるため，肥満の原因をアセスメントし，からだの成長が著しい学童期の小児に必要なたんぱく質，ビタミン，カルシウム，鉄分などの栄養素の確保，適切な食事量の摂取を指導する。

痩身の小児においても同様に，からだの成長に必要な栄養を確保したうえでの摂取エネルギーと消費エネルギーの調整が必要な支援となる。ただし，特に女子においては，その背景に，やせてきれいになりたいという願望などの心理的要因があることも多い。そのような場合，心理面を含めて家族と共に小児にかかわり，食事内容と量の現状を確実に把握し，具体的な改善策を提案していく。著明な痩身は時に生命の危機にもつながるため，痩身傾向に気づいたら早期からの専門的な介入も重要である。

3. 歯科口腔保健

2021（令和3）年度の学校保健統計調査では，う歯のある学童は39.0％であり[12)]，減少傾向にある。一方で歯肉炎などの歯周疾患罹患者（りかんしゃ）は増加傾向である[13)]。歯周疾患は，年齢の上昇に伴って歯の喪失につながるリスクもあるため，う歯と歯肉炎などの歯肉疾患を併せて予防する習慣の獲得を支援する必要がある。乳歯から永久歯に生え替わる時期に当たる学童期の習慣の獲得は，将来にわたる，う歯の予防にもつながること，食事や歯磨きなどの口腔（こうくう）の清潔行動の習慣はこの時期に確立されていくことから，小児自身と家族が適切に予防行動を身に付けるための支援が求められる。具体的には，甘味飲食物過剰摂取の制限・歯垢（しこう）の除去および歯質の強化対策としてのフッ化物使用などがあげられる。学童期は乳歯と永久歯が混在する混合歯列期であり，歯列の生え替わりの状況に応じた家庭での歯垢の除去方法を小児と家族が学び，学校でも実施できるように，かかりつけ歯科医院や学校と連携した支援が求められる。

また近年は，虐待を発見する契機としての歯科口腔環境の重要性が指摘されている。虐待による不規則な食事時間帯，適切な口腔ケアや歯科治療の未実施などの結果，多発重症う歯が生じる。日本小児歯科学会からは2009（平成21）年に「子ども虐待防止対応ガイドライン」が提唱されており[14)]，虐待と歯科口腔保健を連動させて評価する必要があるとしている。

4. 近視への対応

近視は，毎日の生活で近くを見る作業が多くなる都市国家で生じやすいと指摘されており，わが国でも戦後から近視の小児が増加した。現在は学童の約37％が視力1.0未満であり[15)]，眼軸長（がんじくちょう）が過度に伸長する学童期からその人数が増加する。近視の原因は明らかになっていないが，遺伝的素因と環境因子が複合的に関連して生じる。近視の多くは眼鏡などによって正常視力まで矯正可能な単純近視であるが，眼鏡などで矯正しても正常な視力がない状態である病的近視まで進行することもある。そのため眼球の成長に伴って近視が進行する10歳代後半～20歳頃までは，継続した観察が必要となる。

近視の明確な予防策は示されていないが，近年のスマートフォンやタブレットなどの電子機器の普及が近視の増加に関与している可能性もあり，小児と使用時間や方法を約束するなど，不適切な使用を避ける必要がある。くわえて，明るい屋外での活動を増やすこと，文字を読むときは目から30cm以上という十分な距離を保つことで，日常生活のなかで近視の進行を予防していく。また，黒板の字が見えにくいなどの日常生活での困難を早期に発見して，眼鏡などで矯正する対応が重要である。必要時は眼科を受診し，近視による日常生活での困難を継続的に減らす支援が求められる。集団活動への参加を保障するために，スポーツに適した眼鏡の紹介などを，状況に応じ行う。

5. スポーツ外傷の予防

学童期になると地域のクラブなどで，野球・サッカー・水泳などのスポーツに，本格的に取り組む小児が増加する。自分で選択した活動に集中して取り組む経験で，学童期の勤勉性がはぐくまれる。しかし，学童期はからだの発育が著しい時期であり，骨格や筋肉の完成の途上の段階にあるため過度な負荷がかかるトレーニングは，運動器のトラブルを予防する観点から避ける。スポーツに関連した運動器のトラブルは，スポーツ時の受傷で組織が損傷するスポーツ外傷および，比較的長期間に繰り返し過度な運動負荷がかかることで組織が損傷するスポーツ障害に分類される。繰り返される負荷で組織が弱っているときに外傷や負荷で障害が生じることもある。

学童期は身体的な成長が著しい時期であり，「骨が軟らかく若木骨折をしやすい」「骨端線を起点に外傷や障害を起こしやすい」などの，この時期特有のリスクを有する。外傷やけがは，将来の成長に影響を及ぼす可能性もあるため，早期に受診し，適切な対応を行う。またスポーツと学業とのバランスを図るなどの配慮も行いながら，スポーツの内容・方法・時間的なバランスを調整する支援も必要となる。

6. 学校感染症の予防

学校保健安全法にて，学校における保健管理において特に予防に留意する必要がある感染症が定められている（表5-3）。予防接種歴の把握や，感染予防について，学校教員と親・小児と協力しながら取り組む必要がある。学童期はセルフケア能力も進むため，小児ができる手洗い・うがいなどの感染予防に主体的に取り組むことを促す。

7. 学習と遊び

学習と遊びは学童にとって，様々な発達の機会を提供する大変重要なものである。

表5-3 学校において予防すべき感染症

分類	病名	出席停止の基準	備考
第1種	エボラ出血熱，クリミア・コンゴ出血熱，痘そう，南米出血熱，ペスト，マールブルグ熱，ラッサ熱，ジフテリア，重症急性呼吸器症候群（SARS），急性灰白髄炎（ポリオ），鳥インフルエンザ（H5N1）	治癒するまで	感染症法に規定する一類ならびに二類感染症のうち，結核を除いたもの
第2種	インフルエンザ	発症後5日，かつ，解熱後2日（幼児3日）が経過するまで	飛沫感染し，児童生徒などの罹患が多く，学校における流行を広げる可能性が高いもの 結核以外は感染症法に規定する五類感染症
	百日咳	特有の咳が消失するまで，または，5日間の適正な抗菌薬による治療が終了するまで	
	麻しん（はしか）	解熱した後3日を経過するまで	
	流行性耳下腺炎（おたふくかぜ）	耳下腺，顎下腺または舌下腺の腫脹が発現した後5日間を経過し，かつ，全身状態が良好となるまで	
	風しん	発疹が消失するまで	
	水痘（みずぼうそう）	すべての発疹が痂皮化するまで	
	咽頭結膜熱	主要症状が消失した後2日を経過するまで	
	結核，髄膜炎菌性髄膜炎	症状により学校医そのほかの医師が感染のおそれがないと認めるまで	
第3種	コレラ，細菌性赤痢，腸管出血性大腸菌感染症，腸チフス，パラチフス，流行性角結膜炎，急性出血性結膜炎	症状により学校医そのほかの医師が感染のおそれがないと認めるまで	学校教育活動を通じ，学校において流行を広げる可能性のある感染症
	そのほかの感染症		
	溶レン菌感染症	適正な抗菌薬治療開始後24時間を経て全身状態が良ければ登校可能	
	ウイルス性肝炎	A型・E型：肝機能正常化後登校可能	
	手足口病	発熱や喉頭・口腔の水疱・潰瘍を伴う急性期は出席停止，治癒期は全身状態が改善すれば登校可	
	伝染性紅斑	発疹（リンゴ病）のみで全身状態が良ければ登校可能	
	ヘルパンギーナ	発熱や喉頭・口腔の水疱・潰瘍を伴う急性期は出席停止，治癒期は全身状態が改善すれば登校可	
	マイコプラズマ感染症	急性期は出席停止，全身状態が良ければ登校可能	
	感染性胃腸炎（流行性嘔吐下痢症）	下痢・嘔吐症状が軽快し，全身状態が改善されれば登校可能	
	アタマジラミ	出席可能（タオル，櫛，ブラシの共用は避ける）	
	伝染性軟属腫（水いぼ）	出席可能（多発発疹者はプールでのビート板の共用は避ける）	
	伝染性膿痂疹（とびひ）	出席可能（プール，入浴は避ける）	

出典／日本学校保健会：学校において予防すべき感染症の解説（平成30［2018］年3月発行），丸善出版，2018，p.24-63を引用，一部改変．

1　学習と遊びの状況

学校での学習は，知識の獲得のみではなく，社会性の涵養（かんよう）の機会ともなり，重要な意味を有する。学習面に特化すると，学習塾や習い事に通う小児の割合は年々増加している。私立や国立の中学を受験する小児は，地域差があるが大都市では約 20 ～ 50％となっており，それに伴う塾通いをする小児は，週に数回は遅い時間まで塾で過ごすことになる。受験をしない小児であっても学校での学習を補充する塾・英語を習う塾に通うことが多い。そのほかの水泳やサッカーなどのスポーツ・ピアノやバイオリンなどの音楽活動の習い事をする小児も多く，学校以外での学習が学童の一般的な生活の一部となっている。これらの小児に対しては，学習や習い事の成果を追い求めるために，遊びや生活に著しい制限が生じないように留意した環境調整を支援する必要がある。一方で貧困家庭の小児では習い事の機会が制限されることがあり，家庭における学習習慣やそれに対する支援の状況は多様であるが，各家庭や小児の状況に応じた学習習慣の確立・知識の獲得が楽しいという知的好奇心が満たされる経験の蓄積が，その後の人生のなかで物事に取り組む姿勢の基礎となる。そのため厚生労働省と文部科学省の行う「新・放課後子ども総合プラン」で提供されている放課後児童クラブなどの，小児に放課後の居場所を提供し多様な体験・活動を行うことができるような場[16]や子ども食堂などについて，適切に情報提供をしていく必要がある。

遊びについては，同じ目的のもとに組織をつくって仲間と決めたルールに沿って遊ぶ協同遊びのように組織化されていく。スポーツに類似したドッジボール・縄跳び・様々な鬼ごっこやかくれんぼ・キックスケーターやスケートボードなど，複雑な動きが必要な運動やからだを動かす遊びを好むようになる。一方で各自が携帯ゲームを持ち寄って同時に行うゲーム・種々のカードゲームといった，ルールのもとに勝敗を競い合う遊びも好まれる。リーダーシップをとる小児が現れるなど，社会性を学ぶ場となる。また小児だけで楽しむ情報や遊びが多くなり，親や教師などの大人とそれらを共有することを好まなくなる。また男女での異なる遊びが多くなることにより，結果として男女が分かれて行動する場面がしだいに多くなっていく。からだを動かす遊び，それ以外の遊びをバランスよく経験できるような時間や場所などの環境の調整が，小児の発達を支援するためには大切である。遊びの自発的で自由な活動を大切にしルールを守りながら小児が集中して遊べるように支援することが重要である。

2　ICTの影響

近年の著しいICT（Information and Communication Technology；情報通信技術）の進歩により，スマートフォン，インターネットを用いた情報交流（SNS）が学童期の小児の間にも浸透しつつあり，学習と遊びは大きく変化している。小学生の各機器の利用率は，スマートフォン（機能が限定された物を含む）43.8％，ゲーム機 75.5％（男子が 83.6％，女子が 67.2％），学校から配布・指定されたタブレット71.9%，自宅用のパソコンやタブレット等57.0%となっており，年々増加している[17]。特にゲーム機は小児の4人に3人が所持しており，ゲーム機を各自が持ち寄って，インターネット上で同じゲームを屋外で楽しむ場面が多く見受けられる。学校教育においても，2019（令和元）年12月に文部科学省が発表したGIGAスクール構想（Global and Innovation Gateway for All）により，小中学校の生徒へのパソコン端末と通信ネットワークの整備が急速に進み，遠隔教育が急激に活用されている。また，プログラミング教育を含めたタブレットを用いた学習形態が様々に開発・提供されており，学童の学習方法は多様化している。

このようなICTによるツールの提供は，運動の機会の減少や，安易にインターネット上で答えを得て自分自身で考える力が衰退する傾向に拍車を掛けるなどの問題が指摘されてはいるが，一方でメリットも存在する。身体的な障害がある，あるいは入院中であるために実際にからだを動かして遊ぶことができない小児にとっては，友達とインターネットを介して遊ぶ機会や，遠隔操作が可能なロボットを用いて原籍校の講義に参加する機会などが得られる。また読字などに障害をもつ学習障害（learning disability；LD）や，視覚や聴覚に障害のある小児の学習支援には，ICTを用いたツールは効果的である。ICTによるデメリットを最小限にコントロールし，メリットを享受できるような活用方法の探索が今後に求められている課題である。

8. 事故防止と安全教育

1　学童期の事故防止の特徴

学童期の死因の上位に不慮の事故があり，事故が死亡や深刻な障害につながらないような支援が重要となる。学童は好奇心が旺盛であり，かつ行動範囲が著明に拡大し，小児のみで行動する機会が増加するため，事故のリスクが高くなる。この時期の発達に応じた生活を送り，年齢に応じた好奇心を満たしながら発達していくことを考慮しつつも，事故の結果が深刻な障害につながらないように，できるかぎりの防止策を講じる必要がある。

2008（平成20）年に学校保健法から改正された学校保健安全法でも，地震による災害や事件を含めて，小児の安全を守る取り組みは重視されている。昨今は「住民が平穏に暮らせるようにするため，事故や暴力およびその結果としての外傷や死亡を，部門や職種の垣根を越えた協働による，科学的に評価可能な介入により予防しようとする取り組み」であるセーフティプロモーションが提唱されている[18]。世界保健機関（World Health Organization；WHO）でも日常生活で遭遇する事故を重大な健康阻害因子として各国が取り組むべき課題としており，国と地域が連携した取り組みが求められている。

2　安全教育の方法

小児の事故は，日常の生活場面や遊びのなかで起きることが多い。そのため身の回りに潜む危険についてチェックリストなどを用いて具体的に状況を評価し，効果的で具体的な予防策を小児と家族が共に確認する機会をもつことが重要である。

学童期の小児に対する安全教育としては，学校と連携した教育機会の提供が重要である。死因の上位を占める交通事故については，警察と学校が連携した交通安全教室が提供されている。溺水は，家庭内での入浴中や，自宅や学校近くの水場でも起きるためチェックリストを用いた安全教育を促す支援が必要である[19]。このような小児への安全教育を行う際には，学童期の認知の特徴を考慮し，「なぜこのルールを守る必要があるのか」を論理的に伝えつつ，小児自身が「どのように安全を守るのか」を考えルールや予防策を主体的に決められるような支援も有効である。学童期は小児だけで行動する場面も多いため，事故が深刻な障害につながらないようにするためには，緊急時の対応を小児自身が知っておくことやそれぞれの発達段階や認知に応じた助けの求め方，自動体外式除細動器（automated external defibrillator；AED）の使用方法などを知らせておくことも必要である。

家族に対する安全教育としては，事故を引き起こす小児の特性の理解を促すことが重要である。学童期の小児は，好奇心が旺盛なため，日常生活のなかの思わぬ場面で危険な状況を引き起こすことがある。「洗濯機の中に入り，中から扉を閉める」「遊びのなかで車の下に潜り込む」「友達との遊びのなかでの競争心から危険な高さから飛び降りる」などは，大人には考えつかないようなことであるが，学童期の小児にとっては好奇心を満たすための楽しい行動ととらえられることもある。すべてのリスクを排除することは不可能であるが，それぞれの小児の遊びと生活の特徴に応じて考えられるリスクについて，家族が小児へと伝えられるように支援したり，小児への教育的支援を提供したりする。その際，一度守ることのできたルールを長期にわたって理解して守れるとは限らず，継続的な周囲の大人による見守りや支援が必要なことを家族が理解していることが重要である。具体的には，興味を引かれることが生じたり，時間が経過したりするとルールを守るという意識を保つことが難しくなるため，折に触れて繰り返しルールを子どもに伝える必要がある。

9. 食生活と食育

学童期の食事は，からだの成長・運動量の増加を考慮した栄養素やエネルギーを摂取する必要がある。また，必要な栄養の摂取にくわえて，適切な食生活を確立し，食文化を継承して豊かな生活を送る基盤をつくることも目的である。また学校やそのほかの場で，小児自身が自立して食事を行う場面が増える。学童期には味覚の嗜好の幅が広がり，学校で友達と同じ食事をする機会が増加することで，幼児期までは食べられなかった苦みのある野菜などの食物も摂取できるようになり，食事内容は成人とほぼ同様となる。

1　学童期の栄養の特徴

学童期の身体活動レベル別の推定エネルギー必要量・たんぱく質の推定平均必要量は，学童後期から思春期にかけての第 2 発育急進期があるために，低学年から高学年にかけて大きく増加する（表5-4）。総エネルギーに占める総脂質の割合，すなわち脂肪エネルギー比率は成人と同じく20～30％である。からだの成長に伴って特に必要となるカルシウムと鉄分の推定平均必要量も，12～14歳までは増加する。10歳以降の女子の鉄分の推定平均必要量は，月経の有無によって異なることに注意を要する。

2 食育

近年は親の生活時間に合わせること，小児自身の習い事が夜遅くまであることなどの複数の要因で「夜型の生活」となるリスクが指摘されている。朝食を欠食する学童期の小児は，1.5％（男子1.8％，女子1.2％）であり[20]，その理由には「食欲がない」「食べる時間がない」など，夜型の生活の影響が推測される。

そのため，2005（平成17）年に食育基本法が制定され，2006（平成18）年には食育推進

表5-4 推定エネルギー必要量（kcal/日）

性別	男性			女性		
身体活動レベル[1]	Ⅰ	Ⅱ	Ⅲ	Ⅰ	Ⅱ	Ⅲ
0～5（月）	—	550	—	—	500	—
6～8（月）	—	650	—	—	600	—
9～11（月）	—	700	—	—	650	—
1～2（歳）	—	950	—	—	900	—
3～5（歳）	—	1300	—	—	1250	—
6～7（歳）	1350	1550	1750	1250	1450	1650
8～9（歳）	1600	1850	2100	1500	1700	1900
10～11（歳）	1950	2250	2500	1850	2100	2350
12～14（歳）	2300	2600	2900	2150	2400	2700
15～17（歳）	2500	2800	3150	2050	2300	2550
18～29（歳）	2300	2650	3050	1700	2000	2300
30～49（歳）	2300	2700	3050	1750	2050	2350
50～64（歳）	2200	2600	2950	1650	1950	2250
65～74（歳）	2050	2400	2750	1550	1850	2100
75以上（歳）[2]	1800	2100	—	1400	1650	—
妊婦（付加量）[3]						
初期				＋50	＋50	＋50
中期				＋250	＋250	＋250
後期				＋450	＋450	＋450
授乳婦（付加量）				＋350	＋350	＋350

[1] 身体活動レベルは，低い，ふつう，高いの3つのレベルとして，それぞれⅠ，Ⅱ，Ⅲで示した。
[2] レベルⅡは自立している者，レベルⅠは自宅にいてほとんど外出しない者に相当する。レベルⅠは高齢者施設で自立に近い状態で過ごしている者にも適用できる値である。
[3] 妊婦個々の体格や妊娠中の体重増加量，胎児の発育状況の評価を行うことが必要である。
注1）活用にあたっては，食事摂取状況のアセスメント，体重およびBMIの把握を行い，エネルギーの過不足は体重の変化またはBMIを用いて評価すること。
2）身体活動レベルⅠの場合，少ないエネルギー消費量に見合った少ないエネルギー摂取量を維持することになるため，健康の保持・増進の観点からは，身体活動量を増加させる必要がある。

資料／厚生労働省：「日本人の食事摂取基準（2020年版）」策定検討会報告書，2019，p.84.

基本計画が策定され「子どもの朝食欠食率0%」「共食の増加」などが目標として掲示された。2009（平成21）年に改正された学校給食法では「食育の推進」が学校給食の目的として明記されるとともに，文部科学省より「食に関する指導の手引（第二次改訂版）」が2019（平成31）年に発表されるなど，学校・家庭・医療関係者を含めた地域とも連携した食育を充実させる取り組みが重点的に行われている。食事でのマナーを学び，友達と楽しく食事をするなかで，小児自身が必要な栄養素を理解し，適切な食習慣を身に付けるための支援が行われている。生活習慣病予防の一環としても，適切な食生活および食育は重要である。そのほかの生活習慣と併せて，小児と家族に対する教育的な支援が求められる。

10. 仲間との関係や学校への適応

家庭や学校での日常生活に大きなストレスが生じると，「粗暴になる」「友達や教師との関係がうまくいかなくなる」などの困難が生じる場合もある。自らの状況を言葉で表現することが難しい学童期の小児では，ストレスが頭痛・腹痛・食欲低下・浅眠などの身体症状として現れることもある。これらに適切に対応ができない場合，学校への不適応行動としての不登校・他者への攻撃行動としてのいじめや暴力行為につながることもある。

1 不登校

不登校は文部科学省によって「何らかの心理的，情緒的，身体的，あるいは社会的要因·背景により，登校しないあるいはしたくともできない状況にあるために年間30日以上欠席した者のうち，病気や経済的な理由による者を除いたもの」と定義されている。

2021（令和3）年度の小学校における不登校の児童は8万1498人であり，継続して増加しつづけている。そのうち欠席日数30～89日が55.8%，欠席日数90日以上かつ出席日数11日以上の者が36.3%，欠席日数90日以上かつ出席日数0日が2.9%となっている[21)]。

学童期の不登校の要因は，いじめを除く友達との関係・教職員との関係をめぐる問題・いじめとともに，家庭内の両親の不和や離婚などが理由としてあげられている[22)]。病気による欠席が不登校のきっかけと回答する小児も多く，長期入院をした学童期の小児が原籍校に戻る際には，家庭・学校と医療機関が連携して環境を整える必要がある。特に学童後期の小児では，友達との関係が重要になる時期であり，入院中から原籍校の友達との関係を継続できるような配慮・支援をして，原籍校での小児の居場所を確保することが求められる。また2008（平成20）年改正の学校保健安全法でその支援の重要性が明記されている養護教諭による健康相談活動や，スクールカウンセラーとの連携も重要である。

近年不登校とされている小児のなかに，家庭内での虐待によって登校ができない者の存在が指摘されている。不登校の小児の対応の際には，背景に虐待が存在しないかを併せてアセスメントすることも必要である。

2 いじめ

いじめは文部科学省の「児童生徒の問題行動等生徒指導上の諸問題に関する調査」において何度か定義づけされてきた。現在はいじめ防止対策推進法の施行に伴い，2013（平成25）年度から次のように定義されている。「いじめ」とは，「児童生徒に対して，当該児童生徒が在籍する学校に在籍している等当該児童生徒と一定の人的関係のある他の児童生徒が行う心理的又は物理的な影響を与える行為（インターネットを通じて行われるものも含む。）であって，当該行為の対象となった児童生徒が心身の苦痛を感じているものをいう」。なお，起こった場所は学校の内外を問わない[23]。

いじめの件数については，調査方法の違い，あるいはいじめの定義の違いにより，年度により大幅な変動が生じているが，小学校についてみると，2005（平成17）年度5087件，2006（平成18）年度6万897件，2015（平成27）年度15万1692件，2021（令和3）年度50万562件となっている（1994年度，2006年度に調査方法変更。また2005年度までは発生件数，2006年度以降は認知件数）。

学校ではいじめがどこでもだれにでも起こり得る問題として最優先に取り組み，小児・親・教育委員会や地域との連携のもとに対応に当たっている。

3 そのほかの不適応行動

小学生による暴力行為の数は年々増加している。背景には小学生への携帯電話の普及に伴って小児どうしでのトラブルが大人の目に触れにくくなったこと，小児の行動範囲が広がったことなどが考えられる。学校と家庭や地域が連携して小児を見守るシステムづくりへの支援が必要とされている。

文献

1）文部科学省：学校保健統計調査報告書.
2）日本小児内分泌学会：日本人小児の体格の評価．http://jspe.umin.jp/medical/taikaku.html（最終アクセス日：2019/4/20）
3）日本夜尿症学会編：夜尿症診療ガイドライン 2016，診断と治療社，2016，p.10．https://minds.jcqhc.or.jp/docs/minds/nocturnal-enuresis/nocturnal-enuresis.pdf（最終アクセス日：2019/4/20）
4）松平泉，瀧靖之：脳の定型発達と非定型発達，小児科，59（6）：855-862，2018.
5）J. ピアジェ著，中垣啓訳：ピアジェに学ぶ認知発達の科学，北大路書房，2007.
6）エリク・H. エリクソン著，西平直，中島由恵訳：アイデンティティとライフサイクル，誠信書房，2011.
7）前掲書 6).
8）文部科学省ホームページ：小学校保健教育参考資料「生きる力」を育む小学校保健教育の手引き．http://www.mext.go.jp/a_menu/kenko/hoken/__icsFiles/afieldfile/2013/10/16/1334052_06.pdf（最終アクセス日：2019/4/20）
9）文部科学省ホームページ：平成29年度体力・運動能力調査報告書Ⅱ調査結果の概要．http://www.mext.go.jp/prev_sports/comp/b_menu/other/__icsFiles/afieldfile/2018/10/09/1409875_2.pdf（最終アクセス日：2019/4/20）
10）日本学校保健会ホームページ：平成28〜29年度　児童生徒の健康状態サーベイランス事業報告書．https://www.gakkohoken.jp/book/ebook/ebook_H290070/index_h5.html#1（最終アクセス日：2019/4/20）
11）前掲書 10).
12）厚生労働省ホームページ：平成28年歯科疾患実態調査結果の概要．https://www.mhlw.go.jp/toukei/list/dl/62-28-02.pdf（最終アクセス日：2019/4/20）
13）前掲書 12).
14）日本小児歯科学会ホームページ：子ども虐待防止対応ガイドライン（2009.6）．http://www.jspd.or.jp/contents/common/pdf/download/boushi_guide.pdf（最終アクセス日：2019/4/20）
15）文部科学省ホームページ：学校保健統計調査−令和3年度（確定値）の結果の概要．https://www.mext.go.jp/content/20221125-mxt_chousa01-000023558.pdf（最終アクセス日：2023/9/28）

16）厚生労働省ホームページ：新・放課後子ども総合プラン．https://www8.cao.go.jp/shoushi/shinseido/administer/setsumeikai/h310218/pdf/2_s10.pdf（最終アクセス日：2019/4/20）
17）内閣府ホームページ：令和4年度青少年のインターネット利用環境実態調査．https://www8.cao.go.jp/youth/youth-harm/chousa/r04/jittai-html/index.html（最終アクセス日：2023/9/28）
18）日本セーフティプロモーション学会ホームページ．http://plaza.umin.ac.jp/~safeprom/what_sp.html（最終アクセス日：2019/4/20）
19）日本小児看護学会ホームページ：子どもの事故防止ノート．http://jschn.umin.ac.jp/files/201210_kodomonote.pdf（最終アクセス日：2019/4/20）
20）日本スポーツ振興センターホームページ：平成22年度児童生徒の食事状況等調査報告書，食生活実態調査編．https://www.jpnsport.go.jp/anzen/Portals/0/anzen/kenko/siryou/chosa/syoku_life_h22/H22syokuseikatsu_3.pdf（最終アクセス日：2019/4/20）
21）文部科学省ホームページ：令和3年度児童生徒の問題行動・不登校等生徒指導上の諸課題に関する調査結果の概要．http://www.mext.go.jp/content/20221021-mext_jidou02-100002753_2.pdf（最終アクセス日：2023/9/28）
22）前掲書21）．
23）前掲書21）．

第6章

思春期・青年期の成長・発達に応じた看護

この章では

- 思春期・青年期における成長・発達の原理・原則について理解する。
- 思春期・青年期の小児の形態的特徴について理解する。
- 思春期・青年期の小児の身体生理的特徴について理解する。
- 思春期・青年期の小児の機能的特徴について理解する。
- 思春期・青年期の小児の看護について理解する。

A 形態的特徴

思春期（adolescents）の年齢をWHO（2014）では10～19歳と幅広くとり，国際連合では15～24歳を若者（youth）と定義している。子どもの権利条約では10歳から18歳の誕生日に至るまでの期間に焦点をあてるとなっており，それぞれの目的によって年齢のとらえ方も様々である。

1. 体格と体力

基本的な運動機能は10歳頃に完成する。思春期では複雑な動き，技術の正確さや細かさなどの巧緻性（こうちせい）がさらに発達する。特に男子は，体力・運動能力の面で第2次性徴以降において筋肉の増大や急速な成長がみられる。

思春期の体格について男子と女子の平均値を比べてみると，文部科学省の学校保健統計調査（2021［令和3］年度確定値）では，9～11歳の身長は女子が男子を上回り，体重は11歳のときのみ女子が男子を上回っている（図6-1）。つまり，第2次性徴が始まる前後は女子のほうが男子より大きく，中学生になると身長・体重共に女子より男子のほうが大きくなる。昭和23（1948）年以降の男女8～17歳の体格の推移は，身長の平均値のピークが平成6（1994）～13（2001）年度であり，体重の平均値のピークは平成10（1998）～18（2006）年度であった。その後は，身長・体重共に横ばい傾向であった。よって，近年の思春期の

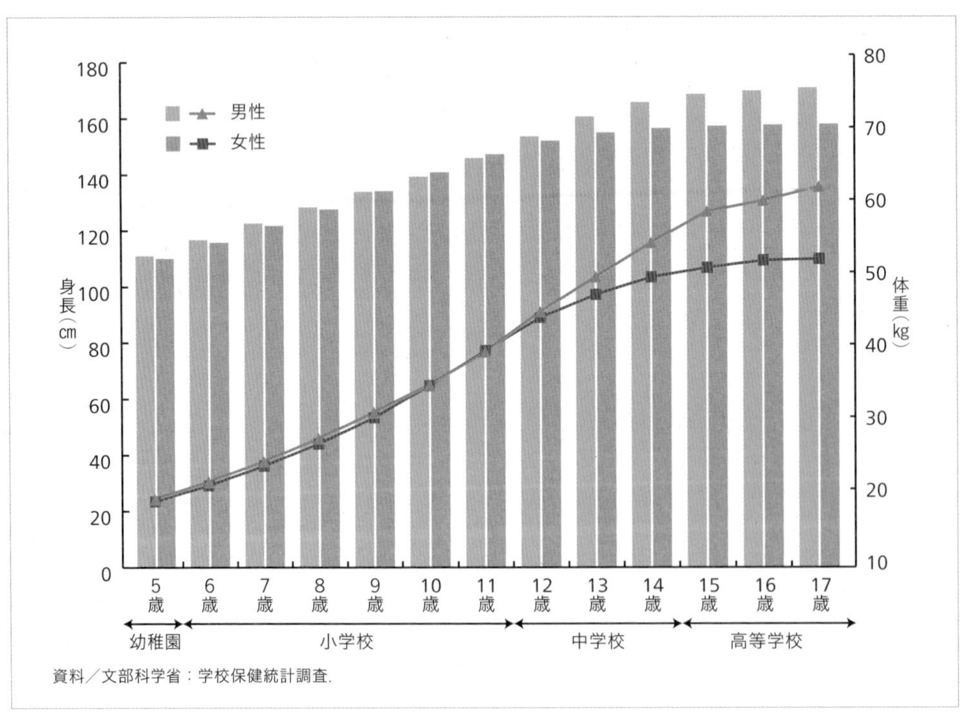

図6-1 年齢別身長・体重の平均値（令和3年度）

子どもの体格に大きな変化はないといえる。

体力について文部科学省では，「国民の体力や運動能力の現状を明らかにし，スポーツの発展と国民の体力向上をねらいとしたスポーツテストの実施」を 1964（昭和 39）年から継続しており，スポーツテストの結果を小児の体力向上に関する施策に反映させてきた。スポーツテストの全面的な見直しがあり，現在は新体力テストを 1998（平成 10）年度から導入し，実施している。

スポーツ庁の 2021（令和 3）年度体力・運動能力調査の結果によると，体力・運動能力の年次推移の傾向として青少年（6～19 歳）では，昭和 60 年代の水準が高かった頃と比較すると，中学生男子および高校生男子の 50m 走を除き，依然として低い水準であった。最近 10 年間で低下傾向を示しているのは，男子の握力，ボール投げである。現代の思春期の子どもは，テレビゲーム・インターネットゲームで遊ぶことやスマートフォン・パソコンなどを使うことも多く，さらに習い事に忙しく，外遊びや授業以外のスポーツ・運動の時間が少なくなっていることが体力・運動能力低下の要因として考えられる。加齢に伴う体力・運動能力の変化の傾向では，女子のほうが男子より先に体格が大きくなるため体力・運動能力もピークになるのが早く，男子の体格は中学生から大きくなるため女子より体力・運動能力のピークが遅くなる。

2. 身体発育

思春期はからだの成長による急激な変化が起きる時期である。その変化は女子のほうが早く始まり，身長の伸びるピークが 11 歳頃であり，男子は 13 歳頃から女子を上回る。思春期が始まってから成人の身長に達するまでに，平均して男子は約 30cm，女子は約 25cm 伸びる。体重も男女共に思春期に入ると急激に増加する。主な体重増加の要因は，女子は体脂肪，男子は筋肉量の増加によるものである。

文部科学省の学校保健統計調査（2019［令和元］年度確定値）の世代間の発育状態（身長・体重）によると（表 6-1），全体的に祖父母世代と親の世代の間で大きく増加している。たとえば，14 歳の祖父母世代と子世代では男子の身長が 7.7cm，体重は 7.1kg も違う。親の世代と子世代の間でも増加しているが，祖父母世代と親の世代の間に比べると増加の割合は小さい。年間発育量の世代間比較（身長・体重）では，男子，女子共に身長，体重のいずれも現在に近い世代ほど早期に増加しており，現代の思春期の子どもは 56 年前および 31 年前と比べると発育が早いといえる。

表 6-1　世代別身長・体重の平均値（14 歳時の比較）

区分	男		女	
	身長	体重	身長	体重
祖父母世代（昭和39年）	157.7［7.7］	47.0［7.1］	152.3［4.2］	46.1［4.0］
親世代（平成元年）	164.4［1.0］	54.1［-］	156.4［0.1］	50.0［0.1］
子世代（令和元年）	165.4［-］	54.1［-］	156.5［-］	50.1［-］

＊［　］内の数値は子世代との差を示す。
資料／文部科学省：学校保健統計.

B 身体生理的特徴

1. 第2次性徴

思春期は，**第2次性徴**の出現から性成熟までの期間であり，思春期になると，男女共に脳および性腺の発達により，第2次性徴の発現，視床下部-下垂体前葉-精巣または卵巣系のホルモン調節機構が確立する。この変化は，子どもの心身に大きな影響を与える。思春期が発来するメカニズムには，性腺刺激ホルモン放出ホルモン（GnRH）や性腺刺激ホルモンの分泌の制御に関する仮説が複数あるがいまだよくわかっていない。思春期は，女子では8～9歳から17～18歳頃まで，男子では女子より遅く10～11歳から18～20歳頃までを指す。思春期の第2次性徴の評価には，**タナー**（Tanner, J.）**の分類**が用いられる。

女子の第2次性徴では，初経発来，腋窩毛・陰毛の発生，皮下脂肪の蓄積増加，乳腺の発育がみられる。7歳未満で乳腺の発育，9歳未満で陰毛の発生，10歳未満で初経が発来する場合は**思春期早発症**であり，中枢神経系の病変を疑い，精査・治療の対象となる。**初経**は一般的に12～14歳（わが国では平均満12歳）で発来する。満15歳で無月経の場合は染色体異常や性器の先天奇形の精査の対象となる。正常な発育時の平均的な年齢は，乳腺の発育は7歳以上11歳まで，陰毛の発生は9歳以上13歳まで，初経は10歳以上14歳までとなる。

視床下部はGnRHを分泌し，下垂体からの2つの性腺刺激ホルモンである黄体形成ホルモン（LH）と卵胞刺激ホルモン（FSH）の分泌を調節する。このうち，FSHは，卵巣において卵胞を成長させる。LHは，LHサージにより排卵を起こし，FSHと共に黄体を形成させる。卵胞からエストロゲンが，黄体からプロゲステロンが分泌される。LHサージは，エストロゲンが極大値になったことによるポジティブフィードバック調節で生じるが，エストロゲンとプロゲステロンの高値が続き，受精が起こらなければ，ネガティブフィードバック調節が視床下部に働いて，GnRHを減少させる。この調節は約28日間周期で営まれ，女子の内・外性器だけでなく，全身的な周期的変化をもたらす。子宮内膜は増殖・分泌・脱落を繰り返し，これを**月経**とよぶ。初経後1～2年間は無排卵性月経のことも多く，月経周期が不規則のこともある。視床下部は情動やストレスなどの精神的影響を受けるとGnRHの分泌が抑制され，排卵や月経周期が不規則になる。

男子の第2次性徴は，腋窩毛・陰毛・体毛の発生，骨重量や骨格筋の増大，咽頭の発育による変声である。男子では，陰毛の発生と外性器の発育の進行とが必ずしも一致しない。正常な発育の基準は，精巣の増大が13歳6か月までに認められること，精巣の増大開始後5年以内に陰茎の発育が完了することである。14～15歳をすぎても第2次性徴がみられない場合は中枢神経系や精巣の病変による思春期遅発症や性腺機能低下症が疑われるので精査・治療の対象となる。また，性的刺激により，勃起を生じ，夢精やマスターベーションによって初めての**射精**（精通）が起こる。13～15歳でほとんどの男子が精通を経験する。

視床下部はGnRHを分泌し，下垂体からの2つの性腺刺激ホルモンであるLHとFSHの分泌を調節する。LHはICSHともよばれ，精巣のライディッヒ（Leydig）細胞を刺激し，テストステロンを分泌させる。FSHは精巣のセルトリ（Sertoli）細胞を刺激し，精子生成を促進させる。これらは，ネガティブフィードバック調節が行われており，テストステロンの血中値が一定のレベルを超えると，視床下部からのGnRHの分泌が抑制される。また，セルトリ細胞はインヒビンを分泌し，それが下垂体からのFSHの分泌を抑制し，精子産生を減少させる。視床下部は情動やストレスなどの精神的影響を受ける。

2. 骨年齢

成長軟骨が骨に置き換わることを骨の成熟度という。骨の成熟度を示す発達年齢の一つが**骨年齢**である。ただし，骨に置き換わる割合は年齢や性別によって異なる。骨の成熟度を評価する指標として，手根骨（しゅこんこつ）の化骨核（かこつかく）の数・大きさ，骨端部（こったん）の大きさ・形がある。骨年齢は左手のX線画像を撮影し，手根骨の化骨数で評価する。手根骨の化骨を数えると，年齢に1を加えた数または年齢数に相当する。思春期開始時期を骨年齢で評価することはできないが，骨が伸びる力が最も大きい骨年齢は，男子13歳・女子11歳である。低身長をきたす疾患（成長ホルモン分泌不全症など）において骨年齢は実際の年齢よりも遅れる。

小児の骨のX線画像は，骨が白く写り，軟骨部分は写らず黒い線状に見える。これを骨端線が開いているという（図6-2）。**骨端線**は成長軟骨帯（成長板）ともよばれ，ここで骨化（軟骨が骨に置き換わる現象）が起こり，骨は長軸方向に伸びる。これに対し，横軸方向に伸長する（太くなる）ことは，骨の一番外側にある骨膜（こつまく）が骨を外につくることで起こる。思春期は性ホルモンの働きで急激に身長が伸びる。同時に性ホルモンは身長を止めるメカニズムにも働くため骨端線の閉鎖が起こる。つまり，骨端線の閉鎖は骨の成熟が大人のレベルに達したことを意味し，長管骨の伸長が止まるため身長の伸びが止まる。女子は男子

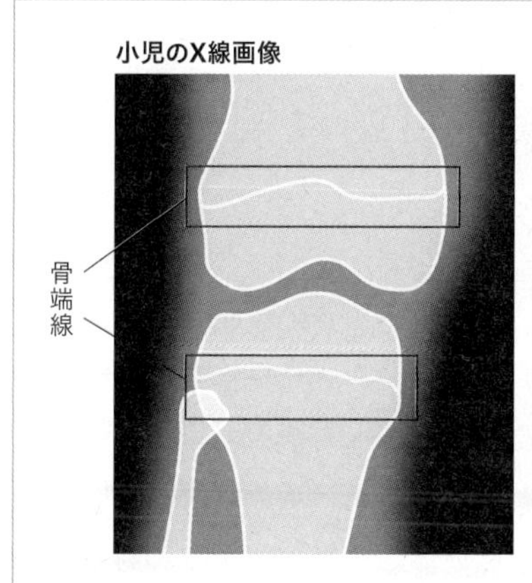

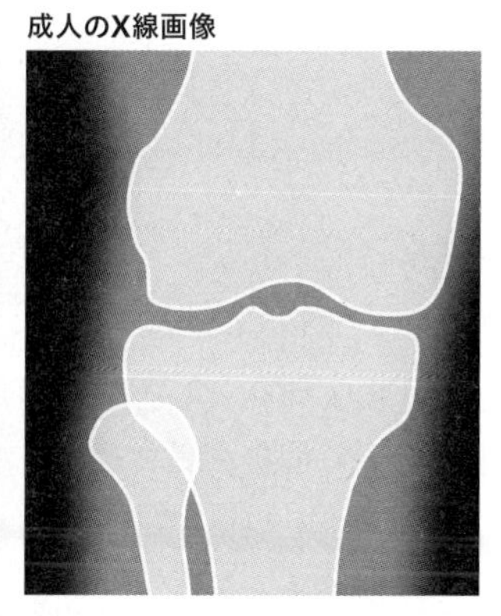

小児の骨のX線画像では，骨端線を見ることができる。

図6-2 骨端線

よりも出生時から骨の発育が進んでいるため骨端融合も早く完了する。骨端線閉鎖の年齢は，骨年齢が女子 15 歳以上，男子 17 歳以上である。

3. 骨塩量

骨塩量は思春期の前期から中期にかけて最も増加する。骨塩量増加速度がピークに達するのは，女子は 11 ～ 14 歳・男子は 16 歳前後である。**骨塩量**とは，骨組織を構成する成分の一つで，骨基質中の無機成分であるカルシウムやリンのことを指して**骨塩**という。ちなみに**骨密度**とは，骨の状態を表す面積骨密度のことをいう。一般的に骨塩量は骨密度，骨量と同義語で使われていることが多い。主に骨粗鬆症等の骨疾患で骨塩定量検査や骨密度測定検査を行い，骨密度で骨強度を判定している。

骨の形成には性ホルモン（特に女性ホルモン）が深く関係し，学童期から思春期（女子 11 ～ 15 歳，男子 13 ～ 17 歳）にかけて女性ホルモンの分泌増加と共に骨量は急速に増加する。最大骨量に達するのは女子が 18 歳頃，男子が 18 ～ 20 歳頃である。よって，思春期前後は最大骨量に達する前に骨量を蓄えておくことが大切である。そのためにはまず，カルシウム・ビタミン D・たんぱく質などを含む栄養バランスのとれた食事を摂取し，健康的な食事行動を確立することが必要である。ちなみに，牛乳はカルシウム以外にも多くの重要な栄養素を含んでいる。思春期の女子は，特に体型を気にすることで過度なダイエットにより体重や体脂肪を極端に減らすと，骨の成長に必要な女性ホルモンの生成や分泌に悪影響を及ぼしてしまう。しかし，正常な月経周期には体脂肪 22% 以上が必要である。また，この時期の骨は軟らかいため怪我・疲労などの骨折やハードなスポーツトレーニングなどによる骨粗鬆症のリスク対策が必要であり，適度な運動や十分な睡眠は骨を強くし，丈夫なからだをつくるため重要である。

男女共に低骨量の要因は，肥満・野菜や果物の摂取不足・運動不足・喫煙・アルコール摂取などである。米国小児科学会の研究では，食事中の飲み物を牛乳ではなくソーダ（炭酸飲料水）にすると思春期の十分なカルシウムとビタミン D の摂取ができないと報告している。

C 機能的特徴

1. 運動機能

思春期は身体発育に伴って，運動機能が急速に増進する。骨格が成人に近づき，筋肉の発達により素早く力強い動きをする能力が高まる。また，呼吸循環機能の充実する時期であり，持久力が向上し，激しいスポーツに挑戦することができる。スポーツ庁が実施している体力・運動能力調査では，男女共に 6 歳から加齢に伴い体力水準は向上し，男子では 17 歳頃ピークに達するのに対して，女子では 14 歳頃ピークに達することが報告されている[1)]。この時期に運動を実施する頻度が高いほど，また実施時間が長いほど体力水準が高くなることが認められている。

2. 思考と認知機能

11 ～ 12 歳頃になると，これまでの直感的な思考から非直感的思考へと変化し，ピアジェ（Piaget, J.）の認知発達理論でいう形式的操作の段階に入る。この段階は認知発達の最終段階とされ，大人と同様の思考様式を獲得する時期となる。

1 仮説演繹的思考

形式的操作段階では，経験的事実に基づくだけでなく，目の前に存在しない抽象的な概念や観念的なイメージを論理的に考えることができる。すなわち，ある物事を仮説から論理的に推論して結論を導き出す仮説演繹的（かせつえんえきてき）な思考が可能となる。仮説演繹的思考は，「もしこうなれば，こうである」という可能性について，命題の形で考えを進めるという特徴がある。たとえば，「A は B より大きい」「A は C より小さい」という命題を関連づけ，C が一番大きいという結論を導くことが可能となる。

2 批判的思考

物事を論理的に考えることが可能になると，理想に照らして現実を批判的にとらえるようになる。また，生活空間や対人関係が広がることで，既成の価値観にとらわれず新しいものを求めたり，自分自身で創造しようとする。一方で，具体的な経験に乏しく自己中心的な思考も残っているため，現実的な判断が難しいこともある。

3 時間的展望

形式的操作段階では，現在の状況や行動を過去や未来の事柄と関連づけたり，意味づけたりする時間的展望をもつことが可能となる。つまり，先の見通しをもって計画する能力を身につけ，将来を予測したり目標に照らして行動することができるようになる。

3. コミュニケーション機能

思春期は複雑な思考が可能となるにもかかわらず，自分の気持ちを言語化することはまだ難しい。さらに，自分の考えを話しても否定されたり，馬鹿にされたりするのではないかと思い，傷つくことを恐れて自分自身について表現しないという特徴がある。その一方，だれかに自分の気持ちを聞いてほしいという思いも強く，信頼のおける相手を選んで話をする傾向にある。

近年，ソーシャルメディアが普及し，中学生では 7 割以上，高校生では 9 割以上がスマートフォンを保有している[2)]。多くの人とつながることを可能にする便利なツールである半面，顔の表情や声のトーン，ジェスチャーなどの非言語情報が伝わらず，使い方によっては相手を傷つけてしまうこともある。また，このようなコミュニケーションでは短文や話し言葉を用いた「読み」「書き」が中心となり，実際の会話において「話す」「聞く」という機会が少なく，コミュニケーション能力の低下が指摘されるようになっている。

4. 情緒・社会機能

思春期・青年期は身体的，心理的に大きな変化を迎える時期であり，**情緒の複雑化**が生じる。社会的には進学や就職などのライフイベントを迎え，成人として自立するための準備期間となる。

1 情緒

思春期の急激な身体発育と性的成熟による身体的変化は，自己イメージに多大な影響を及(およ)ぼす。身体的な成熟は個人差が大きく，それゆえ他者と比較して不安になったり，自分の身体的変化を受け入れることができず，こころとからだのギャップを引き起こしたりする。

抽象的な思考が可能となるほど哲学的かつ観念的な思考となり，関心が自己の内面に向き，自分が他者からどう見られているかといった自意識が高まる。この時期は，理想と違う自己を認識することで自尊感情が低下しやすい。さらに，異性に対する恋愛感情や将来への不安，親との関係などに悩み，情緒的に不安定になりやすい。喜怒哀楽が激しく，ささいなことで傷ついたり，喜んだり，自分自身でも感情がうまくコントロールできない衝動が生じる。

2 自我同一性

エリクソン（Erikson, E.H.）は思春期・青年期の発達課題を自我同一性（アイデンティティー；identity）の確立とした。**自我同一性**とは，「自分が自分であるという自覚」であり，自我同一性の確立においては，「自分は何者か」「将来何になりたいのか」「何のために生きているのか」という問いかけに対し，自分なりの答えをもてるようになることが重要な要素となる。エリクソンの理論では，各時期の発達課題の達成は前段階での課題の達成のうえに生じるとされている。つまり，思春期における発達課題は，乳児期から学童期における基本的信頼，自律性，自主性，社会性の獲得が基盤となり，内省したり，自己を深く考えることにより達成される。

思春期は自我同一性の確立に向け模索する時期である。自己探求を続けるなかで，環境の変化や失敗体験によって自分が何者なのかわからなくなり自己喪失に陥る状態を**自我同一性の拡散**という。また，エリクソンは大人としての責任や義務がある程度猶予(ゆうよ)されている期間を**モラトリアム**と位置づけた。モラトリアムは，特定の生き方を見つけようとしているが，重要な選択を迫られても答えが見つからず決断できない状態であり，無気力状態に陥りやすく，他者との親密な関係が築けず孤立しやすい傾向にある。自我同一性が確立すると，いくつもの選択肢から生き方や価値観を自分で選びとり，自分自身を社会のなかに位置づけるようになる。また，安定した人間関係を築くことができるようになり，他者からの影響に左右されずに一人の人間として自律した行動がとれるようになる。

3 心理的離乳

自我の発達に伴い，これまで親や教師から取り入れてきた価値観や規範に疑問を感じ，批判的な傾向がみられる。同時にそれまで依存していた大人から心理的に自立したいという欲求が高まり，親の支配や干渉を嫌い，反抗的になることがある。この時期は，幼児期の反抗期と区別し，**第2反抗期**とよばれる。一方で甘えや依存したい気持ちも残り，自立と依存の間で葛藤（かっとう）する**アンビバレント**（**両価的**）な感情を抱く。親や家族との心理的依存関係から抜け出し対等な関係に変化し，心理社会的に自主独立を目指す過程を**心理的離乳**という。

4 人間関係

思春期は，それまでの遊びを中心とした友人関係から，内面世界を共有し，情緒的絆（きずな）を結ぶことのできる友人を求めるようになる。サリヴァン（Sullivan, H.S.）は，前思春期以降に現れる特定の人に対して向けられる非常に強い親密欲求を伴う同性同世代の友人との関係性を**チャムシップ**とよんだ。親子関係よりも友人との結びつきや親密さが重要となり，このような友人関係をもつことが自己像の形成に密接に関連する。一方，仲間集団との同調性を求めるため，趣味や興味が異なる人に対しては排他的になり，いじめや仲間はずれなどのトラブルも生じやすい。

青年期になると「自分は自分，他者は他者」という感覚が育ち，お互いの違いを認め合い，自分と違う面をもつ他者を受け入れることができるようになる。このような同性との交友関係を基盤として，しだいに特定の異性との親密性を獲得していく。

5 社会性

思春期は子どもから大人に移行する時期であり，親から自立し，生活の場が拡大していく。同世代の友人や身近な大人とのかかわりから，社会に適応していくためのスキルや知識を獲得する。その過程において，時には失敗し，その体験を乗り越えながら，やがて自分の生き方や価値観，職業を決定し，社会の一員としての自己を位置づけていく。

D 思春期・青年期の看護

1. セルフケア

心身共に著しく成長する思春期・青年期に，生涯にわたる健康的な生活習慣を身につけることは極めて重要である。思春期は自分の健康は自分で守るという意識が低く，健康に関する知識を有していても今をどう生きるかを優先し，自発的にセルフケア行動を実践することは難しい。そのため単に知識を提供するだけでなく，健康や生活についてどのように考えているか，どうなりたいと思っているかを把握し，そのために今できることは何かを一緒に考えていくことが必要である。

思春期･青年期は学業や進路選択，人間関係など様々な悩みやストレスを体験している。多忙な生活のなかでセルフケア行動を負担に感じることもある。実際の生活で無理なく行える方法を提示し，周囲からのサポートを得られるようにすることが必要である。セルフケア行動には家庭環境や親子関係が密接に関連する。親子の認識のずれはないか，親からのサポートが得られているかを把握し，家族と共にセルフケア能力を高めていけるよう支援することが重要である。

2. アイデンティティーの確立

思春期・青年期は自己概念・自我同一性（アイデンティティー）を確立し，親から自立して生活する能力の基礎をつくる重要な時期である。自我同一性は他者とのかかわりを通じて，親に対する両価的な気持ちや友人との相違を受容し，自己を見つめることによって形成される。そのためには自分のそばで自分を理解してくれる存在が必要である。思春期は，自分についてだれかに聞いてもらうことが自己理解につながり，話を聞いてくれる相手に心を許すようになる。友人がその役割を担うことが多く，この時期は同世代との交流が不可欠となる。親からの心理的な独立を目指す過程では様々な不安や葛藤が生じる。大人が先回りをして答えを示すのではなく，自ら選択，決定できるよう意思を尊重すること，挑戦や失敗に対して理解を示し，容認する姿勢を示すことで自尊感情が高まり，やがて自分の居場所を見いだしていく。

3. 情緒的変化と家族関係

思春期は情緒的変化が激しく，大人に対して反抗的な態度をとる一方，甘えや欲求を抱き，様々な言動を示す。このような態度に家族は生活全般が混乱し，精神的疲弊に陥っていることも多い。特に母親は自責の念を抱きやすく，子どもの言動を「自分のせいだ」と感じたり，子どもに対し感情的になることがある。親の反応に対し子どもはいっそういらだちをうっ積させることもある。親が子どもの揺れ動く気持ちを理解し，子どもを受け止め見守る姿勢をもてるように支えていくことが必要となる。

近年，親子関係がより親密になっていることが指摘されている。親はしつけや教育に熱心で子ども中心の生活となり，自分の期待を子どもに押しつけてしまうことがある。親の干渉が強過ぎると，子どもは自分の意見を表出できず親の期待に応えようとする。仲の良い親子関係のように見える半面，親子が依存し合い子どもの自立が妨げられることがある。親が子どもを一人の人として尊重し，良き支援者としての役割が発揮できるよう支援することが重要である。

4. 仲間との関係

思春期の友人関係は，人格形成においても重要な意味をもつ。集団生活のなかで「協調」と「競争」という相反する課題をこなし，社会性を培い，自己概念を形成していく。大人との関係よりも友人関係に大きな意味を見いだし，仲間からの評価を強く意識するようになる。そのため，この時期の仲間関係のトラブルは大きな影響を及ぼす。学童期までに仲間集団と十分な遊びをとおして関係性を構築する体験が少ないと，自己をうまく表現できず思春期以降の親密な友人関係を形成することが困難になりやすい。その結果，社会生活に適応できず不登校や引きこもりなどの要因となることもある。

5. 性的存在としての自己・性的存在としての対象への関心

性意識・性行動に関する 2017（平成 29）年の調査結果[3]によると，男女共に性的な関心が低下し，性に対するイメージはネガティブになってきている。男子に比べ，特に女子の関心の低下，ネガティブイメージの増加が顕著である。キスや性交の経験率も，2005（平成 17）年の調査値をピークに男女共低下している。こうした変化がどのような社会的背景と関連しているのかはわからないが，青少年の性意識・性行動は消極化していることが指摘されている。

思春期は，性自認（性別に対する自認；ジェンダー・アイデンティティー）や性的指向（性的に魅力を感じる対象）に関する子どもの気づきや悩みが顕著になる時期である。日本の LGBTQ +（レズビアン，ゲイ，バイセクシュアル，トランスジェンダー，クエスチョニング+）人口は，2020（令和 2）年に電通が全国 6 万名に行った調査で 8.9% と算出されている（2020 年はそれまでの「LGBT 調査」から「LGBTQ＋調査」となった。Q+は「多様なセクシュアリティ」）[4]（2018［平成 30］年も 8.9%）。

からだの性とこころの性が一致しないという感覚，すなわち性別違和（性同一性障害）は約 9 割が中学生までに自覚しており，子どもたちは性別違和についての基礎知識を第 2 次性徴発現より前に教えてほしいと望んでいる。国は 2013（平成 25）年に国公立の小学校・中学校・中等教育学校・特別支援学校に対し「学校における性同一性障害に係る対応に関する状況調査」を行い，学年が上がるほど性同一性障害に係る対応に関する報告件数が増加していること，合計 606 件の対応件数があったことを報告している[5]。

恋愛や性愛，または性的魅力を感じる対象を示す性的指向が異性に向かう人は異性への関心が高まるが，性的関心が同性に向かう人もいる。2008（平成 20）年に報告された，日本の都会の 15 ～ 24 歳の若者 2095 人（男性 1035 人，女性 1060 人）の自殺未遂経験率と関連要因に関する調査によれば，男子の 6%，女子の 11% に自殺未遂経験があり，異性愛ではない男子の自殺未遂率は異性愛の男子の約 6 倍であり，男子では性的指向が自殺未遂の決定的要因であった[6]。周囲の無理解や偏見が若者を追い込むことがないような大人の役割・かかわりが重要である。

子どもたちの多様なセクシュアリティを前提とした性教育，学校，社会における取り組みが求められている。

6. セクシュアリティの変化と逸脱行動

1　第２次性徴とセクシュアリティ

第２次性徴を迎えるとボディイメージに変化が生じ，性的な存在としての自己概念（性同一性）に影響を及ぼす。特に思春期の初めはからだの変化・発達が少しずつ発生することによって不均衡・不安定な状態に陥るといえる。

女子では，月経の悩みが起こりがちである。悩みには，「初経がまだ来ない」「月経になるとおなかがすごく痛い」「月経がだらだら続く」「月経がバラバラ」「月経が来なくなった」「月経血の量が多い，少ない」[7]などがある。初経発来の有無の確認と共に，初経を迎えた小児には，経血の手当てなどのセルフケアだけでなく，健康の指標として自己モニタリングも教育する必要がある。医療者は小児に正しい知識や情報を提供し，「多少の月経痛はあるのが当たり前」「月経はしばらくないほうが楽」といった誤った認識をもたせないように導く必要がある。月経不順に対しては受診が必要な「3のルール（①量の多少にかかわらず３週間以上続く場合，②月３回の出血，③３か月以上の無月経）」[8]を教える。高校生以上では緊急避妊法の３日（72時間）以内のルールを加える[9]。小児が３のルールを学び，実行することで，将来の妊孕性とも関連する月経不順・続発性無月経の放置，望まない妊娠の成立と人工妊娠中絶を防ぐための一助となる。月経前症候群，月経困難症などで学業や日常生活に支障が及ぶ場合は低用量経口避妊薬（oral contraceptive：OC）や低用量エストロゲン・プロゲスチン配合薬（low dose estrogen-progestin；LEP）が有用で，妊娠を避けることもでき，子宮内膜症（患者の50％は不妊症）の予防にもなる。女子アスリートでは，トレーニング量に対して摂取するエネルギーや栄養素が不適正な場合，視床下部性無月経や骨粗鬆症が起こりやすい。これらを放置すると，将来の妊孕性や健康への影響が大きいため，摂取エネルギーや栄養素が不足しないよう支援する必要がある。

男子では，包茎・マスターベーション・性感染症・精通・射精・性交・性器の大きさ・性欲などの悩みが多い[10]。「包茎は異常か，手術が必要か」「マスターベーションのやり方は？」「よく夢精して困る」「付き合って○か月だがセックスしてもいいか」「友達と比べて陰茎が小さいようだ」「女子を見るとすぐにエッチな想像をしてしまうが異常か」[11]などが思春期電話相談に寄せられている。男子にも無用な悩みをもたずに済むような思春期前からの教育が大切である。

生来，包皮と亀頭粘膜は癒着しており，11～15歳で80％の男子は翻転できるようになる。手術が必要なのは，用手で翻転できない真性包茎の一部で，亀頭包皮炎を起こすような場合に限られる。仮性包茎は用手で翻転でき，まったく問題ない。陰茎の包皮，亀頭部を清潔にするセルフケアはすべての男子に必要である。男子のマスターベーションは中学生 25%，高校生 78%，大学生 92% が経験している[12)]。マスターベーションに決まった方法や回数などの制限があるわけではない。しかし，プライバシーやマナーを守って行うこと，用手による適度な握力によるスラスト運動で行うことは重要である[13)]。陰茎を床にこすり付けるとか，過度の握力による不適切な方法は，将来，性機能障害である腟内射精(ちつないしゃせい)障害を招く可能性があり，そうなった場合は腟性交による自然妊娠の成立を妨げる原因となる。陰茎の長さには個人差がある。夢精も性欲も正常な性的発達の証しであり，それ自体に困惑したり心配したりする必要はない。しかし，他者に性欲や性的行動を向けるときは相手の合意や相手に対する配慮，上下のない対等な関係が必要であることを学ぶ必要がある。

なお，男女共に性関係をもつ場合は，望まない妊娠の予防にくわえて性感染症を予防する必要がある。コンドームの使用は 100% ではないが予防効果がある。10 代後半から 20 代前半に比較的多い性感染症は，性器クラミジア感染症，淋菌感染症(りんきんかんせんしょう)である。日本では思春期の HIV 感染症はまれである。性器クラミジア感染症は女子では自覚症状に乏しい場合が多いとされ，卵管炎が起こると卵管の癒着により狭窄(きょうさく)や閉塞(へいそく)を招く可能性があり，妊孕性への影響が懸念される。口腔(こうくう)性交により咽頭(いんとう)感染も起こり得る。男子では尿道炎，精巣上体炎が多く，女子よりも排尿痛，尿道不快感が自覚される。淋菌感染症も最近は典型的な症状が現れないことも多く，男子も女子も自覚症状に乏しい場合があるという。男子では尿道炎，女子では子宮頸管炎，卵管炎が起こる。

「国際セクシュアリティ教育ガイダンス」によれば，効果的な性教育プログラムでさえ，望まない妊娠や性感染症につながる危険な性的行動を 1/4 ～ 1/3 程度減少させる効果しかなかったという。それでも，HIV そのほかの性感染症と意図しない妊娠の予防を含む明確な目標が焦点化されたカリキュラムやアプローチ，アクティビティを決定すること，性感染症や妊娠のリスクを減らす行動についての明確なメッセージを提供すること，無防備な性交のリスクと様々な予防方法の有効性について科学的に正確な情報を提供すること，リスクに対する認識に働きかける（特に感染のしやすさ）こと，コンドームと避妊具に対する個々人の態度と仲間内の規範を扱うことなどが効果的だとしている[14)]。

2 第2次性徴と逸脱行動

第 2 次性徴に伴う性ホルモン（男子ではテストステロン，女子ではエストラジオール）の分泌量の変化は性衝動や刺激希求性などに影響を及ぼす。刺激希求性は，スリルや楽しさを追い求める，目新しいことを試みようとする傾向であり，衝動的行動と関連するとされる。刺激希求性と児童生徒の暴力行為，自傷行動や自殺，飲酒や喫煙などの問題行動，性交渉の早期化，不特定多数との性的交遊などリスクのある性行動などとの関連が指摘されている。思春期の小児にある刺激希求性を，問題行動ではない創造性や活動性のある，ほかの有益な活動において満たし，発揮できる状況をつくることが重要であるとされる[15)]。

過去に性被害体験をもつ女子のなかには，その負の感情を伴う体験を受け止めるために，性行為を普通のこととして，むしろ同じような環境に身を置き，性に依存する性化行動がみられることがある[16]。反対に，性嫌悪の状態を生むこともある。この背景には，女性を所有物のように扱うジェンダーバイアスが横行し，性暴力・性被害などを助長する社会があり，小児自身の責任ではなく，それこそが問題なのである。小児の問題行動・性的逸脱行動を防ぐためには，対等で一人一人が尊重される社会規範があること，互いに受容し合う親子関係があること，友人からの心理的支えがあることが重要である。

また，障害のある小児の性的な関心や行動への視点をもつことも必要である。知的障害のある小児では，プライバシーを守って月経の手当てなどのセルフケアを行えない，人前で自慰行為をするなどがみられることがある。発達障害のある小児では，女性に抱き付く，好意の感情を告白し続けるなど，他人との距離感がわからなかったり，コミュニケーション力に欠けていたりして，性的な逸脱行動がみられることがある。障害とライフステージに応じた教育・医療連携による支援が必要である。

7. ライフスタイルと生活リズムの変化

1 食事

思春期・青年期は，学童期に引き続き身体発育や運動量の増加に対応した十分な栄養素を摂取する必要がある。しかし，この時期は生活が夜型になり朝食を摂らないなど，食習慣が不規則になりやすい。2018～2019（平成30～令和元）年度の「児童生徒の健康状態サーベイランス事業報告書」によると，朝食を「食べない日のほうが多い」「ほとんど食べない」「毎日食べない」を併せると，男子高校生が11.1%と最も多く，次いで男子中学生が7.2%，女子高校生が6.4%，女子中学生が5.8%であった[17]。朝食を食べない理由では，「食欲がない」が最も多く，次いで「食べる時間がない」が多い。朝食の欠食は集中力や意欲の低下にもつながることが指摘されているため，生活リズム全般を整え，朝食を摂る意義について理解を促す必要がある。

また，この時期は自分自身の生活リズムに合わせて食事をする機会が多くなり，食生活が不規則になりがちで，コンビニエンスストアやファストフードで食事を済ませるなど栄養バランスの偏り（かたよ）が生じやすい。食習慣の乱れと運動習慣の不足による肥満は糖尿病や動脈硬化などの生活習慣病の原因となる。一方，近年痩身傾向児（そうしんけいこうじ）の増加傾向が持続している（表6-2）。特に思春期女子ではやせ願望によって誤ったダイエットを行い，高度なやせを引き起こすことがある。摂食障害もこの時期に発症することが多い。極端な食事制限は成長障害・貧血・無月経など身体面に影響する。妊娠期の母体の低栄養は児の出生体重低下の要因にもなる。思春期・青年期に健全な食習慣を定着させることは，成人期・老年期までの健康の基盤となり，次世代の健全育成につながる。

表6-2 肥満・痩身傾向児の出現率の推移

区分		男子			女子		
		12歳	14歳	16歳	12歳	14歳	16歳
肥満傾向児	2010（平成22）年度	10.99	9.37	11.57	8.92	7.89	7.81
	2014（平成26）年度	10.72	8.16	10.16	7.97	7.68	7.44
	2018（平成30）年度	10.60	8.36	10.58	8.45	7.22	6.93
	2021（令和3）年度	12.58	10.25	10.64	9.15	7.80	7.20
痩身傾向児	2010（平成22）年度	2.30	1.48	1.91	3.92	3.09	2.40
	2014（平成26）年度	2.77	1.79	2.19	4.17	2.52	1.85
	2018（平成30）年度	2.79	2.18	2.78	4.18	2.78	2.00
	2021（令和3）年度	3.03	2.64	3.34	3.55	2.55	2.33

肥満（痩身）傾向児とは，肥満度が 20% 以上（－ 20% 以下）の者。
数字は％を示す。

資料／文部科学省：学校保健統計調査報告書.

2 睡眠

思春期は自律神経やホルモン分泌（ぶんぴつ）など様々な生理機能の変動により，生体リズムが夜型に変化し，概日リズムの変調が起こりやすい。それに加え，勉強や課外活動・ゲーム・メディア接触の時間が長く，就寝時間が遅くなりやすい。2018 ～ 2019（平成 30 ～令和元）年度の「児童生徒の健康状態サーベイランス事業報告書」によると，男子中学生の就寝時刻の平均は 23 時 09 分，女子中学生は 23 時 20 分，男子高校生は 23 時 50 分，女子高校生は 23 時 56 分であった。睡眠時間の平均は中学生男子 7 時間 23 分，女子 7 時間 8 分，高校生男子 6 時間 49 分，女子 6 時間 34 分であり，中高生の半数以上が睡眠不足を感じていることが報告されている[18]。また，思春期は昼間に眠気を感じる特徴があり，夜間の睡眠不足が重なるとさらに眠気が強くなる。毎朝なかなか起きられない，体調がすぐれない，日中眠くなるといった状態は学業や日常生活活動に支障をきたし，不登校にもつながる。毎朝決まった時間に起床し，明るい光を浴びる，夜間はできるだけ電子機器を使用せず，受光の刺激を減らして睡眠導入をスムーズにするなど，生活スタイルを見直し，規則正しい生活習慣を身につけていくことが大切である。

8. 喫煙・飲酒の防止

2014（平成 26）年に行われた「未成年者の健康課題および生活習慣に関する実態調査研究報告書」では，未成年者の喫煙経験率は年々低下しているが，男女共に学年が上がるにつれて喫煙経験率が上昇している（図 6-3）。喫煙のきっかけは「好奇心」「友人や仲間の誘い」が多く，この時期の心理や周囲からの影響を受けやすいという特徴が反映されている。未成年者の喫煙は成長を妨げるだけでなく，成人後に喫煙を開始した場合と比較して，がんや虚血性心疾患（きょけつせいしんしっかん）などのリスクが高くなることが指摘されている。成人の喫煙者の多くは 10 代から喫煙を開始していることが多く，喫煙開始年齢が低いほどニコチンへの依存度が高くなり，禁煙が難しいといわれている。思春期・青年期では喫煙のリスクにつ

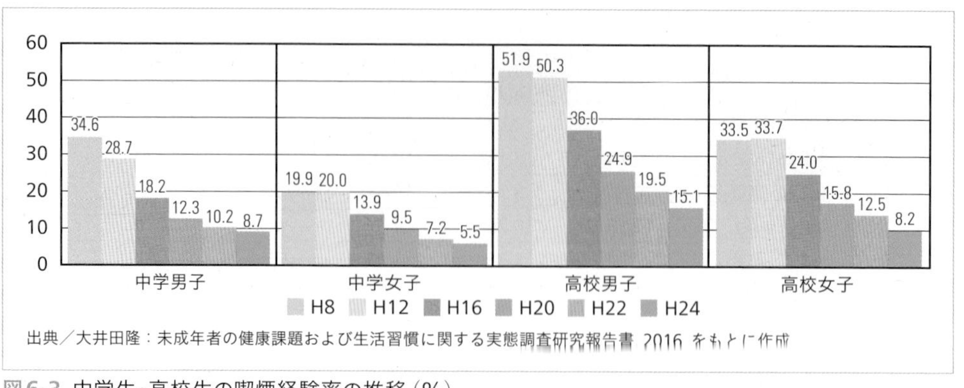

図6-3 中学生・高校生の喫煙経験率の推移（%）

いて知識はあるものの，将来の自分の健康を守るという意識は低く，リスクを予測して行動を抑制することは難しい。そのため，知識だけでなく社会全体で喫煙に対するマイナスイメージを定着させ，喫煙を防止する環境を整えていくことが大切である。

未成年者の飲酒は，肝障害などの身体的な悪影響を増すだけでなく，飲酒開始年齢が低いほどアルコール依存症を発症するリスクが高まることや，過度な飲酒による急性アルコール中毒をきたしやすいなどの問題がある。2014（平成 26）年度の調査[19]では，2008（平成 20）年度と比較し，飲酒経験がある高校生の割合が男子では 59.8% から 36.8% へ，女子では 63.3% から 36.9% に減少し，中学生においても男子が 38.6% から 25.4% へ，女子は 42.1% から 24.0% にいずれも減少している。しかし，喫煙経験率に比べ飲酒経験率は男女共にどの年代でも高く，たばこに比べると健康に悪いという意識が低いことがうかがえる。飲酒のきっかけには,「好奇心」「友人や仲間の勧め」のほか「親から勧められた」経験があげられ，飲酒の影響について親にも啓発・教育していく必要がある。喫煙・飲酒共に，思春期・青年期の若者の行動の背景にある心理的問題の有無にも目を配る必要がある。

9. 不登校の実態と支援

不登校とは,「何らかの心理的，情緒的，身体的，あるいは社会的要因・背景により，児童生徒が登校しないあるいはしたくともできない状況にあるために年間 30 日以上欠席（ただし，病気や経済的な理由による者を除く）」することをいう[20]。中学生の不登校は年々増加傾向にあり，2021（令和 3）年度の調査[21]において,「30 日以上欠席者」の割合は中学校で 5.00%，高等学校では 1.69% となっている（図 6-4）。保健室登校やフリースクールへの通学を含めるとさらに多いと考えられる。不登校のきっかけは，不安や無気力などの傾向や学校における人間関係に関する要因などがあげられている。その背景には，頭痛，腹痛などの身体症状や生活リズムの乱れ，学校や家庭環境，心身症や抑うつといった精神的問題など様々な要因が複雑に絡み合っているといわれている。文部科学省は,「不登校児童生徒への支援に対する基本的な考え方」として，不登校児童生徒への支援は,「学校に

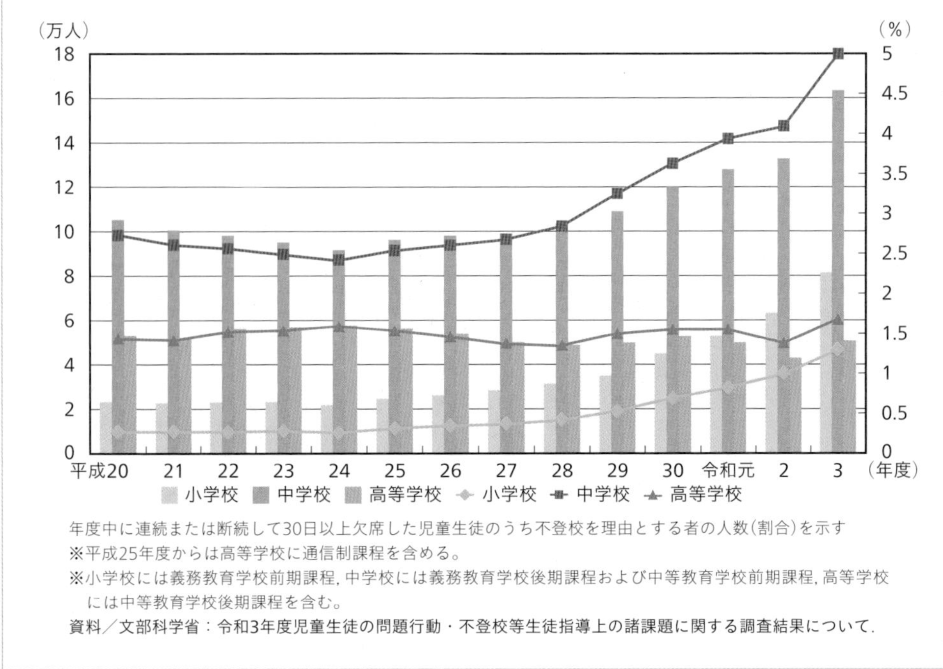

年度中に連続または断続して30日以上欠席した児童生徒のうち不登校を理由とする者の人数（割合）を示す
※平成25年度からは高等学校に通信制課程を含める。
※小学校には義務教育学校前期課程，中学校には義務教育学校後期課程および中等教育学校前期課程，高等学校には中等教育学校後期課程を含む。
資料／文部科学省：令和3年度児童生徒の問題行動・不登校等生徒指導上の諸課題に関する調査結果について．

図6-4 不登校児童生徒数および割合の推移

登校する」という結果のみを目標にするのではなく，児童生徒が自らの進路を主体的にとらえて，社会的に自立することを目指す必要があるとしている[22]。不登校の子どもへの対応については，学校・家庭・地域の関係機関が連携し，早期発見・相談支援の体制を整えていくことが重要である。身体的・精神的問題が潜在している場合があるため，身体症状，生活状況を評価し，必要に応じてカウンセラーや医療機関など専門家の支援が受けられるようにする。

10. いじめ・校内暴力の防止

いじめとは，「児童等に対して，当該児童等が在籍する学校に在籍している等当該児童等と一定の人的関係にある他の児童等が行う心理的又は物理的な影響を与える行為（インターネットを通じて行われるものを含む。）であって，当該行為の対象となった児童等が心身の苦痛を感じているもの」（いじめ防止対策推進法第２条）とされ，いじめられた子どもの心身の健全な成長と人格の形成に重大な影響を与えるのみならず，その生命やからだに重大な危険を生じさせるおそれのあるものである。

いじめは学年が上がるほど減少傾向にあるが，いじめの件数は横ばいから増加傾向にある[23]（図6-5）。いじめの認知件数は本人からの訴えは少なく，アンケート調査などの学校の取り組みがきっかけで発見されることが多い。いじめの内容は「冷やかしやからかい，悪口や脅（おど）し文句，嫌なことを言われる」がどの年代でも最も多く，次いで，中学生では「軽くぶつかられたり，遊ぶふりをして叩（たた）かれたり，蹴られたりする」，高校生では「パソコ

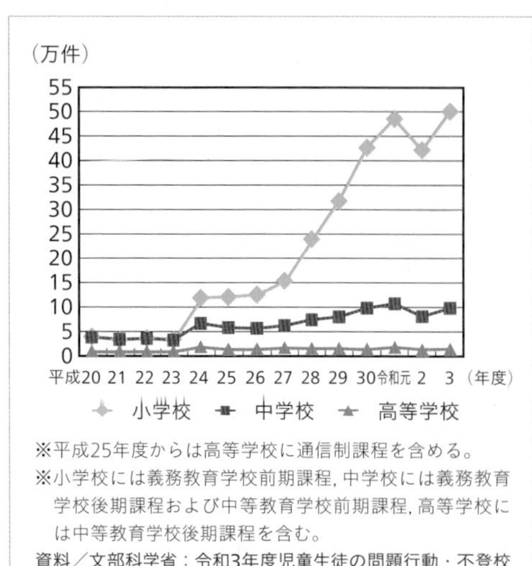

図6-5 いじめの認知（発生）件数の推移

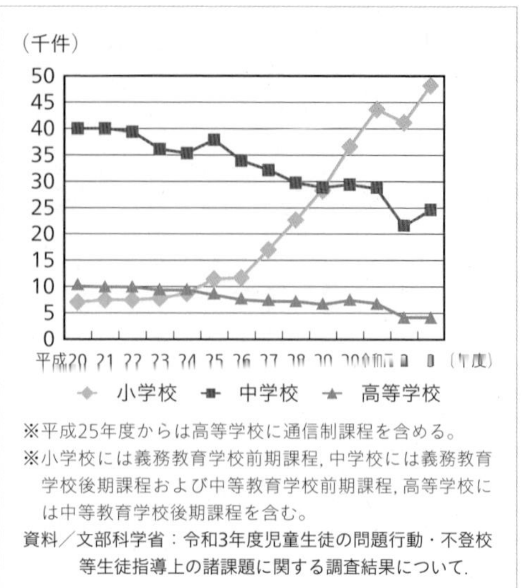

図6-6 学校の管理下における暴力行為発生件数の推移

ンや携帯電話などで，誹謗中傷や嫌なことをされる」となっており，近年のSNSの普及に伴う特徴が示されている。いじめはどの学校でも起こり得るという認識のもと，学校，家庭，地域社会が連携し，いじめを許さない風土づくり，いじめについて相談しやすい体制の整備，良好な人間関係形成に向けた取り組みが求められる。

学校の管理下における暴力行為発生件数は中学校が多くを占めてきたが，近年は低年齢化が認められ，小学校における発生が年々増加し中学校の件数を上回るようになっている[24]（図6-6）。校内暴力には，対教師暴力・生徒間暴力・対人暴力・器物破損などがあり，内訳は生徒間暴力が最も多い。暴力行為の背景には自尊感情の低さ，衝動コントロールの未熟さ，周囲への不満があり，行動上の表現として現れると考えられる。逆境的な成育環境や精神的問題・発達障害などが関与する場合もあり，生活環境の調整や治療的な介入を要することもある。暴力行為は絶対に許されない行為であるという毅然とした態度で接するとともに，加害者自身が苦しんでいることに理解を示し，気持ちを受容することが大切である。

11. 自殺の防止

自殺は10～39歳の死因第1位となっている（2022［令和4］年概数）[25]。先進諸国のなかでもわが国の未成年者の自殺死亡率は高く，深刻な状況にある。10代の自殺の原因・動機は「学業不振」「進路に関する悩み」にくわえ，「精神障害」が多く，長期休暇明けに児童生徒の自殺が多く発生することが知られている。2017（平成29）年にまとめられた自殺総合対策大綱[26]では，重点施策として「子ども・若者の自殺対策をさらに推進する」ことが掲げられ，SOSの出し方に関する教育の推進，ICTを活用した若者へのアウトリーチ策の強化，相談支援体制，スクールカウンセラーやスクールソーシャルワーカー配置の拡充などが行われている。

死に至らなくとも自殺しようと試みる自殺企図は男性よりも女性に多く，家庭問題，いじめや不登校などの学校問題，対人関係の問題などが誘因となっている。自傷を行う思春期の子どもも増加している。死にたいとは思わないものの，その背景には自己不全感やこころの痛みを抱え，自殺が延長線上にあるととらえて対応する必要がある[27]。自殺防止のためには子ども自身の精神状態の評価だけでなく生活歴，成育歴，家族歴，家族機能，学校での適応状態など子どもを取り巻く環境全体を評価することが重要となる。子どもが孤立しないような居場所づくりなど，子どもと家族を支える地域でのネットワークづくりが必要である。

文献

1) スポーツ庁：令和元年度体力・運動能力調査報告書，2020.
2) 内閣府政策統括官：令和４年度青少年のインターネット利用環境実態調査報告書，2023.
3) 日本性教育協会編：青少年の性行動；わが国の中学生・高校生・大学生に関する第８回調査報告，2018，p.4-16，56.
4) 電通ダイバーシティ・ラボ：「LGBTQ＋調査 2020」，2020. http://www.dentsu.co.jp/news/release/2021/0408_010364.html（最終アクセス日：2022/9/21）
5) 文部科学省：学校における性同一性障害に係る対応に関する状況調査について. http://www.mext.go.jp/component/a_menu/education/micro_detail/__icsFiles/afieldfile/2016/06/02/1322368_01.pdf（最終アクセス日：2022/9/21）
6) Hidaka, Y., et al.：Attempted suicide and associated risk factors among youth in urban Japan, Soc Psychiatry Psychiatr Epidemiol, 43(9)：752-757，2008.
7) 白井将文：思春期男子の生理 Q&A そのポイント；思春期保健相談に携わる方に必ずおさえてほしい，日本家族計画協会，2004，p.8.
8) 井上聡子：1. OC が 10 代に果たす役割～ 10 代が知りたい OC の知識～；〈特集Ⅰ〉第 33 回日本思春期学会総会学術集会シンポジウム５「思春期のリプロヘルスの最新情報」，思春期学，33（1）：66-69，2015.
9) 前掲書 8).
10) 前掲書 7).
11) 早乙女智子：特集・現代を生きる子どもたち；小児科医に求められる対応〈子どもをとりまく社会的現象，行動上の問題とその対応〉若年妊娠，性逸脱行動，小児内科，43（5）：904-908，2011.
12) 前掲 3).
13) 日本性科学会編：セックス・セラピー入門；性機能不全のカウンセリングから治療まで，金原出版，2018，p.261.
14) UNESCO 編，浅井春夫，他訳：国際セクシュアリティ教育ガイダンス；教育・福祉・医療・保健現場で活かすために，明石書店，2017，p.40-60.
15) 松木太郎，齋藤誠一：思春期における問題行動に関する衝動的行動特性の概観と展望，神戸大学発達・臨床心理学研究，13：21-23，2014. http://www.lib.kobe-u.ac.jp/repository/81008866.pdf
16) 前掲書 11).
17) 日本学校保健会：平成 30 年度・令和元年度児童生徒の健康状態サーベイランス事業報告書，2020，p.49-52.
18) 前掲書 17).
19) 大井田隆：未成年者の健康課題および生活習慣に関する実態調査研究報告書，2016.
20) 文部科学省：不登校の現状に関する認識，2003. http://www.mext.go.jp/a_menu/shotou/futoukou/03070701/002.pdf（最終アクセス日：2022/9/21）
21) 文部科学省：令和３年度児童生徒の問題行動・不登校等生徒指導上の諸課題に関する調査結果について，2022.
22) 文部科学省：不登校児童生徒への支援の在り方について（通知），2019. http://www.mext.go.jp/a_menu/shotou/seitoshidou/1422155.htm（最終アクセス日：2022/9/21）
23) 前掲書 21).
24) 前掲書 21).
25) 厚生労働省：令和４年（2022）人口動態統計月報年計（概数）の概況，2023.
26) 厚生労働省：自殺総合対策大綱，2017.
27) 田中恭子：思春期心性とは，小児科，59（5）：487-498，2018.

本章の参考文献

- スポーツ庁：令和元年度体力・運動能力調査の結果について．https://www.mext.go.jp/sports/b_menu/toukei/kodomo/zencyo/1411922_00001.html（最終アクセス日：2022/1/17）
- 文部科学省：子どもの体力向上のための取組ハンドブック．http://www.mext.go.jp/a_menu/sports/kodomo/zencyo/1321132.htm（最終アクセス日：2018/12/29）
- E.H.エリクソン著，西平直，中島由恵訳：アイデンティティとライフサイクル，誠信書房，2011.
- Golden, H.N., Abrams, S.A., Committee on Nutrition：Optimizing bone health in children and adolescents, Pediatrics, 134（4）：e1229-1243.
- 大薗恵一：お子さんが小柄である事が気になったら　2. 骨と成長，ふたば，No.73，母子健康協会，2009．https://www.glico.co.jp/boshi/futaba/no73/con02_02.htm（最終アクセス日：2022/1/19）
- 日本小児内分泌学会．http://jspe.umin.jp/index.html（最終アクセス日：2022/1/19）
- 藤枝憲二監，田中弘之編：小児の骨の発達とその異常性，診断と治療社，2008.
- 宮腰尚久：骨粗鬆症：「鬆」とはなにか、骨の中で起こっていること（シリーズ骨の話），ミネルヴァ書房，2016.
- 日本産科婦人科学会編：産科婦人科用語集・用語解説集，改訂第4版，杏林書院，2018.
- 日本女性医学学会編：女性医学ガイドブック；思春期・性成熟期編 2016 年度版，金原出版，2016.
- 日本産科婦人科学会編・監：OC・LEP ガイドライン；低用量経口避妊薬，低用量エストロゲン・プロゲスチン配合薬ガイドライン 2015 年度版，日本産科婦人科学会事務局，2015.

国家試験問題

1 乳児が1日に必要とする体重1kg当たりの水分量はどれか。（105回 PM52）

1. 80mL
2. 100mL
3. 150mL
4. 180mL

2 子どもの運動機能の発達について正しいのはどれか。（102回 PM68）

1. 身体の下部から頭部の方向に進む。
2. 全身的な動きから細かな動きへ進む。
3. 新生児期には遺伝より環境の影響を受ける。
4. 反射運動は乳児期後期から幼児期にかけて活発になる。

3 エリクソンによる幼児前期の発達課題はどれか。（95回 AM118）

1. 基本的信頼
2. 自律性
3. 自発性
4. 勤勉性

4 乳児期の特徴はどれか。（102回 PM8）

1. 分離不安
2. 第一次反抗期
3. ギャングエイジ
4. 自我同一性の確立

5 児の免疫に関する説明で正しいのはどれか。**2つ選べ**。（105回 AM89）

1. 胎児期は胎盤を通じて母体からIgGを受け取る。
2. 出生後は母乳からIgMを受け取る。
3. 生後3か月ころに免疫グロブリンが最も少なくなる。
4. 1歳ころから抗体の産生が盛んになる。
5. 3歳ころにIgAが成人と同じレベルに達する。

6 ピアジェの認知発達理論において2〜7歳ころの段階はどれか。（107回 PM52）

1. 感覚−運動期
2. 具体的操作期
3. 形式的操作期
4. 前操作期

7 子どもの遊びについて正しいのはどれか。 （102 回 AM73）

1. 象徴遊びは 3～ 4 歳で最も盛んになる。
2. 感覚運動遊びは 5 歳ころまでみられる。
3. 並行遊びは 6 歳以降に増える。
4. 構成遊びは 8 歳ころに現れる。

8 身長 100cm，体重 28kg の幼児。身体発育の評価はどれか。 （97 回 AM122）

1. 肥満
2. 肥満傾向
3. 標準
4. やせすぎ

9 標準的な発育をしている乳児の体重が出生時の体重の約 2 倍になる時期はどれか。 （106 回 AM6）

1. 生後 3 か月
2. 生後 6 か月
3. 生後 9 か月
4. 生後 12 か月

10 学童期の正常な脈拍数はどれか。 （105 回 PM6）

1. 50～ 70/ 分
2. 80～ 100/ 分
3. 110～ 130/ 分
4. 140～ 160/ 分

11 言語の発達で 2 歳ころに可能になるのはどれか。 （99 回 PM7）

1. 喃語を話す。
2. 音を真似る。
3. 二語文を話す。
4. 接続詞を使う。

▶ 答えは巻末

国家試験問題 解答・解説

1編 1 **解答 2**

×1：児童憲章の宣言は1951（昭和26）年5月5日に制定された。

○2：児童福祉法は，1947年（昭和22）年12月12日に公布された。

×3：母子保健法は，1965（昭和40）年8月18日に公布された。

×4：児童の権利に関する条約（子どもの権利条約）は，18歳未満の子ども（児童）の基本的人権を保障するために定められた国際条約で，1989（平成元）年に国連総会で採択された（日本の批准は1994［平成6］年）

1編 2 **解答 1・3**

児童憲章は，1951（昭和26）年5月5日，日本国憲法の精神に基づき，児童に対する正しい観念を確立し，すべての児童の幸福を図るために定められた児童の権利宣言である。3つの基本綱領と12条の本文で構成されている。

○1：児童憲章には，「児童は，よい環境のなかで育てられる」と記されている。

×2：児童憲章は1951年に制定された。児童の権利に関する条約は1994年に批准された。

○3：児童憲章には，「児童は，人として尊ばれる」と記されている。

×4：保護者の第一義的な責任を明記しているのは，児童の権利に関する条約である。

×5：児童憲章は三原則12条からなる憲章で，法的拘束力はなく，違反しても罰則規定はない。

2編 1 **解答 3**

×1，2，4 ○3

1日に必要とする体重1kg当たりの水分量の目安は，新生児80～100mL，乳児120～150mL，幼児100～120mL，学童児60～80mL，成人40～50mLである。

2編 2 **解答 2**

×1：児の成長発達の基本的原則は，①規則的で関連のある一定の方向へ一定の順序性をもって進む，②基本的方向性がある（頭部→尾部，中枢→末梢，粗大運動→微細運動），③連続的であるが一定の速度で進まない，④決定的に重要な時期（臨界期または感受期，敏感期という）がある（この時期に正常な発達が妨げられると，永久的な欠陥や機能障害を起こす），⑤個人差がある，などである。

○2：通常は粗大運動→微細運動へと進む。たとえば指先の巧緻性などをイメージしてみるとその実際が理解できるだろう。

×3：成長発達の影響因子には内的因子と外的因子があり，新生児期においてはまだ内的因子（遺伝）の影響が大きい。成長するにつれて栄養・育児・心理・社会的影響である環境因子，すなわち外的因子の影響も受けるようになる。

×4：出生直後からみられる反射運動は原始反射といわれ，乳児期にかけて徐々に消失する。

2編 3 **解答 2**

×1：基本的信頼は乳児期の発達課題である。

○2：自律性は幼児期前期（幼児初期）の発達課題である。言語の発達が著しく，様々な身体機能も発達して行動半径が広がり，児は何でも自分でやってみようとする。基本的生活習慣の自律をとおして，自我も発達していく。

×3：自発性は幼児期後期の発達課題である。

×4：勤勉性は学童期の発達課題である。

2編 4 **解答 1**

○1：分離不安は，乳児が親に情緒的に執着するようになったときに起こる。具体的には親が部屋からいなくなると泣くなどを指し，生後7～8か月頃に始まり，生後10～18か月の間で最も激しく，通常2～3歳頃まで続く。

×2：第一次反抗期は，自我が芽生え自己主張が強くなる2～3歳に起こる。親の言うことに対し「イヤ」と拒絶したり，自分の欲求が通らないと激しく泣く，たたくなどの行動を示す。

×3：ギャングエイジは「徒党時代」ともいい，

学童期の 8〜 11 歳頃に当たる。この時期は仲間意識が強まり，同性・同年代の閉鎖的集団をつくり，相互性，責任感，役割分担，自他の個性，支配ー服従関係などを学ぶとされる。

× 4:自我同一性の確立は，青年期（15〜 24 歳頃）の発達課題である。

2編 5 解答 **1・3**

○ 1：免疫グロブリンの大部分を占める IgG は，在胎 7 か月以後に急速に胎盤を通過して胎児に移行する。新生児期から乳幼児期の感染防御に重要な役割を果たしている。

× 2：母乳，特に初乳に多く含まれている免疫グロブリンは IgA である。

○ 3：生後 3 か月頃は，母体由来の IgG が減少しはじめる時期であり，また児が自ら生成する IgG や IgM もまだ十分ではないため，最も免疫グロブリンが少ない時期といえる。

× 4：児自身の IgG は生後 3〜 4 か月頃より産生が盛んになる。また IgM は出生直後から産生が開始され，生後 1 年で成人並みになるまで増加が続く。IgE も出生直後からしだいに増加し，7〜 8 歳以降に成人並みになる。

× 5：IgA は胎生期には存在せず，出生後に産生されるようになり，10 歳頃に成人と同じレベルに達する。

2編 6 解答 **4**

× 1:感覚ー運動期は，0〜 2 歳頃の段階である。

× 2:具体的操作期は，7〜 11 歳頃の段階である。

× 3:形式的操作期は，11 歳以降の段階である。

○ 4：前操作期は，2〜 7 歳頃の段階で，「象徴機能」と「自己中心性」を特徴とする。象徴機能とは，現実にない物事を他のものに置き換えて表現する「ごっこ」遊びなどに見られる。自己中心性とは，自分の視点が唯一絶対的であるという考えで，自分を他者の立場に置いたり，他者の視点に立つことができないという，この時期の認知上の特徴を指す。

2編 7 解答 **1**

○ 1：ままごとやヒーローごっこなどの象徴遊び（模倣遊び）は，2 歳頃の見立て遊びから始まり，ごっこ遊びは 3〜 4 歳に盛んになる。社会的役割の理解につながっていく。

× 2：ガラガラを聞いて喜んだり，音を出す楽器に触れたりする感覚運動遊びは乳児期に盛んで，2 歳頃まで続く。

× 3：並行遊びは，ほかの子どもの遊びを見ていて同じようにしているが，お互いに関係なく遊ぶことで，2〜 3 歳にみられる。6 歳ではルール遊びが盛んである。

× 4：構成遊びは，積み木や折り紙などで，いろいろなものを作り出して楽しむ遊びで，1 歳頃から始まり，学童期まで続く。

2編 8 解答 **1**

○ 1 × 2，3，4

幼児の身体発育の評価は，通常カウプ指数を用いる。カウプ指数＝体重（g）÷ 身長（cm）^{2} × 10 より，28000g ÷ 10000cm × 10 ＝ 28 であり，肥満と判断できる。

2編 9 解答 **1**

○ 1 × 2，3，4

体重は生後 11 か月までは緩やかに増加し，1 歳で約 3 倍になる。15 歳頃から男女の性差が著しくなり，男性のほうが女性より体重が重くなる。新生児と成人との体重には 20 倍程度の開きがある。出生時の体重が 2 倍になるのは生後 3〜 4 か月である。

2編 10 解答 **2**

× 1，3，4 ○ 2

発達段階別の脈拍数の目安は，新生児 120 〜 140 回 / 分，乳児 110〜 130 回 / 分，幼児 90〜 110 回 / 分，学童 80〜 100 回 / 分，成人 60〜 80 回 / 分である。

2編 11 解答 **3**

× 1：喃語は 2 か月末頃から出現する。

× 2：音（発音）を真似るのは 11〜 12 か月頃である。

○ 3：一語文は 1 歳頃から，二語文は 2 歳頃から話すようになる。

× 4：接続詞や疑問文が使えるようになるのは 3 歳頃からである。

実用のための小児各期における生活行動の発達

小児期は，身体的機能，心理・社会的な機能において，様々な変化を遂げる時期である。各機能の成長・発達を十分理解することは小児を捉える上で重要となる。一方，生活者としての小児を理解するためには，それぞれの機能を統合した生活行動の発達を理解しておかねばならない。また，小児看護では，健康問題や発達状態が生活行動に及ぼす影響をアセスメントすることで，機能への支援にとどまらず，小児の生活への支援が可能になる。生活行動は，身体的機能，心理・社会機能，人との関係などが複雑に協働した行動である。本資料では，小児の各機能の成長・発達と生活行動の発達を一つのマップに示した。これを用いて機能の成長発達と生活行動の発達を整理・理解することを進めるとともに，生活行動機能に関わる機能を理解するヒントとして小児へのトータルケアを提供してもらいたい。

マップは，縦軸を小児年齢とし，横軸に各機能を掲げている。そのため，縦にマップを見ていくことで，各機能がどのように発達していくのか（たとえば運動機能の発達はどのように進むのか）を理解できる。また，横にマップを見ていくと，特定の年齢の時にどんな生活行動が可能となるのかを把握することができる。これらを活用し，上下左右の相互関係を確認すると，機能の成長・発達と生活行動の変化を理解することができる。たとえば，「食行動」における1歳ごろの手づかみ食べという生活行動を起点に左右・上下にマップを見ていくと，「粗大運動」では一人で座れる，「咀嚼機能（そしゃくきのう）」では乳歯が生えてきているとある。つまり，一人で座る体のバランスが取れ，手が自由になり手掴み食べができるようになり，咀嚼機能も発達して咀嚼の準備が進みつつあることがわかる。このように，機能の成長・発達と生活行動とを理解し，生活行動に関わる機能状態や機能を阻害している要因をアセスメントすることが生活行動ができない・遅延があるなどの場合に必要なケアを見出す一助となる。また，小児の成長・発達の次のステップが何かを理解し，小児の成長・発達を促進する支援を提供する一助として活用してほしい。

生活行動マップの使い方

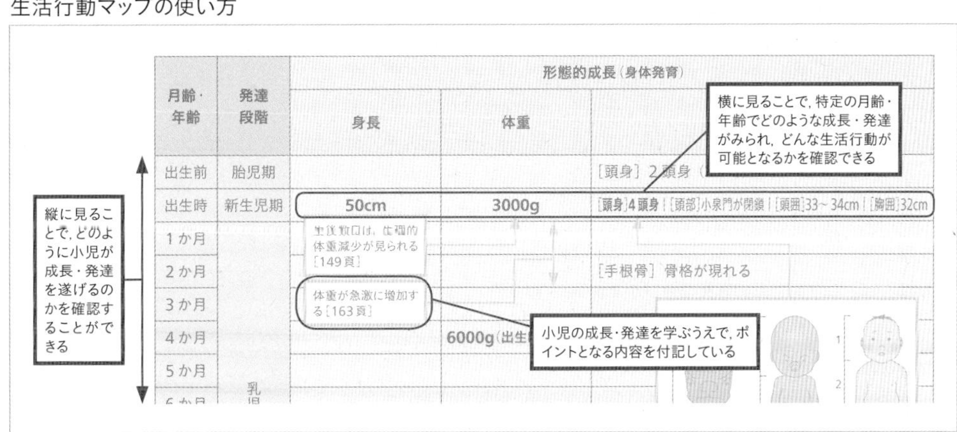

月齢・年齢	発達段階		形態的成長（身体発育）		
			身長	体重	そのほか
出生前	胎児期				［頭身］2 頭身（2 か月）
出生時	新生児期		50cm	3000g	［頭身］4 頭身｜［頭部］小泉門が閉鎖｜［頭囲］33～34cm｜［胸囲］32cm
1 か月	乳児期		生後数日は，生理的体重減少が見られる［155-156頁］		
2 か月					［手根骨］骨格が現れる
3 か月			体重が急激に増加する［168頁］		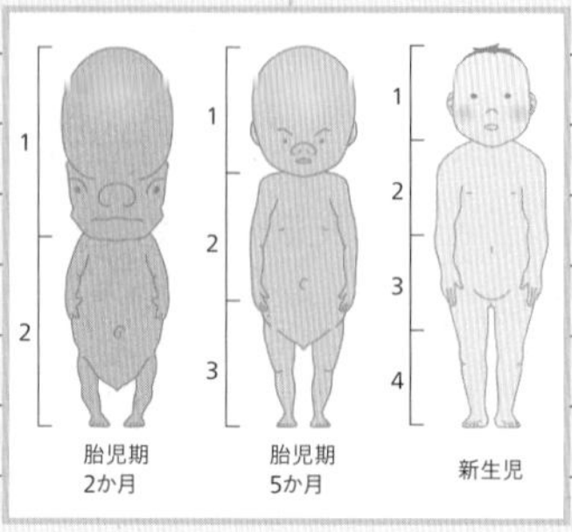
4 か月				6000g（出生時の2倍）	
5 か月					
6 か月					
7 か月					
8 か月					
9 か月					
10 か月					
11 か月					
1 歳	幼児期	幼児前期	**1 歳半頃：75cm**（出生時の1.5倍）	**1 歳頃：9000g**（出生時の3倍）	［頭部］**1 歳半頃：大泉門が閉鎖**｜［頭囲］1 歳頃：45～46cm，頭囲が胸囲を上回る
2 歳				**2 歳頃：12kg**（出生時の4倍）	［頭身］5 頭身 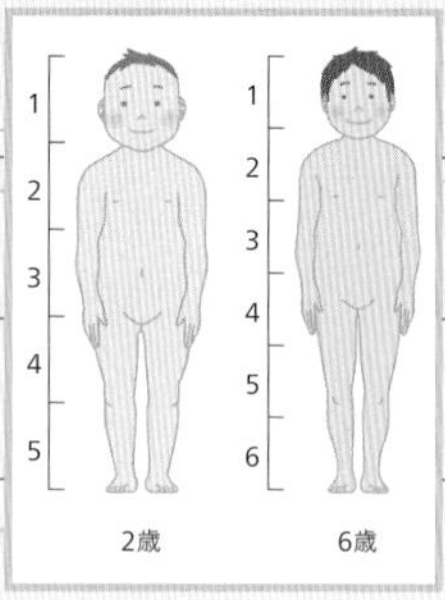
3 歳		幼児後期		**3 歳頃：15kg**（出生時の5倍）	［頭位］50cm
4 歳			**4 歳頃：100cm**（出生時の2倍）	**4 歳頃：18kg**（出生時の6倍）	
5 歳					
6 歳	学童期				［頭身］6 頭身 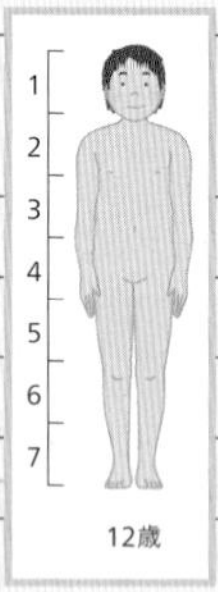
7 歳					
8 歳					
9 歳		思春期	**女児の身長が急激に伸びる**		
10 歳				成長ホルモンによる影響（成長スパート）［200頁］	
11 歳			**男児の身長が急激に伸びる**		
12 歳	青年期		**150cm**（出生時の3倍）		［頭身］7 頭身｜［手根骨］10 個の仮骨が完成する
13 歳					
14 歳					
15 歳			**女児の身長の伸びが止まる**		
16 歳				骨端線の閉鎖によるもの［223頁］	
17 歳			**男児の身長の伸びが止まる**		
18 歳					

胎児期 2か月　胎児期 5か月　新生児

2歳　6歳

12歳

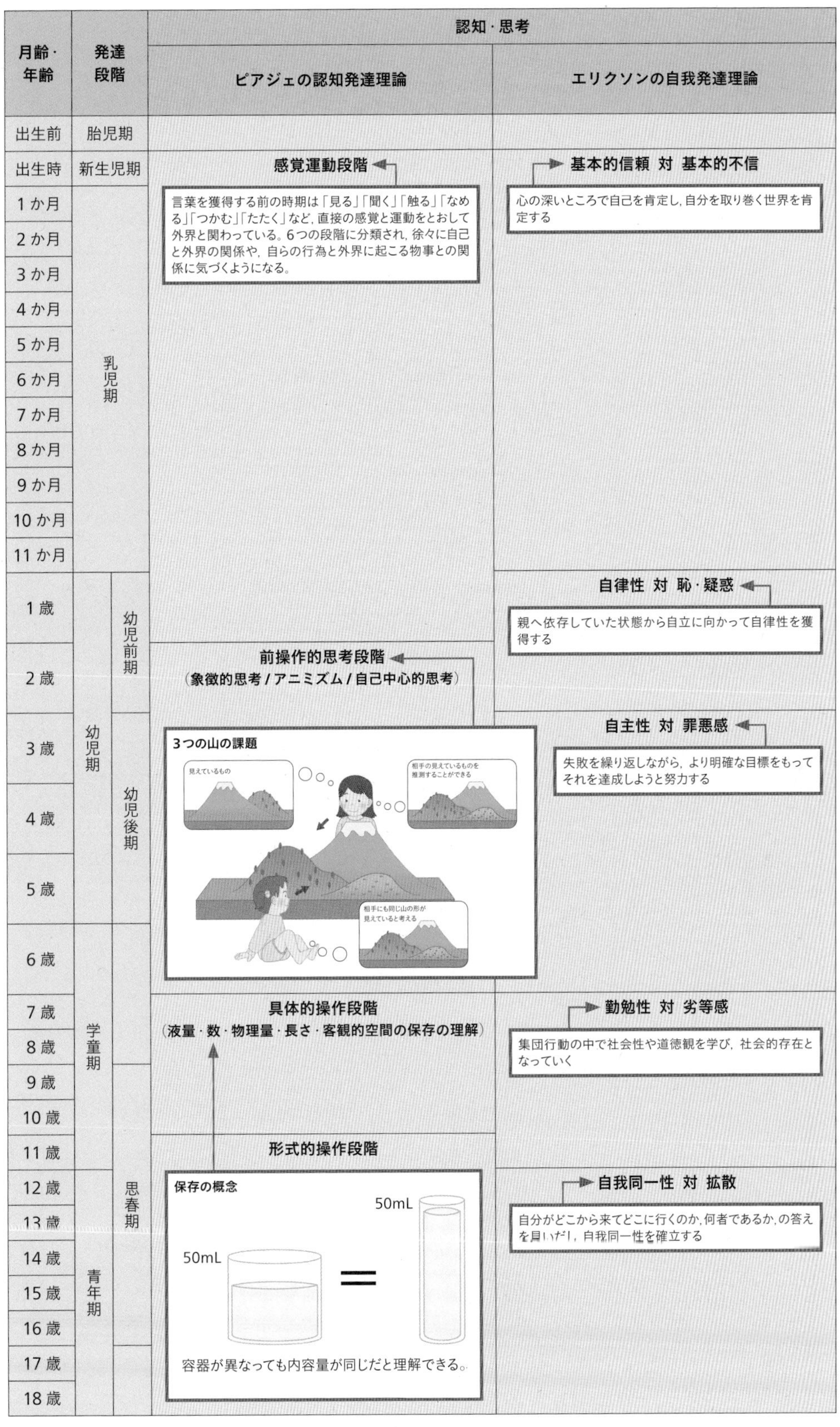

月齢・年齢	発達段階		認知・思考 ピアジェの認知発達理論	認知・思考 エリクソンの自我発達理論
出生前	胎児期			
出生時	新生児期		**感覚運動段階** 言葉を獲得する前の時期は「見る」「聞く」「触る」「なめる」「つかむ」「たたく」など，直接の感覚と運動をとおして外界と関わっている。6つの段階に分類され，徐々に自己と外界の関係や，自らの行為と外界に起こる物事との関係に気づくようになる。	**基本的信頼 対 基本的不信** 心の深いところで自己を肯定し，自分を取り巻く世界を肯定する
1か月	乳児期			
2か月				
3か月				
4か月				
5か月				
6か月				
7か月				
8か月				
9か月				
10か月				
11か月				
1歳	幼児期	幼児前期		**自律性 対 恥・疑惑** 親へ依存していた状態から自立に向かって自律性を獲得する
2歳			**前操作的思考段階** （象徴的思考／アニミズム／自己中心的思考）	
3歳		幼児後期	**3つの山の課題**	**自主性 対 罪悪感** 失敗を繰り返しながら，より明確な目標をもってそれを達成しようと努力する
4歳				
5歳				
6歳	学童期			
7歳			**具体的操作段階** （液量・数・物理量・長さ・客観的空間の保存の理解）	**勤勉性 対 劣等感** 集団行動の中で社会性や道徳観を学び，社会的存在となっていく
8歳				
9歳		思春期		
10歳				
11歳			**形式的操作段階**	
12歳			**保存の概念** 50mL　＝　50mL 容器が異なっても内容量が同じだと理解できる。	**自我同一性 対 拡散** 自分がどこから来てどこに行くのか，何者であるか，の答えを見いだし，自我同一性を確立する
13歳				
14歳	青年期			
15歳				
16歳				
17歳				
18歳				

恒常性						月齢・年齢
体重に占める水分の割合	体重1kgあたりの1日に必要な水分量	収縮期血圧（心容積）		1分あたりの脈拍数/呼吸回数	体重1kgあたりの不感蒸泄量	
						出生前
75～80%	60～100mL	60～80 mmHg	(40cm³～)	140拍/40回	50～60mL	出生時
						1か月
0～1歳	3000gの小児の場合は,180～300mlの水分が必要	出生とともに血液循環の流れは,胎児循環から新生児循環へと移行する		第一呼吸は鼻呼吸。乳児期の呼吸は鼻呼吸と腹式呼吸が主となる		2か月
						3か月
						4か月
						5か月
		90mmHg	(80cm³～)	110拍/30回		6か月
1～3歳		体内の貯蔵鉄が減少し始める。鉄欠乏性貧血に注意が必要		5～6か月頃から口呼吸が可能になる		7か月
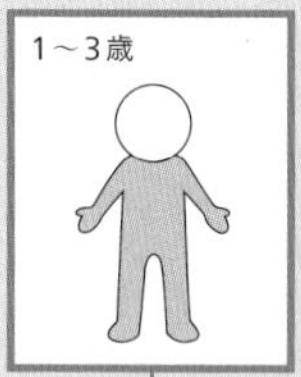						8か月
						9か月
						10か月
						11か月
65～70%	80～90mL	90mmHg		100拍/28回	40%	1歳
			(160cm³～)	幼児期の呼吸は胸腹式呼吸が中心となる		2歳
55～60%		100 mmHg		95拍/25回		3歳
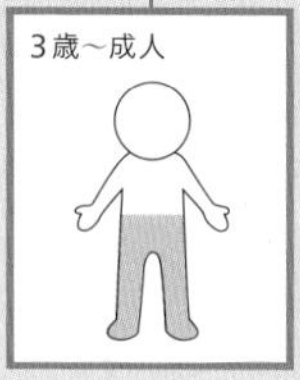 3歳～成人						4歳
		100～110 mmHg		90拍/24回		5歳
					30mL	6歳
						7歳
	60～70mL					8歳
						9歳
		110 mmHg		85拍/20回		10歳
						11歳
					20mL	12歳
						13歳
						14歳
		110～120 mmHg	(600～800cm³)	75～80拍/16～18回		15歳
						16歳
						17歳
						18歳

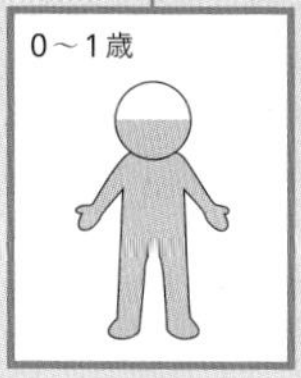

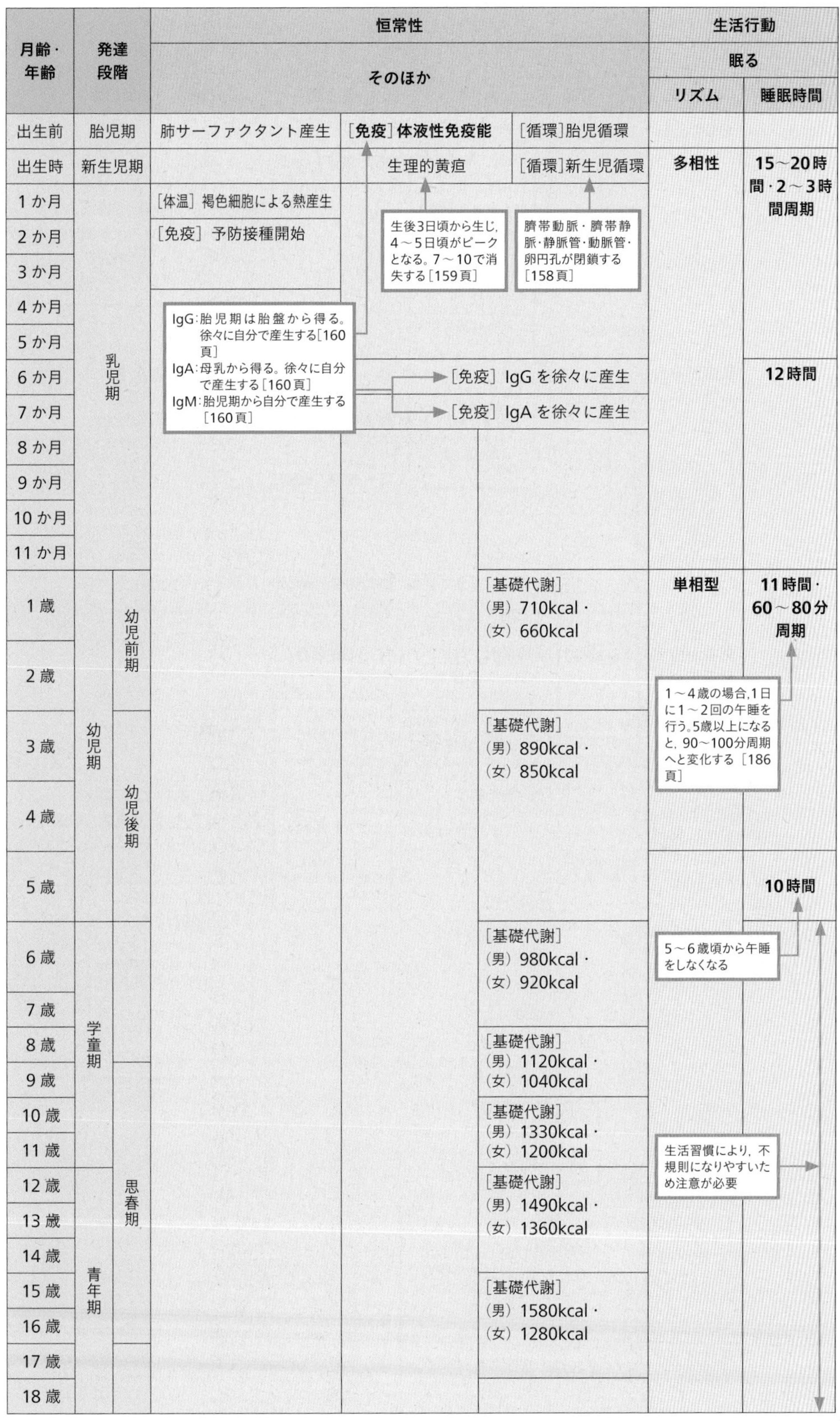

月齢・年齢	発達段階		恒常性			生活行動	
			そのほか			眠る	
						リズム	睡眠時間
出生前	胎児期		肺サーファクタント産生	**[免疫]体液性免疫能**	[循環]胎児循環		
出生時	新生児期			生理的黄疸	[循環]新生児循環	**多相性**	**15～20時間・2～3時間周期**
1か月	乳児期		[体温] 褐色細胞による熱産生				
2か月			[免疫] 予防接種開始				
3か月							
4か月							
5か月							
6か月				[免疫] IgGを徐々に産生			**12時間**
7か月				[免疫] IgAを徐々に産生			
8か月							
9か月							
10か月							
11か月							
1歳	幼児期	幼児前期			[基礎代謝] (男) 710kcal・ (女) 660kcal	**単相型**	**11時間・60～80分周期**
2歳							
3歳		幼児後期			[基礎代謝] (男) 890kcal・ (女) 850kcal		
4歳							
5歳							**10時間**
6歳	学童期				[基礎代謝] (男) 980kcal・ (女) 920kcal		
7歳							
8歳					[基礎代謝] (男) 1120kcal・ (女) 1040kcal		
9歳							
10歳		思春期			[基礎代謝] (男) 1330kcal・ (女) 1200kcal		
11歳							
12歳	青年期				[基礎代謝] (男) 1490kcal・ (女) 1360kcal		
13歳							
14歳							
15歳					[基礎代謝] (男) 1580kcal・ (女) 1280kcal		
16歳							
17歳							
18歳							

生後3日頃から生じ，4～5日頃がピークとなる。7～10で消失する［159頁］

臍帯動脈・臍帯静脈・静脈管・動脈管・卵円孔が閉鎖する［158頁］

IgG：胎児期は胎盤から得る。徐々に自分で産生する［160頁］
IgA：母乳から得る。徐々に自分で産生する［160頁］
IgM：胎児期から自分で産生する［160頁］

1～4歳の場合，1日に1～2回の午睡を行う。5歳以上になると，90～100分周期へと変化する［186頁］

5～6歳頃から午睡をしなくなる

生活習慣により，不規則になりやすいため注意が必要

生活行動							
食べる					排泄する		月齢・年齢
1日に必要なカロリー	咀嚼機能	胃の容量	食行動	食形態	排尿行動	排便行動	
	歯胚の形成						出生前
550kcal		50mL	胃の形状はとっくり型。噴門括約筋が弱く，吐き戻しやすい［171頁］。 消化酵素の特徴は下記。 • ラクターゼ：生後2〜3日で活性 • スクラーゼ：胎児期から活性 • 唾液アミラーゼ：生後4か月まで分泌しない • 膵リパーゼ：胎児期から活性で新生児期に成人レベルとなる • 胃・膵ペプシン，膵トリプシン：生後1か月で急速に活性	哺乳（液体を飲む）	自発的なコントロールができないため，オムツを使用する。排尿は頻回（15〜20回／日）。出生後24時間以内に初回排便がみられる。生後2〜4日程度で胎便を排出する		出生時
							1か月
							2か月
		140〜170mL					3か月
							4か月
				離乳初期（ドロドロのものを飲み込む）			5か月
650kcal	乳歯が萌出し始める					離乳食の始まりに伴い，便秘になりやすい	6か月
				離乳中期（舌でつぶして食べる）			7か月
	6か月						8か月
700kcal				離乳後期（歯茎で咀嚼する）			9か月
							10か月
							11か月
950kcal	乳歯が上下4本ずつ生える	370〜460mL 大人と同様の水平状へと胃の形状が変化する。成人と同様の消化酵素をもつようになる	1歳頃：自分で食事をしようとする・手づかみ食いをする 1歳半頃：コップやスプーンを使う	離乳完了（歯で咀嚼する）	1歳半頃から大脳皮質で尿意を知覚するようになる		1歳
	乳歯が生えそろう			1日3食＋補食	トイレに連れて行くと，排泄ができるようになる。トイレトレーニングを開始する。		2歳
1300kcal	2〜3歳		3歳半頃：箸を使って一人で食事ができる	6歳以降では，成人と同様の食形態となる。ただし，6〜17歳は推定エネルギー量が一生を通じて最大となる時期のため，十分な栄養摂取が求められる。また，女児の場合には月経開始後の鉄欠乏に注意を要する	尿意・便意を伝えて1人でトイレに行くことができる		3歳
			握り箸の終了		4歳頃〜後始末まで1人でできる	4歳半頃〜後始末まで1人でできる	4歳
		700〜850mL			トイレトレーニングの例 • おむつを替えたときに声掛けを行う • 排尿・排便時に「すっきりしたね」などの感覚を伝えながら，感覚を意識づける • 生活リズムに合わせて，タイミングよくトイレへと誘導する • できたことを褒める		5歳
1550kcal	乳歯が永久歯へと生え替わり始める		学校給食が始まり，食育による適切な食行動を身に付ける				6歳
							7歳
							8歳
							9歳
2250kcal							10歳
		からだの成長に伴い，胃の容量は増大する。成人の胃の容量は3000mL					11歳
2600kcal							12歳
カロリーが必要な時期							13歳
							14歳
2850kcal							15歳
							16歳
	永久歯が生えそろう						17歳
2650kcal							18歳

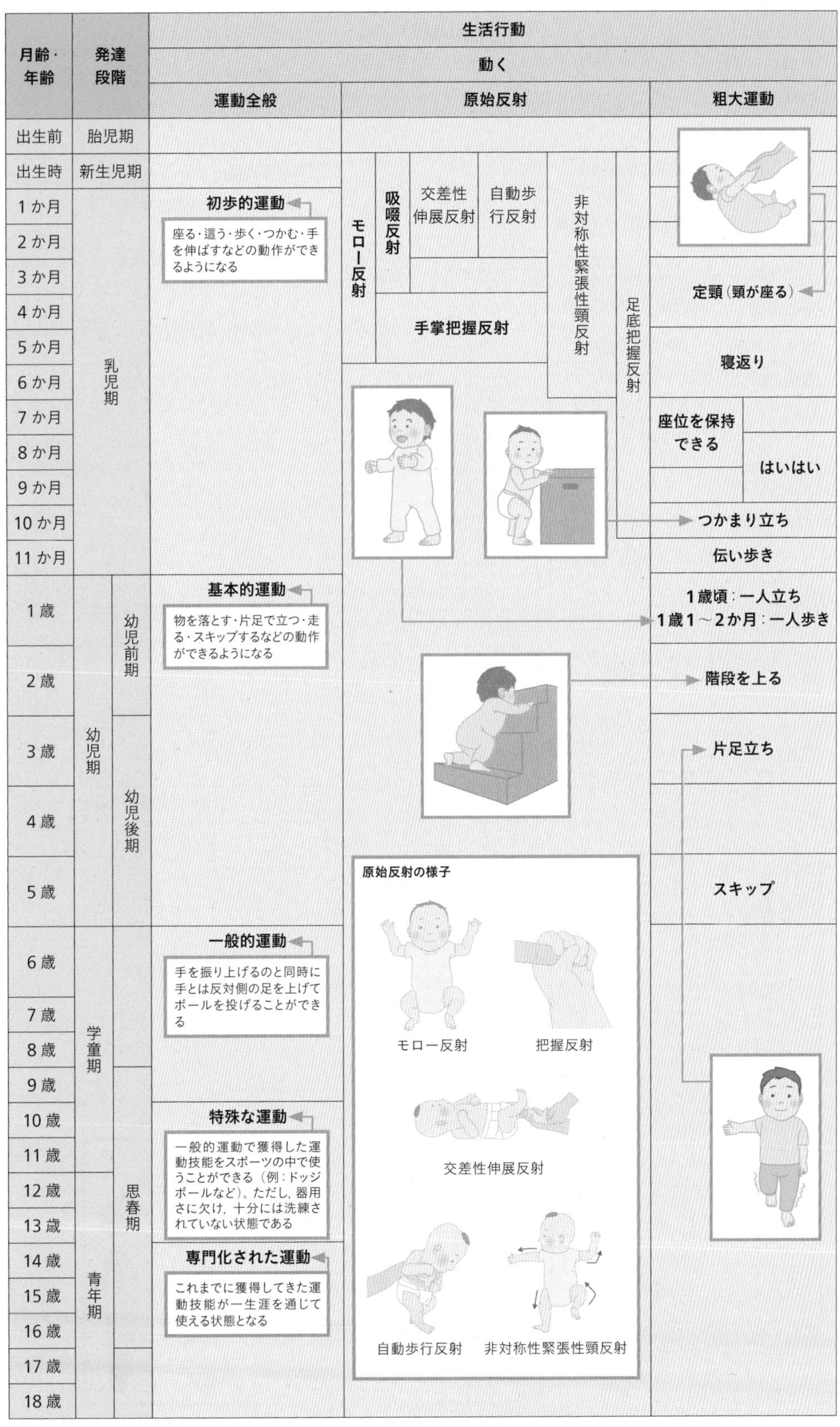

月齢・年齢
発達段階
生活行動
動く
運動全般
原始反射
粗大運動
出生前
胎児期
出生時
新生児期
1 か月
2 か月
3 か月
4 か月
5 か月
6 か月
7 か月
8 か月
9 か月
10 か月
11 か月
乳児期
1 歳
2 歳
3 歳
4 歳
5 歳
幼児期
幼児前期
幼児後期
6 歳
7 歳
8 歳
9 歳
10 歳
11 歳
12 歳
13 歳
14 歳
15 歳
16 歳
17 歳
18 歳
学童期
思春期
青年期
初歩的運動
座る・這う・歩く・つかむ・手を伸ばすなどの動作ができるようになる
基本的運動
物を落とす・片足で立つ・走る・スキップするなどの動作ができるようになる
一般的運動
手を振り上げるのと同時に手とは反対側の足を上げてボールを投げることができる
特殊な運動
一般的運動で獲得した運動技能をスポーツの中で使うことができる（例：ドッジボールなど）。ただし，器用さに欠け，十分には洗練されていない状態である
専門化された運動
これまでに獲得してきた運動技能が一生涯を通じて使える状態となる
モロー反射
吸啜反射
交差性伸展反射
自動歩行反射
非対称性緊張性頸反射
足底把握反射
手掌把握反射
定頸（頸が座る）
寝返り
座位を保持できる
はいはい
つかまり立ち
伝い歩き
1 歳頃：一人立ち
1 歳 1 ～ 2 か月：一人歩き
階段を上る
片足立ち
スキップ
原始反射の様子
モロー反射
把握反射
交差性伸展反射
自動歩行反射
非対称性緊張性頸反射

生活行動				月齢・年齢
動く	コミュニケーション			
微細運動	見る		聞く	
				出生前
	[視野]単眼固視		突然の音に反応する(モロー反射)	出生時
	[視野]凝視・水平直視	[視力] 光覚〜眼前手動	声掛けで動きが停止する	1か月
把握反射の消失		[視力] 眼前手動〜0.01	話しかけると笑顔で応える	2か月
尺側把握	[視野]180°追視 あらゆる方向の追視	[視力] 0.01〜0.02		3か月
手掌把握		[視力] 0.02〜0.05	声の方に顔を向ける	4か月
全手把握	眼と手の協調			5か月
橈側把握		[視力] 0.04〜0.08	養育者の声を聞きわける	6か月
				7か月
はさみ把握		[視力] 0.1		8か月
			人の言葉を模倣する	9か月
ピンセット把握		[視力] 0.1〜0.15		10か月
				11か月
1歳半頃〜スプーンを使う。積み木を2個重ねる		[視力]1歳頃：0.2〜0.25 [視力] 1歳半頃：0.4	音の出どころや種別を判断できる	1歳
8個の積み木の塔をつくる		[視力] 0.5〜0.6		2歳
靴を履く。○を模写する。				3歳
ボタンを留める		[視力] 0.6	成人と同レベルの機能を獲得する 成人と同レベルの視力を獲得する	4歳
				5歳
		[視力] 0.8	両眼で遠近感や立体感を感じられる	6歳
				7歳
				8歳
				9歳
		[視力] 1.0		10歳
				11歳
				12歳
				13歳
				14歳
				15歳
				16歳
				17歳
				18歳

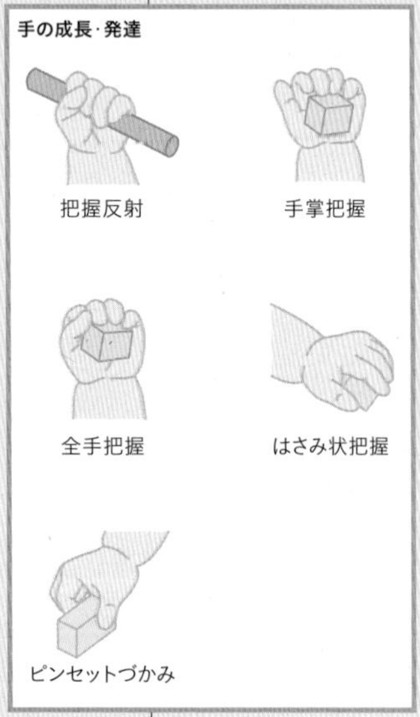

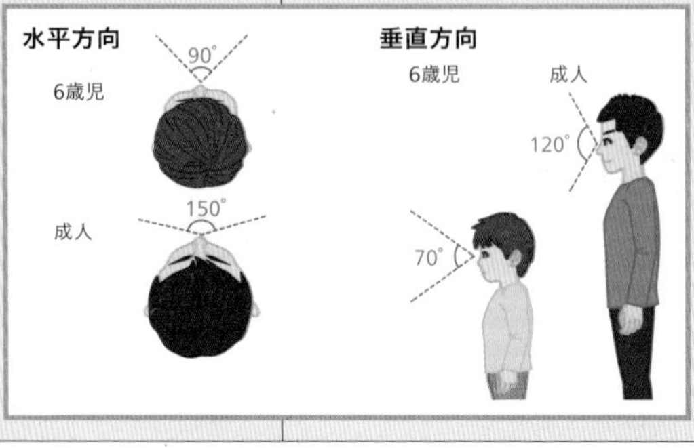

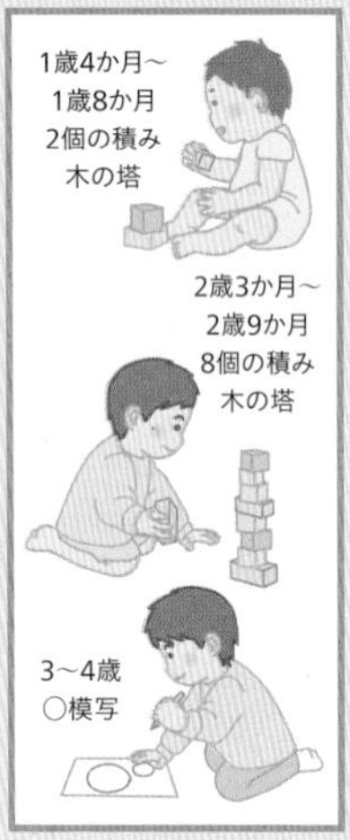

月齢・年齢	発達段階		生活行動 コミュニケーション 話す（言語理解・発語）	感じる（情緒の分化）
出生前	胎児期			
出生時	新生児期		**［発語］産声をあげる**	**快・不快を感じる**
1か月	乳児期		**［言語理解］音に反応する**	
2か月			［発語］クーイング	
3か月				**快・興奮・不快を感じる**
4か月				
5か月			**［発語］喃語**	
6か月			［言語理解］音や言葉を聞きわける・言葉と物の関係が分かる	**不快の分化** **（怒り・嫌悪・恐れを感じる）**
7か月				
8か月				
9か月			**［言語理解］禁止語が分かる**｜**［発語］身近な人や音の模倣をする**	
10か月				
11か月				
1歳	幼児期	幼児前期	［言語理解］言葉と意味を関係づける・簡単な指示に従う｜**［発語］始語（1～3語）**	**快の分化** **（愛情・得意を感じる）**
2歳			［言語理解］400～800語程度を理解できる｜**［発語］二語文や疑問語を話す**・状況を報告する → 例:「これは何?」「なんで?」など	
3歳		幼児後期	［言語理解］挨拶ができる・自分の姓名が言える・一人称が使える｜**［発語］三語文を話す**	
4歳			**［発語］四語文を話す**・脈絡のある会話ができる・嘘をつける・発音が完成する	
5歳			［発語］五語文や六語文を話す・相手や話題に合わせた話や集団での会話ができる → 成人とほぼ同等に発語を行う	
6歳	学童期		［言語理解］就学時：6000語を理解できるが概念の理解には個人差がある ［発語］就学時：日常生活に用いる語彙は3000語。文字と言語の習得	
7歳				
8歳				
9歳				
10歳				
11歳				
12歳	青年期	思春期		二次性徴に伴い，不安を感じやすい
13歳				
14歳				
15歳				
16歳				
17歳				
18歳				

生活行動		社会行動		月齢・年齢
身だしなみ・清潔を保つ		人とかかわる		
身だしなみ	清潔を保つ	愛着関係		
親に依存している。着ているものの体温への与える影響が大きい				出生前
	沐浴を行う	**前愛着**	**［重要他者］母親**	出生時
				1か月
				2か月
				3か月
				4か月
				5か月
				6か月
		愛着		7か月
		人見知りをし始める［173頁］		8か月
			［重要他者］親	9か月
				10か月
				11か月
一人で衣服を脱ごうとする	**1歳半頃：就寝前の歯磨きを習慣づける**			1歳
一人で衣服を着ようとする	**2歳半頃：うがい・手洗いができる**	**愛着が強い・分離不安**		2歳
一人でパンツを履ける **3歳半頃：自分でボタンをかけられる・着脱衣の自立**				3歳
	洗顔や鼻をかむことができる			4歳
	一人で歯磨きができる（仕上げは必要）	**愛着対象の気持ちや視点の理解**		5歳
仲間と同じ服装を好む	**自分で清潔を保つための行動を行うことができるようになる。8歳くらいまでは大人による確認が必要である。**		**［重要他者］親・家族・学校の友人**	6歳
		ギャングエイジ		7歳
				8歳
		チャムグループ		9歳
				10歳
				11歳
		ピアグループ		12歳
				13歳
				14歳
				15歳
				16歳
				17歳
				18歳

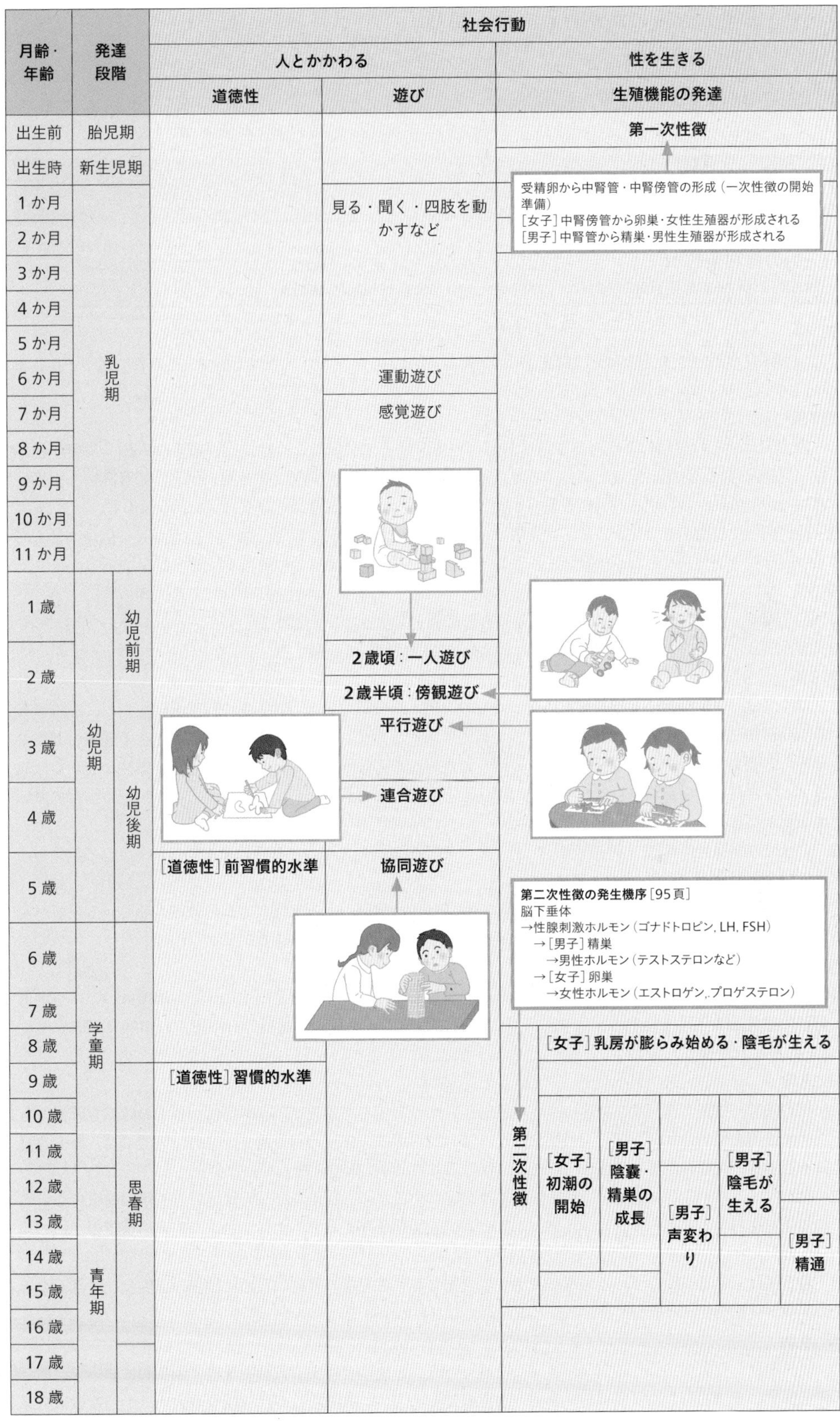

月齢・年齢	発達段階	社会行動：人とかかわる：道徳性	社会行動：人とかかわる：遊び	社会行動：性を生きる：生殖機能の発達
出生前	胎児期			第一次性徴
出生時	新生児期			
1か月	乳児期		見る・聞く・四肢を動かすなど	受精卵から中腎管・中腎傍管の形成（一次性徴の開始準備） ［女子］中腎傍管から卵巣・女性生殖器が形成される ［男子］中腎管から精巣・男性生殖器が形成される
2か月				
3か月				
4か月				
5か月				
6か月			運動遊び	
7か月			感覚遊び	
8か月				
9か月				
10か月				
11か月				
1歳	幼児期：幼児前期			
2歳			2歳頃：一人遊び 2歳半頃：傍観遊び	
3歳	幼児後期		平行遊び	
4歳			連合遊び	
5歳		［道徳性］前習慣的水準	協同遊び	第二次性徴の発生機序［95頁］ 脳下垂体 →性腺刺激ホルモン（ゴナドトロピン，LH，FSH） →［男子］精巣 →男性ホルモン（テストステロンなど） →［女子］卵巣 →女性ホルモン（エストロゲン，プロゲステロン）
6歳	学童期			
7歳				
8歳				［女子］乳房が膨らみ始める・陰毛が生える
9歳	思春期	［道徳性］習慣的水準		
10歳				第二次性徴：［女子］初潮の開始／［男子］陰嚢・精巣の成長
11歳				［男子］陰毛が生える
12歳	青年期			［男子］声変わり
13歳				
14歳				［男子］精通
15歳				
16歳				
17歳				
18歳				

小児看護・医療にかかわる法律・制度

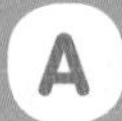 条約・憲章

子どもの権利条約（抄）

（児童の権利に関する条約，第44回国連総会にて1989年採択，1990年発効，日本は1994年批准）

第1条

この条約の適用上，児童とは，18歳未満のすべての者をいう。ただし，当該児童で，その者に適用される法律によりより早く成年に達したものを除く。

第2条

1　締約国は，その管轄の下にある児童に対し，児童又はその父母若しくは法定保護者の人種，皮膚の色，性，言語，宗教，政治的意見その他の意見，国民的，種族的若しくは社会的出身，財産，心身障害，出生又は他の地位にかかわらず，いかなる差別もなしにこの条約に定める権利を尊重し，及び確保する。

2　締約国は，児童がその父母，法定保護者又は家族の構成員の地位，活動，表明した意見又は信念によるあらゆる形態の差別又は処罰から保護されることを確保するためのすべての適当な措置をとる。

第6条

1　締約国は，すべての児童が生命に対する固有の権利を有することを認める。

2　締約国は，児童の生存及び発達を可能な最大限の範囲において確保する。

第9条

1　締約国は，児童がその父母の意思に反してその父母から分離されないことを確保する。ただし，権限のある当局が司法の審査に従うことを条件として適用のある法律及び手続に従いその分離が児童の最善の利益のために必要であると決定する場合は，この限りでない。このような決定は，父母が児童を虐待し若しくは放置する場合又は父母が別居しており児童の居住地を決定しなければならない場合のような特定の場合において必要となることがある。

2　すべての関係当事者は，1の規定に基づくいかなる手続においても，その手続に参加しかつ自己の意見を述べる機会を有する。

3　締約国は，児童の最善の利益に反する場合を除くほか，父母の一方又は双方から分離されている児童が定期的に父母のいずれとも人的な関係及び直接の接触を維持する権利を尊重する。

第12条

1　締約国は，自己の意見を形成する能力のある児童がその児童に影響を及ぼすすべての事項について自由に自己の意見を表明する権利を確保する。この場合において，児童の意見は，その児童の年齢及び成熟度に従って相応に考慮されるものとする。

第18条

1　締約国は，児童の養育及び発達について父母が共同の責任を有するという原則についての認識を確保するために最善の努力を払う。父母又は場合により法定保護者は，児童の養育及び発達についての第一義的な責任を有する。児童の最善の利益は，これらの者の基本的な関心事項となるものとする。

2　締約国は，この条約に定める権利を保障し及び促進するため，父母及び法定保護者が児童の養育についての責任を遂行するに当たりこれらの者に対して適当な援助を与えるものとし，また，児童の養護のための施設，設備及び役務の提供の発展を確保する。

3　締約国は，父母が働いている児童が利用する資格を有する児童の養護のための役務の提供及び設備からその児童が便益を受ける権利を有することを確保するためのすべての適当な措置をとる。

第19条

1　締約国は，児童が父母，法定保護者又は児童を監護する他の者による監護を受けている間において，あらゆる形態の身体的若しくは精神的な暴力，傷害若しくは虐待，放置若しくは怠慢な取扱い，不当な取扱い又

は搾取（性的虐待を含む。）からその児童を保護するためすべての適当な立法上，行政上，社会上及び教育上の措置をとる。

第24条

1　締約国は，到達可能な最高水準の健康を享受すること並びに病気の治療及び健康の回復のための便宜を与えられることについての児童の権利を認める。締約国は，いかなる児童もこのような保健サービスを利用する権利が奪われないことを確保するために努力する。

2　締約国は，1の権利の完全な実現を追求するものとし，特に，次のことのための適当な措置をとる。

(a) 幼児及び児童の死亡率を低下させること。

(b) 基礎的な保健の発展に重点を置いて必要な医療及び保健をすべての児童に提供することを確保すること。

(c) 環境汚染の危険を考慮に入れて，基礎的な保健の枠組みの範囲内で行われることを含めて，特に容易に利用可能な技術の適用により並びに十分に栄養のある食物及び清潔な飲料水の供給を通じて，疾病及び栄養不良と闘うこと。

(d) 母親のための産前産後の適当な保健を確保すること。

(e) 社会のすべての構成員特に父母及び児童が，児童の健康及び栄養，母乳による育児の利点，衛生（環境衛生を含む。）並びに事故の防止についての基礎的な知識に関して，情報を提供され，教育を受ける機会を有し及びその知識の使用について支援されることを確保すること。

(f) 予防的な保健，父母のための指導並びに家族計画に関する教育及びサービスを発展させること。

3　締約国は，児童の健康を害するような伝統的な慣行を廃止するため，効果的かつ適当なすべての措置をとる。

児童憲章

（児童憲章制定会議にて1951年5月5日制定）

われらは，日本国憲法の精神にしたがい，児童に対する正しい観念を確立し，すべての児童の幸福をはかるために，この憲章を定める。

児童は，人として尊ばれる。

児童は，社会の一員として重んぜられる。

児童は，よい環境の中で育てられる。

一　すべての児童は，心身ともに健やかにうまれ，育てられ，その生活を保障される。

二　すべての児童は，家庭で，正しい愛情と知識と技術をもつて育てられ，家庭に恵まれない児童には，これにかわる環境が与えられる。

三　すべての児童は，適当な栄養と住居と被服が与えられ，また，疾病と災害からまもられる。

四　すべての児童は，個性と能力に応じて教育され，社会の一員としての責任を自主的に果たすように，みちびかれる。

五　すべての児童は，自然を愛し，科学と芸術を尊ぶように，みちびかれ，また，道徳的心情がつちかわれる。

六　すべての児童は，就学のみちを確保され，また，十分に整つた教育の施設を用意される。

七　すべての児童は，職業指導を受ける機会が与えられる。

八　すべての児童は，その労働において，心身の発育が阻害されず，教育を受ける機会が失われず，また，児童としての生活がさまたげられないように，十分に保護される。

九　すべての児童は，よい遊び場と文化財を用意され，悪い環境からまもられる。

十　すべての児童は，虐待・酷使・放任その他不当な取扱からまもられる。あやまちをおかした児童は，適切に保護指導される。

十一　すべての児童は，身体が不自由な場合，または精神の機能が不充分な場合に，適切な治療と教育と保護が与えられる。

十二　すべての児童は，愛とまことによつて結ばれ，よい国民として人類の平和と文化に貢献するように，みちびかれる。

病院のこども憲章

（病院のこどもヨーロッパ会議［European Association for Children in Hospital］にて1988年合意，2021年新訳）

1　必要とされるケアが自宅や通院では入院した場合と同等にできない場合に限って，こどもたちは入院する。

2　病院にいるこどもたちは，親または親の代わりとなる人にいつでも付き添ってもらえる権利を有する。
3　全ての親に宿泊施設が提供されるべきである。そして，親は付き添いのために泊まることを支援され，また奨励されるべきである。

親は，付き添いのための追加的費用負担や，所得の損失を被るべきではない。こどものケアをスタッフと一緒に行うために，親は継続的に病棟の日課を知らされ，積極的な参加を奨励されるべきである。
4　こどもたちと親たちは，それぞれの年齢と理解力に応じた方法で，説明を受ける権利を有する。身体的・情緒的ストレスを和らげるための手段が講じられるべきである。
5　こどもたちと親たちは，自分たちのヘルスケアに関する全ての決定場面に，十分な説明を受けた上で参加する権利を有する。全てのこどもは不必要な医療的処置や検査から守られる。
6　こどもは，発達面で同様のニーズを持ったこどもたちと共にケアされることとし，成人病棟には入院させられない。入院中のこどもに面会する者に対して，年齢を制限すべきではない。
7　こどもたちは，年齢や症状・体調に適した遊び，レクリエーション，教育への十分な機会を有するものとする。そして，彼らのニーズを満たすように設計され，装飾され，スタッフが配属され，設備を整えられた環境を与えられるものとする。
8　こどもをケアするスタッフは，こどもたちと家族の身体的，情緒的，そして発達面のニーズに応えられる訓練を受け技術を持った者とする。
9　ケアの継続性は，こどもへのチームケアによって保障されるべきである。
10　こどもたちと接する時は配慮と思いやりを持つものとし，プライバシーはいつでも尊重されるべきである。

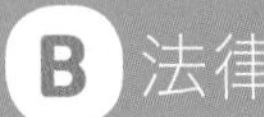

法律

児童福祉法（抄）

（1947年制定，2020年6月10日改正）

第1条

全て児童は，児童の権利に関する条約の精神にのつとり，適切に養育されること，その生活を保障されること，愛され，保護されること，その心身の健やかな成長及び発達並びにその自立が図られることその他の福祉を等しく保障される権利を有する。

第2条

全て国民は，児童が良好な環境において生まれ，かつ，社会のあらゆる分野において，児童の年齢及び発達の程度に応じて，その意見が尊重され，その最善の利益が優先して考慮され，心身ともに健やかに育成されるよう努めなければならない。
2　児童の保護者は，児童を心身ともに健やかに育成することについて第一義的責任を負う。
3　国及び地方公共団体は，児童の保護者とともに，児童を心身ともに健やかに育成する責任を負う。

第4条

この法律で，児童とは，満十八歳に満たない者をいい，児童を左のように分ける。
一　乳児　満一歳に満たない者
二　幼児　満一歳から，小学校就学の始期に達するまでの者
三　少年　小学校就学の始期から，満十八歳に達するまでの者
2　この法律で，障害児とは，身体に障害のある児童，知的障害のある児童，精神に障害のある児童（発達障害者支援法（平成十六年法律第百六十七号）第二条第二項に規定する発達障害児を含む。）又は治療方法が確立していない疾病その他の特殊の疾病であつて障害者の日常生活及び社会生活を総合的に支援するための法律（平成十七年法律第百二十三号）第四条第一項の政令で定めるものによる障害の程度が同項の厚生労働大臣が定める程度である児童をいう。

第6条の2

この法律で，小児慢性特定疾病とは，児童又は児童以外の満二十歳に満たない者（以下「児童等」という。）が当該疾病にかかつていることにより，長期にわたり療養を必要とし，及びその生命に危険が及ぶおそれがあるものであつて，療養のために多額の費用を要するものとして厚生労働大臣が社会保障審議会の意見を聴いて

定める疾病をいう。

2　この法律で，小児慢性特定疾病医療支援とは，都道府県知事が指定する医療機関（以下「指定小児慢性特定疾病医療機関」という。）に通い，又は入院する小児慢性特定疾病にかかつている児童等（政令で定めるものに限る。以下「小児慢性特定疾病児童等」という。）であつて，当該疾病の状態が当該小児慢性特定疾病ごとに厚生労働大臣が社会保障審議会の意見を聴いて定める程度であるものに対し行われる医療（当該小児慢性特定疾病に係るものに限る。）をいう。

第6条の2の2

この法律で，障害児通所支援とは，児童発達支援，医療型児童発達支援，放課後等デイサービス，居宅訪問型児童発達支援及び保育所等訪問支援をいい，障害児通所支援事業とは，障害児通所支援を行う事業をいう。

2　この法律で，児童発達支援とは，障害児につき，児童発達支援センターその他の厚生労働省令で定める施設に通わせ，日常生活における基本的な動作の指導，知識技能の付与，集団生活への適応訓練その他の厚生労働省令で定める便宜を供与することをいう。

3　この法律で，医療型児童発達支援とは，上肢，下肢又は体幹の機能の障害（以下「肢体不自由」という。）のある児童につき，医療型児童発達支援センター又は独立行政法人国立病院機構若しくは国立研究開発法人国立精神・神経医療研究センターの設置する医療機関であつて厚生労働大臣が指定するもの（以下「指定発達支援医療機関」という。）に通わせ，児童発達支援及び治療を行うことをいう。

4　この法律で，放課後等デイサービスとは，学校教育法（昭和二十二年法律第二十六号）第一条に規定する学校（幼稚園及び大学を除く。）に就学している障害児につき，授業の終了後又は休業日に児童発達支援センターその他の厚生労働省令で定める施設に通わせ，生活能力の向上のために必要な訓練，社会との交流の促進その他の便宜を供与することをいう。

5　この法律で，居宅訪問型児童発達支援とは，重度の障害の状態その他これに準ずるものとして厚生労働省令で定める状態にある障害児であつて，児童発達支援，医療型児童発達支援又は放課後等デイサービスを受けるために外出することが著しく困難なものにつき，当該障害児の居宅を訪問し，日常生活における基本的な動作の指導，知識技能の付与，生活能力の向上のために必要な訓練その他の厚生労働省令で定める便宜を供与することをいう。

6　この法律で，保育所等訪問支援とは，保育所その他の児童が集団生活を営む施設として厚生労働省令で定めるものに通う障害児又は乳児院その他の児童が集団生活を営む施設として厚生労働省令で定めるものに入所する障害児につき，当該施設を訪問し，当該施設における障害児以外の児童との集団生活への適応のための専門的な支援その他の便宜を供与することをいう。

7　この法律で，障害児相談支援とは，障害児支援利用援助及び継続障害児支援利用援助を行うことをいい，障害児相談支援事業とは，障害児相談支援を行う事業をいう。

8　この法律で，障害児支援利用援助とは，第二十一条の五の六第一項又は第二十一条の五の八第一項の申請に係る障害児の心身の状況，その置かれている環境，当該障害児又はその保護者の障害児通所支援の利用に関する意向その他の事情を勘案し，利用する障害児通所支援の種類及び内容その他の厚生労働省令で定める事項を定めた計画（以下「障害児支援利用計画案」という。）を作成し，第二十一条の五の五第一項に規定する通所給付決定（次項において「通所給付決定」という。）又は第二十一条の五の八第二項に規定する通所給付決定の変更の決定（次項において「通所給付決定の変更の決定」という。）（以下この条及び第二十四条の二十六第一項第一号において「給付決定等」と総称する。）が行われた後に，第二十一条の五の三第一項に規定する指定障害児通所支援事業者等その他の者（次項において「関係者」という。）との連絡調整その他の便宜を供与するとともに，当該給付決定等に係る障害児通所支援の種類及び内容，これを担当する者その他の厚生労働省令で定める事項を記載した計画（次項において「障害児支援利用計画」という。）を作成することをいう。

9　この法律で，継続障害児支援利用援助とは，通所給付決定に係る障害児の保護者（以下「通所給付決定保護者」という。）が，第二十一条の五の七第八項に規定する通所給付決定の有効期間内において，継続して障害児通所支援を適切に利用することができるよう，当該通所給付決定に係る障害児支援利用計画（この項の規定により変更されたものを含む。以下この項において同じ。）が適切であるかどうかにつき，厚生労働省令で定める期間ごとに，当該通所給付決定保護者の障害児通所支援の利用状況を検証し，その結果及び当該通所給付決定に係る障害児の心身の状況，その置かれている環境，当該障害児又はその保護者の障害児通所支援の利用に関する意向その他の事情を勘案し，障害児支援利用計画の見直しを行い，その結果に基づき，次のいずれかの便宜の供与を行うことをいう。

一　障害児支援利用計画を変更するとともに，関係者との連絡調整その他の便宜の供与を行うこと。

二　新たな通所給付決定又は通所給付決定の変更の決定が必要であると認められる場合において，当該給付決定等に係る障害児の保護者に対し，給付決定等に係る申請の勧奨を行うこと。

第6条の3

この法律で，児童自立生活援助事業とは，次に掲げる者に対しこれらの者が共同生活を営むべき住居における相談その他の日常生活上の援助及び生活指導並びに就業の支援（以下「児童自立生活援助」という。）を行い，あわせて児童自立生活援助の実施を解除された者に対し相談その他の援助を行う事業をいう。

一　義務教育を終了した児童又は児童以外の満二十歳に満たない者であつて，措置解除者等（第二十七条第一項第三号に規定する措置（政令で定めるものに限る。）を解除された者その他政令で定める者をいう。次号において同じ。）であるもの（以下「満二十歳未満義務教育終了児童等」という。）

二　学校教育法第五十条に規定する高等学校の生徒，同法第八十三条に規定する大学の学生その他の厚生労働省令で定める者であつて，満二十歳に達した日から満二十二歳に達する日の属する年度の末日までの間にあるもの（満二十歳に達する日の前日において児童自立生活援助が行われていた満二十歳未満義務教育終了児童等であつたものに限る。）のうち，措置解除者等であるもの（以下「満二十歳以上義務教育終了児童等」という。）

2　この法律で，放課後児童健全育成事業とは，小学校に就学している児童であつて，その保護者が労働等により昼間家庭にいないものに，授業の終了後に児童厚生施設等の施設を利用して適切な遊び及び生活の場を与えて，その健全な育成を図る事業をいう。

3　この法律で，子育て短期支援事業とは，保護者の疾病その他の理由により家庭において養育を受けることが一時的に困難となつた児童について，厚生労働省令で定めるところにより，児童養護施設その他の厚生労働省令で定める施設に入所させ，又は里親（次条第三号に掲げる者を除く。）その他の厚生労働省令で定める者に委託し，当該児童につき必要な保護を行う事業をいう。

4　この法律で，乳児家庭全戸訪問事業とは，一の市町村の区域内における原則として全ての乳児のいる家庭を訪問することにより，厚生労働省令で定めるところにより，子育てに関する情報の提供並びに乳児及びその保護者の心身の状況及び養育環境の把握を行うほか，養育についての相談に応じ，助言その他の援助を行う事業をいう。

5　この法律で，養育支援訪問事業とは，厚生労働省令で定めるところにより，乳児家庭全戸訪問事業の実施その他により把握した保護者の養育を支援することが特に必要と認められる児童（第八項に規定する要保護児童に該当するものを除く。以下「要支援児童」という。）若しくは保護者に監護させることが不適当であると認められる児童及びその保護者又は出産後の養育について出産前において支援を行うことが特に必要と認められる妊婦（以下「特定妊婦」という。）（以下「要支援児童等」という。）に対し，その養育が適切に行われるよう，当該要支援児童等の居宅において，養育に関する相談，指導，助言その他必要な支援を行う事業をいう。

6　この法律で，地域子育て支援拠点事業とは，厚生労働省令で定めるところにより，乳児又は幼児及びその保護者が相互の交流を行う場所を開設し，子育てについての相談，情報の提供，助言その他の援助を行う事業をいう。

7　この法律で，一時預かり事業とは，家庭において保育（養護及び教育（第三十九条の二第一項に規定する満三歳以上の幼児に対する教育を除く。）を行うことをいう。以下同じ。）を受けることが一時的に困難となつた乳児又は幼児について，厚生労働省令で定めるところにより，主として昼間において，保育所，認定こども園（就学前の子どもに関する教育，保育等の総合的な提供の推進に関する法律（平成十八年法律第七十七号。以下「認定こども園法」という。）第二条第六項に規定する認定こども園をいい，保育所であるものを除く。第二十四条第二項を除き，以下同じ。）その他の場所において，一時的に預かり，必要な保護を行う事業をいう。

8　この法律で，小規模住居型児童養育事業とは，第二十七条第一項第三号の措置に係る児童について，厚生労働省令で定めるところにより，保護者のない児童又は保護者に監護させることが不適当であると認められる児童（以下「要保護児童」という。）の養育に関し相当の経験を有する者その他の厚生労働省令で定める者（次条に規定する里親を除く。）の住居において養育を行う事業をいう。

9　この法律で，家庭的保育事業とは，次に掲げる事業をいう。

一　子ども・子育て支援法（平成二十四年法律第六十五号）第十九条第一項第二号の内閣府令で定める事由により家庭において必要な保育を受けることが困難である乳児又は幼児（以下「保育を必要とする乳児・幼児」という。）であつて満三歳未満のものについて，家庭的保育者（市町村長（特別区の区長を含む。以下同じ。）が行う研修を修了した保育士その他の厚生労働省令で定める者であつて，当該保育を必要とする乳児・幼児の保育を行う者として市町村長が適当と認めるものをいう。以下同じ。）の居宅その他の場所（当該保育を必要とする乳児・幼児の居宅を除く。）において，家庭的保育者による保育を行う事業（利用定員が五人以下であるものに限る。次号において同じ。）

二　満三歳以上の幼児に係る保育の体制の整備の状況その他の地域の事情を勘案して，保育が必要と認められる児童であつて満三歳以上のものについて，家庭的保育者の居宅その他の場所（当該保育が必要と認められる児童の居宅を除く。）において，家庭的保育者による保育を行う事業

10　この法律で，小規模保育事業とは，次に掲げる事業をいう。

一　保育を必要とする乳児・幼児であつて満三歳未満のものについて，当該保育を必要とする乳児・幼児を保育することを目的とする施設（利用定員が六人以上十九人以下であるものに限る。）において，保育を行う事業

二　満三歳以上の幼児に係る保育の体制の整備の状況その他の地域の事情を勘案して，保育が必要と認められる児童であつて満三歳以上のものについて，前号に規定する施設において，保育を行う事業

11　この法律で，居宅訪問型保育事業とは，次に掲げる事業をいう。

一　保育を必要とする乳児・幼児であつて満三歳未満のものについて，当該保育を必要とする乳児・幼児の居宅において家庭的保育者による保育を行う事業

二　満三歳以上の幼児に係る保育の体制の整備の状況その他の地域の事情を勘案して，保育が必要と認められる児童であつて満三歳以上のものについて，当該保育が必要と認められる児童の居宅において家庭的保育者による保育を行う事業

12　この法律で，事業所内保育事業とは，次に掲げる事業をいう。

一　保育を必要とする乳児・幼児であつて満三歳未満のものについて，次に掲げる施設において，保育を行う事業

　イ　事業主がその雇用する労働者の監護する乳児若しくは幼児及びその他の乳児若しくは幼児を保育するために自ら設置する施設又は事業主から委託を受けて当該事業主が雇用する労働者の監護する乳児若しくは幼児及びその他の乳児若しくは幼児の保育を実施する施設

　ロ　事業主団体がその構成員である事業主の雇用する労働者の監護する乳児若しくは幼児及びその他の乳児若しくは幼児を保育するために自ら設置する施設又は事業主団体から委託を受けてその構成員である事業主の雇用する労働者の監護する乳児若しくは幼児及びその他の乳児若しくは幼児の保育を実施する施設

　ハ　地方公務員等共済組合法（昭和三十七年法律第百五十二号）の規定に基づく共済組合その他の厚生労働省令で定める組合（以下ハにおいて「共済組合等」という。）が当該共済組合等の構成員として厚生労働省令で定める者（以下ハにおいて「共済組合等の構成員」という。）の監護する乳児若しくは幼児及びその他の乳児若しくは幼児を保育するために自ら設置する施設又は共済組合等から委託を受けて当該共済組合等の構成員の監護する乳児若しくは幼児及びその他の乳児若しくは幼児の保育を実施する施設

二　満三歳以上の幼児に係る保育の体制の整備の状況その他の地域の事情を勘案して，保育が必要と認められる児童であつて満三歳以上のものについて，前号に規定する施設において，保育を行う事業

13　この法律で，病児保育事業とは，保育を必要とする乳児・幼児又は保護者の労働若しくは疾病その他の事由により家庭において保育を受けることが困難となつた小学校に就学している児童であつて，疾病にかかつているものについて，保育所，認定こども園，病院，診療所その他厚生労働省令で定める施設において，保育を行う事業をいう。

14　この法律で，子育て援助活動支援事業とは，厚生労働省令で定めるところにより，次に掲げる援助のいずれか又は全てを受けることを希望する者と当該援助を行うことを希望する者（個人に限る。以下この項において「援助希望者」という。）との連絡及び調整並びに援助希望者への講習の実施その他の必要な支援を行う事業をいう。

一　児童を一時的に預かり，必要な保護（宿泊を伴つて行うものを含む。）を行うこと。

二　児童が円滑に外出することができるよう，その移動を支援すること。

第7条

この法律で，児童福祉施設とは，助産施設，乳児院，母子生活支援施設，保育所，幼保連携型認定こども園，児童厚生施設，児童養護施設，障害児入所施設，児童発達支援センター，児童心理治療施設，児童自立支援施設及び児童家庭支援センターとする。

② この法律で，障害児入所支援とは，障害児入所施設に入所し，又は指定発達支援医療機関に入院する障害児に対して行われる保護，日常生活の指導及び知識技能の付与並びに障害児入所施設に入所し，又は指定発達支援医療機関に入院する障害児のうち知的障害のある児童，肢体不自由のある児童又は重度の知的障害及び重度の肢体不自由が重複している児童（以下「重症心身障害児」という。）に対し行われる治療をいう。

第12条

都道府県は，児童相談所を設置しなければならない。

第12条の4

児童相談所には，必要に応じ，児童を一時保護する施設を設けなければならない。

第12条の6

保健所は，この法律の施行に関し，主として次の業務を行うものとする。

一 児童の保健について，正しい衛生知識の普及を図ること。

二 児童の健康相談に応じ，又は健康診査を行い，必要に応じ，保健指導を行うこと。

三 身体に障害のある児童及び疾病により長期にわたり療養を必要とする児童の療育について，指導を行うこと。

四 児童福祉施設に対し，栄養の改善その他衛生に関し，必要な助言を与えること。

2 児童相談所長は，相談に応じた児童，その保護者又は妊産婦について，保健所に対し，保健指導その他の必要な協力を求めることができる。

第19条の2

都道府県は，次条第三項に規定する医療費支給認定（以下この条において「医療費支給認定」という。）に係る小児慢性特定疾病児童等が，次条第六項に規定する医療費支給認定の有効期間内において，指定小児慢性特定疾病医療機関（同条第五項の規定により定められたものに限る。）から当該医療費支給認定に係る小児慢性特定疾病医療支援（以下「指定小児慢性特定疾病医療支援」という。）を受けたときは，厚生労働省令で定めるところにより，当該小児慢性特定疾病児童等に係る同条第七項に規定する医療費支給認定保護者（次項において「医療費支給認定保護者」という。）に対し，当該指定小児慢性特定疾病医療支援に要した費用について，小児慢性特定疾病医療費を支給する。

第20条

都道府県は，結核にかかつている児童に対し，療養に併せて学習の援助を行うため，これを病院に入院させて療育の給付を行うことができる。

第25条

要保護児童を発見した者は，これを市町村，都道府県の設置する福祉事務所若しくは児童相談所又は児童委員を介して市町村，都道府県の設置する福祉事務所若しくは児童相談所に通告しなければならない。ただし，罪を犯した満十四歳以上の児童については，この限りでない。この場合においては，これを家庭裁判所に通告しなければならない。

2 刑法の秘密漏示罪の規定その他の守秘義務に関する法律の規定は，前項の規定による通告をすることを妨げるものと解釈してはならない。

第36条～第44条の2

（助産施設，乳児院，母子生活支援施設，保育所，幼保連携型認定こども園，児童厚生施設（児童遊園，児童館等），児童養護施設，障害児入所施設（福祉型障害児入所施設，医療型障害児入所施設），児童発達支援センター（福祉型児童発達支援センター，医療型児童発達支援センター），児童心理治療施設，児童自立支援施設，児童家庭支援センターの定義）

第56条の6

2 地方公共団体は，人工呼吸器を装着している障害児その他の日常生活を営むために医療を要する状態にある障害児が，その心身の状況に応じた適切な保健，医療，福祉その他の各関連分野の支援を受けられるよう，保健，医療，福祉その他の各関連分野の支援を行う機関との連絡調整を行うための体制の整備に関し，必要な措置を講ずるように努めなければならない。

成育基本法（抄）

（成育過程にある者及びその保護者並びに妊産婦に対し必要な成育医療等を切れ目なく提供するため施策の総合的な推進に関する法律, 2018年公布）

第1条（目的）

この法律は，次代の社会を担う成育過程にある者の個人としての尊厳が重んぜられ，その心身の健やかな成育が確保されることが重要な課題となっていること等に鑑み，児童の権利に関する条約の精神にのっとり，成育医療等の提供に関する施策に関し，基本理念を定め，国，地方公共団体，保護者及び医療関係者等の責務等を明らかにし，並びに成育医療等基本方針の策定について定めるとともに，成育医療等の提供に関する施策の基本となる事項を定めることにより，成育過程にある者及びその保護者並びに妊産婦（以下「成育過程にある者等」という。）に対し必要な成育医療等を切れ目なく提供するための施策を総合的に推進することを目的とする。

第2条（定義）

この法律において「成育過程」とは，出生に始まり，新生児期，乳幼児期，学童期及び思春期の各段階を経て，おとなになるまでの一連の成長の過程をいう。

2　この法律において「成育医療等」とは，妊娠，出産及び育児に関する問題，成育過程の各段階において生ずる心身の健康に関する問題等を包括的に捉えて適切に対応する医療及び保健並びにこれらに密接に関連する教育，福祉等に係るサービス等をいう。

第7条（医療関係者等の責務）

医師，歯科医師，薬剤師，保健師，助産師，看護師その他の医療関係者は，国及び地方公共団体が講ずる成育医療等の提供に関する施策に協力し，成育過程にある者の心身の健やかな成育並びに妊産婦の健康の保持及び増進に寄与するよう努めるとともに，成育医療等を必要とする者の置かれている状況を深く認識し，良質かつ適切な成育医療等を提供するよう努めなければならない。

2　成育医療等又はこれに関連する職務に従事する者（前項の医療関係者を除く。）並びにこれらに関する関係機関及び関係団体は，国及び地方公共団体が講ずる成育医療等の提供に関する施策に協力し，成育過程にある者の心身の健やかな成育並びに妊産婦の健康の保持及び増進に寄与するよう努めなければならない。

母子保健法（抄）

（1965年制定, 2019年12月6日改正）

第6条（用語の定義）

この法律において「妊産婦」とは，妊娠中又は出産後一年以内の女子をいう。

2　この法律において「乳児」とは，一歳に満たない者をいう。

3　この法律において「幼児」とは，満一歳から小学校就学の始期に達するまでの者をいう。

4　この法律において「保護者」とは，親権を行う者，未成年後見人その他の者で，乳児又は幼児を現に監護する者をいう。

5　この法律において「新生児」とは，出生後二十八日を経過しない乳児をいう。

6　この法律において「未熟児」とは，身体の発育が未熟のまま出生した乳児であつて，正常児が出生時に有する諸機能を得るに至るまでのものをいう。

第11条（新生児の訪問指導）

市町村長は，前条の場合において，当該乳児が新生児であつて，育児上必要があると認めるときは，医師，保健師，助産師又はその他の職員をして当該新生児の保護者を訪問させ，必要な指導を行わせるものとする。ただし，当該新生児につき，第十九条の規定による指導が行われるときは，この限りでない。

2　前項の規定による新生児に対する訪問指導は，当該新生児が新生児でなくなつた後においても，継続することができる。

第12条（健康診査）

市町村は，次に掲げる者に対し，厚生労働省令の定めるところにより，健康診査を行わなければならない。

一　満一歳六か月を超え満二歳に達しない幼児

二　満三歳を超え満四歳に達しない幼児

第18条（低体重児の届出）

体重が二千五百グラム未満の乳児が出生したときは，その保護者は，速やかに，その旨をその乳児の現在地の市町村に届け出なければならない。

第19条（未熟児の訪問指導）

市町村長は，その区域内に現在地を有する未熟児について，養育上必要があると認めるときは，医師，保健師，助産師又はその他の職員をして，その未熟児の保護者を訪問させ，必要な指導を行わせるものとする。

2　第十一条第二項の規定は，前項の規定による訪問指導に準用する。

第20条（養育医療）

市町村は，養育のため病院又は診療所に入院することを必要とする未熟児に対し，その養育に必要な医療（以下「養育医療」という。）の給付を行い，又はこれに代えて養育医療に要する費用を支給することができる。

第22条（母子健康包括支援センター）

市町村は，必要に応じ，母子健康包括支援センターを設置するように努めなければならない。

2　母子健康包括支援センターは，第一号から第四号までに掲げる事業を行い，又はこれらの事業に併せて第五号に掲げる事業を行うことにより，母性並びに乳児及び幼児の健康の保持及び増進に関する包括的な支援を行うことを目的とする施設とする。

一　母性並びに乳児及び幼児の健康の保持及び増進に関する支援に必要な実情の把握を行うこと。

二　母子保健に関する各種の相談に応ずること。

三　母性並びに乳児及び幼児に対する保健指導を行うこと。

四　母性及び児童の保健医療又は福祉に関する機関との連絡調整その他母性並びに乳児及び幼児の健康の保持及び増進に関し，厚生労働省令で定める支援を行うこと。

五　健康診査，助産その他の母子保健に関する事業を行うこと（前各号に掲げる事業を除く。）。

児童虐待防止法（抄）

（児童虐待の防止等に関する法律，2000年制定，2020年6月10日改正）

第1条（目的）

この法律は，児童虐待が児童の人権を著しく侵害し，その心身の成長及び人格の形成に重大な影響を与えるとともに，我が国における将来の世代の育成にも懸念を及ぼすことにかんがみ，児童に対する虐待の禁止，児童虐待の予防及び早期発見その他の児童虐待の防止に関する国及び地方公共団体の責務，児童虐待を受けた児童の保護及び自立の支援のための措置等を定めることにより，児童虐待の防止等に関する施策を促進し，もって児童の権利利益の擁護に資することを目的とする。

第2条（児童虐待の定義）

この法律において，「児童虐待」とは，保護者（親権を行う者，未成年後見人その他の者で，児童を現に監護するものをいう。以下同じ。）がその監護する児童（十八歳に満たない者をいう。以下同じ。）について行う次に掲げる行為をいう。

一　児童の身体に外傷が生じ，又は生じるおそれのある暴行を加えること。

二　児童にわいせつな行為をすること又は児童をしてわいせつな行為をさせること。

三　児童の心身の正常な発達を妨げるような著しい減食又は長時間の放置，保護者以外の同居人による前二号又は次号に掲げる行為と同様の行為の放置その他の保護者としての監護を著しく怠ること。

四　児童に対する著しい暴言又は著しく拒絶的な対応，児童が同居する家庭における配偶者に対する暴力（配偶者（婚姻の届出をしていないが，事実上婚姻関係と同様の事情にある者を含む。）の身体に対する不法な攻撃であって生命又は身体に危害を及ぼすもの及びこれに準ずる心身に有害な影響を及ぼす言動をいう。第十六条において同じ。）その他の児童に著しい心理的外傷を与える言動を行うこと。

第3条（児童に対する虐待の禁止）

何人も，児童に対し，虐待をしてはならない。

第5条（児童虐待の早期発見等）

学校，児童福祉施設，病院，都道府県警察，婦人相談所，教育委員会，配偶者暴力相談支援センターその他児童の福祉に業務上関係のある団体及び学校の教職員，児童福祉施設の職員，医師，歯科医師，保健師，助産師，看護師，弁護士，警察官，婦人相談員その他児童の福祉に職務上関係のある者は，児童虐待を発見しやすい立場にあることを自覚し，児童虐待の早期発見に努めなければならない。

2　前項に規定する者は，児童虐待の予防その他の児童虐待の防止並びに児童虐待を受けた児童の保護及び自立の支援に関する国及び地方公共団体の施策に協力するよう努めなければならない。

3　第一項に規定する者は，正当な理由がなく，その職務に関して知り得た児童虐待を受けたと思われる児童に関する秘密を漏らしてはならない。

4　前項の規定その他の守秘義務に関する法律の規定は，第二項の規定による国及び地方公共団体の施策に協力するように努める義務の遵守を妨げるものと解釈してはならない。

5　学校及び児童福祉施設は，児童及び保護者に対して，児童虐待の防止のための教育又は啓発に努めなければならない。

第6条（児童虐待に係る通告）

児童虐待を受けたと思われる児童を発見した者は，速やかに，これを市町村，都道府県の設置する福祉事務所若しくは児童相談所又は児童委員を介して市町村，都道府県の設置する福祉事務所若しくは児童相談所に通告しなければならない。

2　前項の規定による通告は，児童福祉法第二十五条第一項の規定による通告とみなして，同法の規定を適用する。

3　刑法（明治四十年法律第四十五号）の秘密漏示罪の規定その他の守秘義務に関する法律の規定は，第一項の規定による通告をする義務の遵守を妨げるものと解釈してはならない。

第13条の4（資料又は情報の提供）

地方公共団体の機関及び病院，診療所，児童福祉施設，学校その他児童の医療，福祉又は教育に関係する機関（地方公共団体の機関を除く。）並びに医師，歯科医師，保健師，助産師，看護師，児童福祉施設の職員，学校の教職員その他児童の医療，福祉又は教育に関連する職務に従事する者は，市町村長，都道府県の設置する福祉事務所の長又は児童相談所長から児童虐待に係る児童又はその保護者の心身の状況，これらの者の置かれている環境その他児童虐待の防止等に係る当該児童，その保護者その他の関係者に関する資料又は情報の提供を求められたときは，当該資料又は情報について，当該市町村長，都道府県の設置する福祉事務所の長又は児童相談所長が児童虐待の防止等に関する事務又は業務の遂行に必要な限度で利用し，かつ，利用することに相当の理由があるときは，これを提供することができる。ただし，当該資料又は情報を提供することによって，当該資料又は情報に係る児童，その保護者その他の関係者又は第三者の権利利益を不当に侵害するおそれがあると認められるときは，この限りでない。

第14条（親権の行使に関する配慮等）

児童の親権を行う者は，児童のしつけに際して，体罰を加えることその他民法（明治二十九年法律第八十九号）第八百二十条の規定による監護及び教育に必要な範囲を超える行為により当該児童を懲戒してはならず，当該児童の親権の適切な行使に配慮しなければならない。

2　児童の親権を行う者は，児童虐待に係る暴行罪，傷害罪その他の犯罪について，当該児童の親権を行う者であることを理由として，その責めを免れることはない。

配偶者暴力防止法，DV防止法（抄）

（配偶者からの暴力の防止及び被害者の保護等に関する法律，2001年制定，2019年6月26日改正）

第10条（保護命令）

被害者（配偶者からの身体に対する暴力又は生命等に対する脅迫（被害者の生命又は身体に対し害を加える旨を告知してする脅迫をいう。以下この章において同じ。）を受けた者に限る。以下この章において同じ。）が，配偶者からの身体に対する暴力を受けた者である場合にあっては配偶者からの更なる身体に対する暴力（配偶者からの身体に対する暴力を受けた後に，被害者が離婚をし，又はその婚姻が取り消された場合にあっては，当該配偶者であった者から引き続き受ける身体に対する暴力。第十二条第一項第二号において同じ。）により，配偶者からの生命等に対する脅迫を受けた者である場合にあっては配偶者から受ける身体に対する暴力（配偶者からの生命等に対する脅迫を受けた後に，被害者が離婚をし，又はその婚姻が取り消された場合にあっては，当該配偶者であった者から引き続き受ける身体に対する暴力。同号において同じ。）により，その生命又は身体に重大な危害を受けるおそれが大きいときは，裁判所は，被害者の申立てにより，その生命又は身体に危害が加えられることを防止するため，当該配偶者（配偶者からの身体に対する暴力又は生命等に対する脅迫を受けた後に，被害者が離婚をし，又はその婚姻が取り消された場合にあっては，当該配偶者であった者。以下この条，同項第三号及び第四号並びに第十八条第一項において同じ。）に対し，次の各号に掲げる事項を命ずるものとする。ただし，第二号に掲げる事項については，申立ての時において被害者及び当該配偶者が生活の本拠を共にする場合に限る。

一　命令の効力が生じた日から起算して六月間，被害者の住居（当該配偶者と共に生活の本拠としている住居を除く。以下この号において同じ。）その他の場所において被害者の身辺につきまとい，又は被害者の住居，勤務先その他その通常所在する場所の付近をはいかいしてはならないこと。

二　命令の効力が生じた日から起算して二月間，被害者と共に生活の木拠としている住居から退去すること及び当該住居の付近をはいかいしてはならないこと。

3　第一項本文に規定する場合において，被害者がその成年に達しない子（以下この項及び次項並びに第十二条第一項第三号において単に「子」という。）と同居しているときであって，配偶者が幼年の子を連れ戻すと疑うに足りる言動を行っていることその他の事情があることから被害者がその同居している子に関して配偶者と面会することを余儀なくされることを防止するため必要があると認めるときは，第一項第一号の規定による命令を発する裁判所又は発した裁判所は，被害者の申立てにより，その生命又は身体に危害が加えられることを防止するため，当該配偶者に対し，命令の効力が生じた日以後，同号の規定による命令の効力が生じた日から起算して六月を経過する日までの間，当該子の住居（当該配偶者と共に生活の本拠としている住居を除く。以下この項において同じ。），就学する学校その他の場所において当該子の身辺につきまとい，又は当該子の住居，就学する学校その他その通常所在する場所の付近をはいかいしてはならないことを命ずるものとする。ただし，当該子が十五歳以上であるときは，その同意がある場合に限る。

予防接種法（抄）

（1948年制定，2020年12月9日改正）

第2条（定義）

1　この法律において「予防接種」とは，疾病に対して免疫の効果を得させるため，疾病の予防に有効であることが確認されているワクチンを，人体に注射し，又は接種することをいう。

2　この法律において「A類疾病」とは，次に掲げる疾病をいう。

一　ジフテリア

二　百日せき

三　急性灰白髄炎

四　麻しん

五　風しん

六　日本脳炎

七　破傷風

八　結核

九　Hib感染症

十　肺炎球菌感染症（小児がかかるものに限る。）

十一　ヒトパピローマウイルス感染症

十二　前各号に掲げる疾病のほか，人から人に伝染することによるその発生及びまん延を予防するため，又はかかった場合の病状の程度が重篤になり，若しくは重篤になるおそれがあることからその発生及びまん延を予防するため特に予防接種を行う必要があると認められる疾病として政令で定める疾病

3　この法律において「B類疾病」とは，次に掲げる疾病をいう。

一　インフルエンザ

二　前号に掲げる疾病のほか，個人の発病又はその重症化を防止し，併せてこれによりそのまん延の予防に資するため特に予防接種を行う必要があると認められる疾病として政令で定める疾病

学校教育法（抄）

（1947年制定，2019年6月26日改正）

第72条

特別支援学校は，視覚障害者，聴覚障害者，知的障害者，肢体不自由者又は病弱者（身体虚弱者を含む。以下同じ。）に対して，幼稚園，小学校，中学校又は高等学校に準ずる教育を施すとともに，障害による学習上又は生活上の困難を克服し自立を図るために必要な知識技能を授けることを目的とする。

第74条

特別支援学校においては，第七十二条に規定する目的を実現するための教育を行うほか，幼稚園，小学校，中学校，義務教育学校，高等学校又は中等教育学校の要請に応じて，第八十一条第一項に規定する幼児，児童又は生徒の教育に関し必要な助言又は援助を行うよう努めるものとする。

第81条

幼稚園，小学校，中学校，義務教育学校，高等学校及び中等教育学校においては，次項各号のいずれかに該当する幼児，児童及び生徒その他教育上特別の支援を必要とする幼児，児童及び生徒に対し，文部科学大臣の定めるところにより，障害による学習上又は生活上の困難を克服するための教育を行うものとする。

2　小学校，中学校，義務教育学校，高等学校及び中等教育学校には，次の各号のいずれかに該当する児童及び生徒のために，特別支援学級を置くことができる。

一　知的障害者

二　肢体不自由者

三　身体虚弱者

四　弱視者

五　難聴者

六　その他障害のある者で，特別支援学級において教育を行うことが適当なもの

学校保健安全法（抄）

（1958年制定［旧・学校保健法］，2019年6月24日改正）

第7条（保健室）

学校には，健康診断，健康相談，保健指導，救急処置その他の保健に関する措置を行うため，保健室を設けるものとする。

第8条（健康相談）

学校においては，児童生徒等の心身の健康に関し，健康相談を行うものとする。

第9条（保健指導）

養護教諭その他の職員は，相互に連携して，健康相談又は児童生徒等の健康状態の日常的な観察により，児童生徒等の心身の状況を把握し，健康上の問題があると認めるときは，遅滞なく，当該児童生徒等に対して必要な指導を行うとともに，必要に応じ，その保護者（学校教育法第十六条に規定する保護者をいう。第二十四条及び第三十条において同じ。）に対して必要な助言を行うものとする。

第10条（地域の医療機関等との連携）

学校においては，救急処置，健康相談又は保健指導を行うに当たつては，必要に応じ，当該学校の所在する地域の医療機関その他の関係機関との連携を図るよう努めるものとする。

第13条（児童生徒等の健康診断）

学校においては，毎学年定期に，児童生徒等（通信による教育を受ける学生を除く。）の健康診断を行わなければならない。

2　学校においては，必要があるときは，臨時に，児童生徒等の健康診断を行うものとする。

第18条（保健所との連絡）

学校の設置者は，この法律の規定による健康診断を行おうとする場合その他政令で定める場合においては，保健所と連絡するものとする。

第19条（出席停止）

校長は，感染症にかかつており，かかつている疑いがあり，又はかかるおそれのある児童生徒等があるときは，政令で定めるところにより，出席を停止させることができる。

第20条（臨時休業）

学校の設置者は，感染症の予防上必要があるときは，臨時に，学校の全部又は一部の休業を行うことができる。

学校保健安全法施行令（抄）

（1958年制定［旧·学校保健法施行令］，2015年12月16日改正）

第5条（保健所と連絡すべき場合）

法第十八条の政令で定める場合は，次に掲げる場合とする。

一　法第十九条の規定による出席停止が行われた場合

二　法第二十条の規定による学校の休業を行つた場合

学校保健安全法施行規則（抄）

（1958年制定［旧·学校保健法施行規則］，2020年11月13日改正）

第18条（感染症の種類）

学校において予防すべき感染症の種類は，次のとおりとする。

一　第一種　エボラ出血熱，クリミア・コンゴ出血熱，痘そう，南米出血熱，ペスト，マールブルグ病，ラッサ熱，急性灰白髄炎，ジフテリア，重症急性呼吸器症候群（病原体がベータコロナウイルス属ＳＡＲＳコロナウイルスであるものに限る。），中東呼吸器症候群（病原体がベータコロナウイルス属ＭＥＲＳコロナウイルスであるものに限る。）及び特定鳥インフルエンザ（感染症の予防及び感染症の患者に対する医療に関する法律（平成十年法律第百十四号）第六条第三項第六号に規定する特定鳥インフルエンザをいう。次号及び第十九条第二号イにおいて同じ。）

二　第二種　インフルエンザ（特定鳥インフルエンザを除く。），百日咳，麻しん，流行性耳下腺炎，風しん，水痘，咽頭結膜熱，結核及び髄膜炎菌性髄膜炎

三　第三種　コレラ，細菌性赤痢，腸管出血性大腸菌感染症，腸チフス，パラチフス，流行性角結膜炎，急性出血性結膜炎その他の感染症

2　感染症の予防及び感染症の患者に対する医療に関する法律第六条第七項から第九項までに規定する新型インフルエンザ等感染症，指定感染症及び新感染症は，前項の規定にかかわらず，第一種の感染症とみなす。

第19条（出席停止の期間の基準）

令第六条第二項の出席停止の期間の基準は，前条の感染症の種類に従い，次のとおりとする。

一　第一種の感染症にかかつた者については，治癒するまで。

二　第二種の感染症（結核及び髄膜炎菌性髄膜炎を除く。）にかかつた者については，次の期間。ただし，病状により学校医その他の医師において感染のおそれがないと認めたときは，この限りでない。

イ　インフルエンザ（特定鳥インフルエンザ及び新型インフルエンザ等感染症を除く。）にあつては，発症した後五日を経過し，かつ，解熱した後二日（幼児にあつては，三日）を経過するまで。

ロ　百日咳にあつては，特有の咳が消失するまで又は五日間の適正な抗菌性物質製剤による治療が終了するまで。

ハ　麻しんにあつては，解熱した後三日を経過するまで。

ニ　流行性耳下腺炎にあつては，耳下腺，顎下腺又は舌下腺の腫脹が発現した後五日を経過し，かつ，全身状態が良好になるまで。

ホ　風しんにあつては，発しんが消失するまで。

ヘ　水痘にあつては，すべての発しんが痂皮化するまで。

ト　咽頭結膜熱にあつては，主要症状が消退した後二日を経過するまで。

三　結核，髄膜炎菌性髄膜炎及び第三種の感染症にかかつた者については，病状により学校医その他の医師において感染のおそれがないと認めるまで。

四　第一種若しくは第二種の感染症患者のある家に居住する者又はこれらの感染症にかかつている疑いがある者については，予防処置の施行の状況その他の事情により学校医その他の医師において感染のおそれがないと認めるまで。

五　第一種又は第二種の感染症が発生した地域から通学する者については，その発生状況により必要と認めたとき，学校医の意見を聞いて適当と認める期間。

六　第一種又は第二種の感染症の流行地を旅行した者については，その状況により必要と認めたとき，学校医の意見を聞いて適当と認める期間。

障害者総合支援法（抄）

（障害者の日常生活及び社会生活を総合的に支援するための法律，2005年制定［旧・障害者自立支援法］，2018年6月8日改正）

第1条（目的）

この法律は，障害者基本法（昭和四十五年法律第八十四号）の基本的な理念にのっとり，身体障害者福祉法（昭和二十四年法律第二百八十三号），知的障害者福祉法（昭和三十五年法律第三十七号），精神保健及び精神障害者福祉に関する法律（昭和二十五年法律第百二十三号），児童福祉法（昭和二十二年法律第百六十四号）その他障害者及び障害児の福祉に関する法律と相まって，障害者及び障害児が基本的人権を享有する個人としての尊厳にふさわしい日常生活又は社会生活を営むことができるよう，必要な障害福祉サービスに係る給付，地域生活支援事業その他の支援を総合的に行い，もって障害者及び障害児の福祉の増進を図るとともに，障害の有無にかかわらず国民が相互に人格と個性を尊重し安心して暮らすことのできる地域社会の実現に寄与することを目的とする。

第1条の2（基本理念）

障害者及び障害児が日常生活又は社会生活を営むための支援は，全ての国民が，障害の有無にかかわらず，等しく基本的人権を享有するかけがえのない個人として尊重されるものであるとの理念にのっとり，全ての国民が，障害の有無によって分け隔てられることなく，相互に人格と個性を尊重し合いながら共生する社会を実現するため，全ての障害者及び障害児が可能な限りその身近な場所において必要な日常生活又は社会生活を営むための支援を受けられることにより社会参加の機会が確保されること及びどこで誰と生活するかについての選択の機会が確保され，地域社会において他の人々と共生することを妨げられないこと並びに障害者及び障害児にとって日常生活又は社会生活を営む上で障壁となるような社会における事物，制度，慣行，観念その他一切のものの除去に資することを旨として，総合的かつ計画的に行わなければならない。

発達障害者支援法（抄）

（2004年制定，2016年6月3日改正）

第2条（定義）

この法律において「発達障害」とは，自閉症，アスペルガー症候群その他の広汎性発達障害，学習障害，注意欠陥多動性障害その他これに類する脳機能の障害であってその症状が通常低年齢において発現するものとして政令で定めるものをいう。

2　この法律において「発達障害者」とは，発達障害がある者であって発達障害及び社会的障壁により日常生活又は社会生活に制限を受けるものをいい，「発達障害児」とは，発達障害者のうち十八歳未満のものをいう。

3　この法律において「社会的障壁」とは，発達障害がある者にとって日常生活又は社会生活を営む上で障壁となるような社会における事物，制度，慣行，観念その他一切のものをいう。

4　この法律において「発達支援」とは，発達障害者に対し，その心理機能の適正な発達を支援し，及び円滑な社会生活を促進するため行う個々の発達障害者の特性に対応した医療的，福祉的及び教育的援助をいう。

第14条（発達障害者支援センター）

都道府県知事は，次に掲げる業務を，社会福祉法人その他の政令で定める法人であって当該業務を適正かつ確実に行うことができると認めて指定した者（以下「発達障害者支援センター」という。）に行わせ，又は自ら行うことができる。

一　発達障害の早期発見，早期の発達支援等に資するよう，発達障害者及びその家族その他の関係者に対し，専門的に，その相談に応じ，又は情報の提供若しくは助言を行うこと。

二　発達障害者に対し，専門的な発達支援及び就労の支援を行うこと。

三　医療，保健，福祉，教育，労働等に関する業務を行う関係機関及び民間団体並びにこれに従事する者に対し発達障害についての情報の提供及び研修を行うこと。

四　発達障害に関して，医療，保健，福祉，教育，労働等に関する業務を行う関係機関及び民間団体との連絡調整を行うこと。

五　前各号に掲げる業務に附帯する業務

医療的ケア児支援法(抄)

(医療的ケア児及びその家族に対する支援に関する法律, 2021年6月制定)

第1条(目的)

この法律は，医療技術の進歩に伴い医療的ケア児が増加するとともにその実態が多様化し，医療的ケア児及びその家族が個々の医療的ケア児の心身の状況等に応じた適切な支援を受けられるようにすることが重要な課題となっていることに鑑み，医療的ケア児及びその家族に対する支援に関し，基本理念を定め，国，地方公共団体等の責務を明らかにするとともに，保育及び教育の拡充に係る施策その他必要な施策並びに医療的ケア児支援センターの指定等について定めることにより，医療的ケア児の健やかな成長を図るとともに，その家族の離職の防止に資し，もって安心して子どもを生み，育てることができる社会の実現に寄与することを目的とする。

育児・介護休業法(抄)

(育児休業, 介護休業等育児又は家族介護を行う労働者の福祉に関する法律, 1991年制定［旧・育児休業等に関する法律］, 2019年6月5日改正)

第5条(育児休業の申出)

労働者は，その養育する一歳に満たない子について，その事業主に申し出ることにより，育児休業をすることができる。ただし，期間を定めて雇用される者にあっては，次の各号のいずれにも該当するものに限り，当該申出をすることができる。

一　当該事業主に引き続き雇用された期間が一年以上である者

二　その養育する子が一歳六か月に達する日までに，その労働契約（労働契約が更新される場合にあっては，更新後のもの）が満了することが明らかでない者

第16条の2(子の看護休暇の申出)

小学校就学の始期に達するまでの子を養育する労働者は，その事業主に申し出ることにより，一の年度において五労働日（その養育する小学校就学の始期に達するまでの子が二人以上の場合にあっては，十労働日）を限度として，負傷し，若しくは疾病にかかった当該子の世話又は疾病の予防を図るために必要なものとして厚生労働省令で定める当該子の世話を行うための休暇（以下「子の看護休暇」という。）を取得することができる。

子どもの貧困対策推進法(抄)

(子どもの貧困対策の推進に関する法律, 2013年制定, 2019年6月19日改正)

第10条(教育の支援)

国及び地方公共団体は，教育の機会均等が図られるよう，就学の援助，学資の援助，学習の支援その他の貧困の状況にある子どもの教育に関する支援のために必要な施策を講ずるものとする。

第11条(生活の安定に資するための支援)

国及び地方公共団体は，貧困の状況にある子ども及びその保護者に対する生活に関する相談，貧困の状況にある子どもに対する社会との交流の機会の提供その他の貧困の状況にある子どもの生活の安定に資するための支援に関し必要な施策を講ずるものとする。

第12条(保護者に対する職業生活の安定と向上に資するための就労の支援)

国及び地方公共団体は，貧困の状況にある子どもの保護者に対する職業訓練の実施及び就職のあっせんその他の貧困の状況にある子どもの保護者の所得の増大その他の職業生活の安定と向上に資するための就労の支援に関し必要な施策を講ずるものとする。

食育基本法(抄)

(2005年制定, 2015年9月11日改正)

第5条(子どもの食育における保護者, 教育関係者等の役割)

食育は，父母その他の保護者にあっては，家庭が食育において重要な役割を有していることを認識するとともに，子どもの教育，保育等を行う者にあっては，教育，保育等における食育の重要性を十分自覚し，積極的に子どもの食育の推進に関する活動に取り組むこととなるよう，行われなければならない。

第11条(教育関係者等の責務)

教育並びに保育，介護その他の社会福祉，医療及び保健（以下「教育等」という。）に関する職務に従事す

る者並びに教育等に関する関係機関及び関係団体（以下「教育関係者等」という。）は，食に関する関心及び理解の増進に果たすべき重要な役割にかんがみ，基本理念にのっとり，あらゆる機会とあらゆる場所を利用して，積極的に食育を推進するよう努めるとともに，他の者の行う食育の推進に関する活動に協力するよう努めるものとする。

がん対策法（抄）

（がん対策基本法，2006年制定，2016年12月16日改正）

第21条（がん患者における学習と治療との両立）

国及び地方公共団体は，小児がんの患者その他のがん患者が必要な教育と適切な治療とのいずれをも継続的かつ円滑に受けることができるよう，必要な環境の整備その他の必要な施策を講ずるものとする。

臓器移植法（抄）

（臓器の移植に関する法律，1997年制定，2009年7月17日改正）

第6条（臓器の摘出）

医師は，次の各号のいずれかに該当する場合には，移植術に使用されるための臓器を，死体（脳死した者の身体を含む。以下同じ。）から摘出することができる。

一　死亡した者が生存中に当該臓器を移植術に使用されるために提供する意思を書面により表示している場合であって，その旨の告知を受けた遺族が当該臓器の摘出を拒まないとき又は遺族がないとき。

二　死亡した者が生存中に当該臓器を移植術に使用されるために提供する意思を書面により表示している場合及び当該意思がないことを表示している場合以外の場合であって，遺族が当該臓器の摘出について書面により承諾しているとき。

附則（平成二一年七月一七日法律第八三号）

5　政府は，虐待を受けた児童が死亡した場合に当該児童から臓器（臓器の移植に関する法律第五条に規定する臓器をいう。）が提供されることのないよう，移植医療に係る業務に従事する者がその業務に係る児童について虐待が行われた疑いがあるかどうかを確認し，及びその疑いがある場合に適切に対応するための方策に関し検討を加え，その結果に基づいて必要な措置を講ずるものとする。

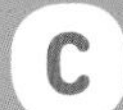 そのほか

健やか親子21（第2次）

健やか親子21は，健康日本21の一翼として2001年から開始した，母子の健康水準を向上させるための様々な取り組みである。すべての子どもが健やかに育つ社会を目指して，国，地方公共団体，企業，医療機関，研究期機関などが一体となって推進するものである。現在，2015年度から2024年度までの「第2次」計画として，3つの基盤課題と2つの重点課題が掲げられている。詳細はウェブサイト　http://sukoyaka21.jp/ で確認できる。

基盤課題A　切れ目のない妊産婦・乳幼児への保健対策
基盤課題B　学童期・思春期から成人期に向けた保健対策
基盤課題C　子どもの健やかな成長を見守り育む地域づくり
重点課題1　育てにくさを感じる親に寄り添う支援
重点課題2　妊娠期からの児童虐待防止対策

厚生労働省子ども家庭局母子保健課長通知先天性代謝異常等検査の実施について

（2018年3月30日）

1　目的

フェニルケトン尿症等の先天性代謝異常，先天性副腎過形成症及び先天性甲状腺機能低下症は，放置すると知的障害などの症状を来すので，新生児について血液によるマススクリーニング検査を行い，異常を早期に発見し，その後の治療・生活指導等につなげることにより生涯にわたって知的障害などの発生を予防することを目的とする。

付表

成長曲線

横断的標準身長・体重曲線（0～18歳）　女子（SD表示）
（2000年度乳幼児身体発育調査・学校保健統計調査）

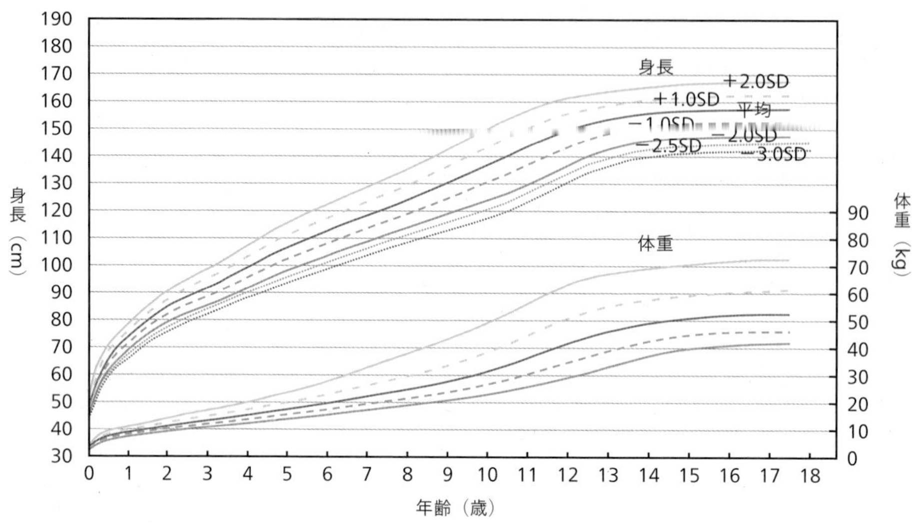

注）本成長曲線は，LMS法を用いて各年齢の分布を正規分布に変換して作成した。そのためSD値はZ値を示す。
　−2.5SD，−3.0SDは，小児慢性特定疾病の成長ホルモン治療開始基準を示す。

横断的標準身長・体重曲線（0～24か月）女子（SD表示）
（2000年度乳幼児身体発育調査・学校保健統計調査）

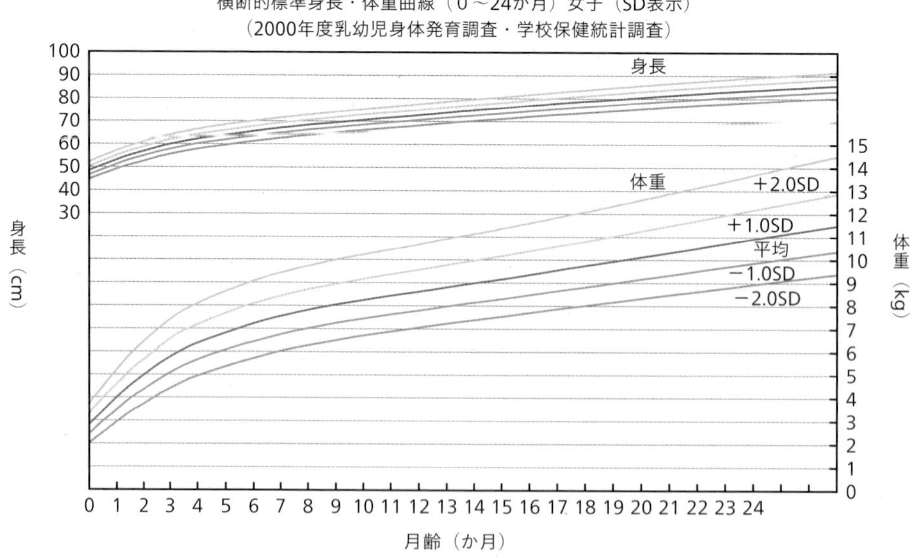

注）本成長曲線は，LMS法を用いて各年齢の分布を正規分布に変換して作成した。そのためSD値はZ値を示す。
出典／日本小児内分泌学会，加藤則子他：Clin Pediatr Endocrinol 25：p.71-76，2016.

指数法を用いた横断的な評価指標

❶カウプ指数

算出方法

体重（g）÷（身長［cm］×身長［cm］）×10

評価

カウプ指数	体格の呼称
14 以下	やせぎみ
15 ～ 17	普通
18 以上	ふとりぎみ

❷ローレル指数

算出方法

ローレル指数＝体重（kg）÷身長（m）^{3}×10

評価

ローレル指数	体格の呼称
100 未満	やせすぎ
100 ～ 115 未満	やせている
115 ～ 145 未満	普通
145 ～ 160 未満	ふとっている
160 以上	ふとりすぎ

❸肥満度

算出方法

肥満度＝（実測体重（kg）－適正体重（kg））／適正体重（kg）×100（%）

評価

肥満度区分	体格の呼称
＋30% 以上	ふとりすぎ
＋20% 以上 ＋30%未満	ややふとりすぎ
＋15% 以上 ＋20%未満	ふとりぎみ
－15% 超 ＋15%未満	普通
－20% 超 －15%以下	やせ
－20% 以下	やせすぎ

付表

乳幼児身体発育調査結果に基づく発育のパーセンタイル値(2010年)

身長

年・月・日齢	男子							女子						
	パーセンタイル値(cm)							パーセンタイル値(cm)						
	3	10	25	50 中央値	75	90	97	3	10	25	50 中央値	75	90	97
出生時	44.0	46.0	47.4	49.0	50.2	51.5	52.6	44.0	45.5	47.0	48.5	50.0	51.0	52.0
30日	48.7	50.4	51.9	53.5	55.0	56.3	57.4	48.1	49.7	51.1	52.7	54.1	55.3	56.4
0年1～2月未満	50.9	52.5	54.0	55.6	57.1	58.4	59.6	50.0	51.6	53.1	54.6	56.1	57.3	58.4
2～3	54.5	56.1	57.5	59.1	60.6	62.0	63.2	53.3	54.9	56.4	57.9	59.4	60.6	61.7
3～4	57.5	59.0	60.4	62.0	63.5	64.8	66.1	56.0	57.6	59.1	60.7	62.1	63.4	64.5
4～5	59.9	61.3	62.8	64.3	65.8	67.2	68.5	58.2	59.9	61.4	63.0	64.4	65.7	66.8
5～6	61.9	63.3	64.7	66.2	67.7	69.1	70.4	60.1	61.8	63.3	64.9	66.3	67.6	68.7
6～7	63.6	64.9	66.3	67.9	69.4	70.8	72.1	61.7	63.4	64.9	66.5	68.0	69.2	70.4
7～8	65.0	66.4	67.8	69.3	70.9	72.2	73.6	63.1	64.8	66.3	67.9	69.4	70.7	71.9
8～9	66.3	67.7	69.0	70.6	72.2	73.6	75.0	64.4	66.0	67.6	69.2	70.7	72.0	73.2
9～10	67.4	68.8	70.2	71.8	73.3	74.8	76.2	65.5	67.1	68.7	70.4	71.9	73.2	74.5
10～11	68.4	69.8	71.2	72.8	74.4	75.9	77.4	66.5	68.1	69.7	71.4	73.0	74.3	75.6
11～12	69.4	70.8	72.2	73.8	75.5	77.0	78.5	67.4	69.1	70.7	72.4	74.0	75.4	76.7
1年0～1月未満	70.3	71.7	73.2	74.8	76.5	78.0	79.6	68.3	70.0	71.7	73.4	75.0	76.4	77.8
1～2	71.2	72.7	74.1	75.8	77.5	79.1	80.6	69.3	71.0	72.6	74.4	76.0	77.5	78.9
2～3	72.1	73.6	75.1	76.8	78.5	80.1	81.7	70.2	71.9	73.6	75.3	77.0	78.5	79.9
3～4	73.0	74.5	76.0	77.7	79.5	81.1	82.8	71.1	72.9	74.5	76.3	78.0	79.6	81.0
4～5	73.9	75.4	77.0	78.7	80.5	82.2	83.8	72.1	73.8	75.5	77.3	79.0	80.6	82.1
5～6	74.8	76.3	77.9	79.7	81.5	83.2	84.8	73.0	74.7	76.4	78.2	80.0	81.6	83.2
6～7	75.6	77.2	78.8	80.6	82.5	84.2	85.9	73.9	75.6	77.3	79.2	81.0	82.7	84.2
7～8	76.5	78.1	79.7	81.5	83.4	85.1	86.9	74.8	76.5	78.2	80.1	82.0	83.7	85.3
8～9	77.3	78.9	80.6	82.4	84.4	86.1	87.9	75.7	77.4	79.2	81.1	83.0	84.7	86.3
9～10	78.1	79.8	81.4	83.3	85.3	87.1	88.8	76.6	78.3	80.0	82.0	83.9	85.6	87.4
10～11	78.9	80.6	82.3	84.2	86.2	88.0	89.8	77.5	79.2	80.9	82.9	84.8	86.6	88.4
11～12	79.7	81.4	83.1	85.1	87.1	88.9	90.7	78.3	80.0	81.8	83.8	85.7	87.6	89.4
2年0～6月未満	81.1	82.9	84.6	86.7	88.7	90.6	92.5	79.8	81.5	83.3	85.3	87.4	89.3	91.2
6～12	85.2	87.0	89.0	91.1	93.3	95.4	97.4	84.1	85.8	87.7	89.8	92.0	94.1	96.3
3年0～6月未満	88.8	90.7	92.8	95.1	97.4	99.6	101.8	87.7	89.6	91.5	93.8	96.2	98.4	100.6
6～12	92.0	94.1	96.2	98.6	101.1	103.4	105.8	90.9	92.9	95.0	97.4	99.9	102.2	104.5
4年0～6月未満	95.0	97.1	99.3	101.8	104.5	107.0	109.5	93.8	96.0	98.3	100.8	103.4	105.7	108.1
6～12	97.8	100.0	102.3	104.9	107.7	110.3	113.0	96.5	99.0	101.4	104.1	106.7	109.1	111.4
5年0～6月未満	100.5	102.8	105.2	108.0	111.0	113.7	116.5	99.1	101.8	104.5	107.3	110.1	112.5	114.8
6～12	103.3	105.8	108.4	111.3	114.3	117.1	119.9	101.6	104.7	107.6	110.6	113.4	115.9	118.2
6年0～6月未満	106.2	109.0	111.8	114.9	118.0	120.8	123.6	104.2	107.6	110.8	114.0	116.9	119.4	121.7

資料／厚生労働省雇用均等・児童家庭局「平成22年乳幼児身体発育調査報告書」

頭囲

年・月・日齢	男子							女子						
	パーセンタイル値（cm）							パーセンタイル値（cm）						
	3	10	25	50 中央値	75	90	97	3	10	25	50 中央値	75	90	97
出生時	30.5	31.5	32.5	33.5	34.5	35.0	36.0	30.5	31.2	32.0	33.0	34.0	34.5	35.5
30日	33.8	34.7	35.7	36.7	37.6	38.3	39.1	33.1	34.1	34.9	35.9	36.7	37.5	38.2
0年1～2月未満	35.1	36.1	37.0	38.0	38.9	39.6	40.4	34.3	35.2	36.1	37.0	37.9	38.7	39.4
2～3	37.1	38.1	39.0	39.9	40.9	41.6	42.4	36.2	37.1	38.0	38.9	39.7	40.5	41.2
3～4	38.6	39.5	40.4	41.4	42.2	43.0	43.7	37.5	38.4	39.3	40.2	41.1	41.8	42.5
4～5	39.7	40.6	41.4	42.3	43.2	44.0	44.7	38.5	39.4	40.3	41.2	42.0	42.7	43.4
5～6	40.4	41.3	42.1	43.0	43.9	44.7	45.4	39.3	40.1	41.0	41.9	42.7	43.4	44.1
6～7	41.0	41.9	42.7	43.6	44.5	45.2	45.9	39.9	40.7	41.6	42.4	43.3	44.0	44.7
7～8	41.6	42.4	43.3	44.2	45.0	45.8	46.5	40.4	41.3	42.1	43.0	43.8	44.5	45.2
8～9	42.1	42.9	43.8	44.6	45.5	46.3	47.0	40.9	41.8	42.6	43.5	44.3	45.0	45.7
9～10	42.5	43.4	44.2	45.1	46.0	46.7	47.5	41.4	42.2	43.1	43.9	44.8	45.5	46.2
10～11	42.9	43.7	44.6	45.5	46.4	47.2	47.9	41.7	42.6	43.5	44.3	45.2	45.9	46.6
11～12	43.2	44.1	44.9	45.9	46.8	47.5	48.3	42.1	43.0	43.8	44.7	45.6	46.3	47.0
1年0～1月未満	43.5	44.4	45.3	46.2	47.1	47.9	48.7	42.4	43.3	44.2	45.1	45.9	46.7	47.4
1～2	43.8	44.7	45.6	46.5	47.4	48.2	49.0	42.7	43.6	44.5	45.4	46.2	47.0	47.7
2～3	44.1	45.0	45.8	46.8	47.7	48.5	49.3	43.0	43.9	44.7	45.6	46.5	47.3	48.0
3～4	44.3	45.2	46.1	47.0	48.0	48.8	49.6	43.2	44.1	45.0	45.9	46.8	47.6	48.3
4～5	44.5	45.4	46.3	47.2	48.2	49.0	49.9	43.4	44.3	45.2	46.1	47.0	47.8	48.6
5～6	44.7	45.6	46.5	47.4	48.4	49.2	50.1	43.6	44.5	45.4	46.3	47.2	48.0	48.8
6～7	44.9	45.8	46.6	47.6	48.6	49.4	50.3	43.8	44.7	45.5	46.5	47.4	48.2	49.0
7～8	45.0	45.9	46.8	47.8	48.7	49.6	50.5	44.0	44.8	45.7	46.6	47.6	48.4	49.1
8～9	45.2	46.1	46.9	47.9	48.9	49.8	50.6	44.1	45.0	45.8	46.8	47.7	48.5	49.3
9～10	45.3	46.2	47.1	48.1	49.0	49.9	50.8	44.3	45.1	46.0	46.9	47.8	48.7	49.5
10～11	45.4	46.3	47.2	48.2	49.2	50.0	50.9	44.4	45.2	46.1	47.0	48.0	48.8	49.6
11～12	45.5	46.4	47.3	48.3	49.3	50.2	51.1	44.5	45.4	46.2	47.2	48.1	48.9	49.7
2年0～6月未満	45.9	46.8	47.7	48.7	49.7	50.6	51.5	44.9	45.7	46.6	47.5	48.5	49.3	50.2
6～12	46.5	47.4	48.3	49.2	50.2	51.1	52.0	45.5	46.3	47.2	48.2	49.1	50.0	50.8
3年0～6月未満	47.0	47.9	48.7	49.7	50.7	51.6	52.5	46.0	46.9	47.7	48.7	49.7	50.5	51.4
6～12	47.4	48.3	49.1	50.1	51.1	52.0	52.9	46.5	47.4	48.2	49.2	50.2	51.0	51.9
4年0～6月未満	47.8	48.6	49.5	50.5	51.4	52.3	53.2	47.0	47.8	48.7	49.6	50.6	51.5	52.3
6～12	48.1	49.0	49.8	50.8	51.7	52.6	53.5	47.4	48.2	49.1	50.0	51.0	51.9	52.7
5年0～6月未満	48.4	49.2	50.1	51.0	52.0	52.9	53.8	47.7	48.6	49.4	50.4	51.4	52.2	53.1
6～12	48.6	49.5	50.3	51.3	52.3	53.3	54.2	48.1	48.9	49.7	50.7	51.6	52.5	53.4
6年0～6月未満	48.8	49.7	50.6	51.6	52.7	53.7	54.7	48.3	49.1	50.0	50.9	51.9	52.8	53.7

資料／厚生労働省雇用均等・児童家庭局「平成 22 年乳幼児身体発育調査報告書」

胸囲

年・月・日齢	男子							女子						
	パーセンタイル値（cm）							パーセンタイル値（cm）						
	3	10	25	50 中央値	75	90	97	3	10	25	50 中央値	75	90	97
出生時	27.7	30.2	30.5	32.0	33.0	34.0	35.0	27.9	29.2	30.4	31.6	32.7	33.6	34.5
30日	31.8	33.2	34.5	35.8	37.1	38.2	39.3	31.4	32.7	33.9	35.1	36.3	37.4	38.4
0年1～2月未満	33.5	34.8	36.1	37.5	38.9	40.0	41.1	32.9	34.1	35.3	36.6	37.9	39.0	40.0
2～3	36.0	37.4	38.7	40.1	41.5	42.7	43.8	35.1	36.4	37.6	38.9	40.2	41.4	42.5
3～4	37.8	39.1	40.4	41.8	43.2	44.5	45.7	36.8	38.0	39.2	40.5	41.9	43.0	44.2
4～5	39.0	40.3	41.5	42.9	44.3	45.6	46.8	37.9	39.1	40.3	41.6	43.0	44.2	45.4
5～6	39.8	41.0	42.2	43.6	45.0	46.3	47.6	38.7	39.9	41.0	42.4	43.7	44.9	46.2
6～7	40.4	41.6	42.8	44.1	45.5	46.8	48.1	39.3	40.4	41.6	42.9	44.3	45.5	46.8
7～8	41.0	42.1	43.2	44.6	46.0	47.2	48.6	39.8	40.9	42.1	43.4	44.7	46.0	47.2
8～9	41.4	42.5	43.6	44.9	46.3	47.6	48.9	40.2	41.3	42.4	43.7	45.1	46.3	47.6
9～10	41.8	42.8	44.0	45.3	46.6	47.9	49.3	40.6	41.6	42.7	44.0	45.4	46.6	48.0
10～11	42.1	43.1	44.2	45.5	46.9	48.2	49.6	40.9	41.9	43.0	44.3	45.6	46.9	48.2
11～12	42.4	43.4	44.5	45.8	47.2	48.5	49.8	41.1	42.2	43.3	44.5	45.9	47.2	48.5
1年0～1月未満	42.7	43.7	44.8	46.1	47.4	48.7	50.1	41.4	42.4	43.5	44.8	46.1	47.4	48.7
1～2	42.9	43.9	45.0	46.3	47.7	49.0	50.3	41.6	42.6	43.7	45.0	46.3	47.6	49.0
2～3	43.2	44.2	45.3	46.5	47.9	49.2	50.6	41.9	42.9	44.0	45.2	46.6	47.9	49.2
3～4	43.5	44.4	45.5	46.8	48.1	49.5	50.8	42.1	43.1	44.2	45.5	46.8	48.1	49.4
4～5	43.7	44.7	45.8	47.0	48.4	49.7	51.1	42.3	43.3	44.4	45.7	47.0	48.3	49.7
5～6	43.9	44.9	46.0	47.2	48.6	49.9	51.3	42.6	43.6	44.7	45.9	47.3	48.6	49.9
6～7	44.2	45.2	46.2	47.5	48.8	50.2	51.5	42.8	43.8	44.9	46.2	47.5	48.8	50.1
7～8	44.4	45.4	46.4	47.7	49.1	50.4	51.8	43.0	44.0	45.1	46.4	47.7	49.0	50.4
8～9	44.6	45.6	46.7	47.9	49.3	50.6	52.0	43.2	44.2	45.3	46.6	48.0	49.3	50.6
9～10	44.8	45.8	46.9	48.1	49.5	50.8	52.2	43.4	44.4	45.5	46.8	48.2	49.5	50.8
10～11	45.0	46.0	47.1	48.3	49.7	51.0	52.4	43.6	44.6	45.7	47.0	48.4	49.7	51.1
11～12	45.2	46.2	47.3	48.6	49.9	51.2	52.7	43.8	44.8	45.9	47.2	48.6	49.9	51.3
2年0～6月未満	45.9	46.9	47.9	49.2	50.6	52.0	53.4	44.4	45.5	46.6	47.9	49.3	50.6	52.0
6～12	46.8	47.8	48.9	50.3	51.7	53.1	54.6	45.3	46.4	47.6	48.9	50.4	51.8	53.3
3年0～6月未満	47.6	48.7	49.8	51.2	52.7	54.2	55.8	46.0	47.2	48.4	49.8	51.4	52.9	54.5
6～12	48.3	49.4	50.6	52.0	53.6	55.3	57.1	46.7	47.9	49.2	50.7	52.4	54.0	55.8
4年0～6月未満	49.0	50.1	51.4	52.9	54.6	56.4	58.4	47.5	48.7	50.0	51.6	53.4	55.2	57.2
6～12	49.7	50.9	52.2	53.8	55.7	57.6	59.8	48.3	49.6	50.9	52.6	54.6	56.5	58.8
5年0～6月未満	50.3	51.6	53.0	54.8	56.8	58.8	61.2	49.2	50.4	51.8	53.6	55.7	57.8	60.4
6～12	50.9	52.3	53.8	55.7	57.9	60.0	62.5	49.9	51.2	52.6	54.5	56.6	59.0	61.8
6年0～6月未満	51.5	53.0	54.7	56.7	58.9	61.2	63.6	50.4	51.7	53.2	55.1	57.4	59.8	62.8

資料／厚生労働省雇用均等・児童家庭局「平成22年乳幼児身体発育調査報告書」

DENVER II記録票

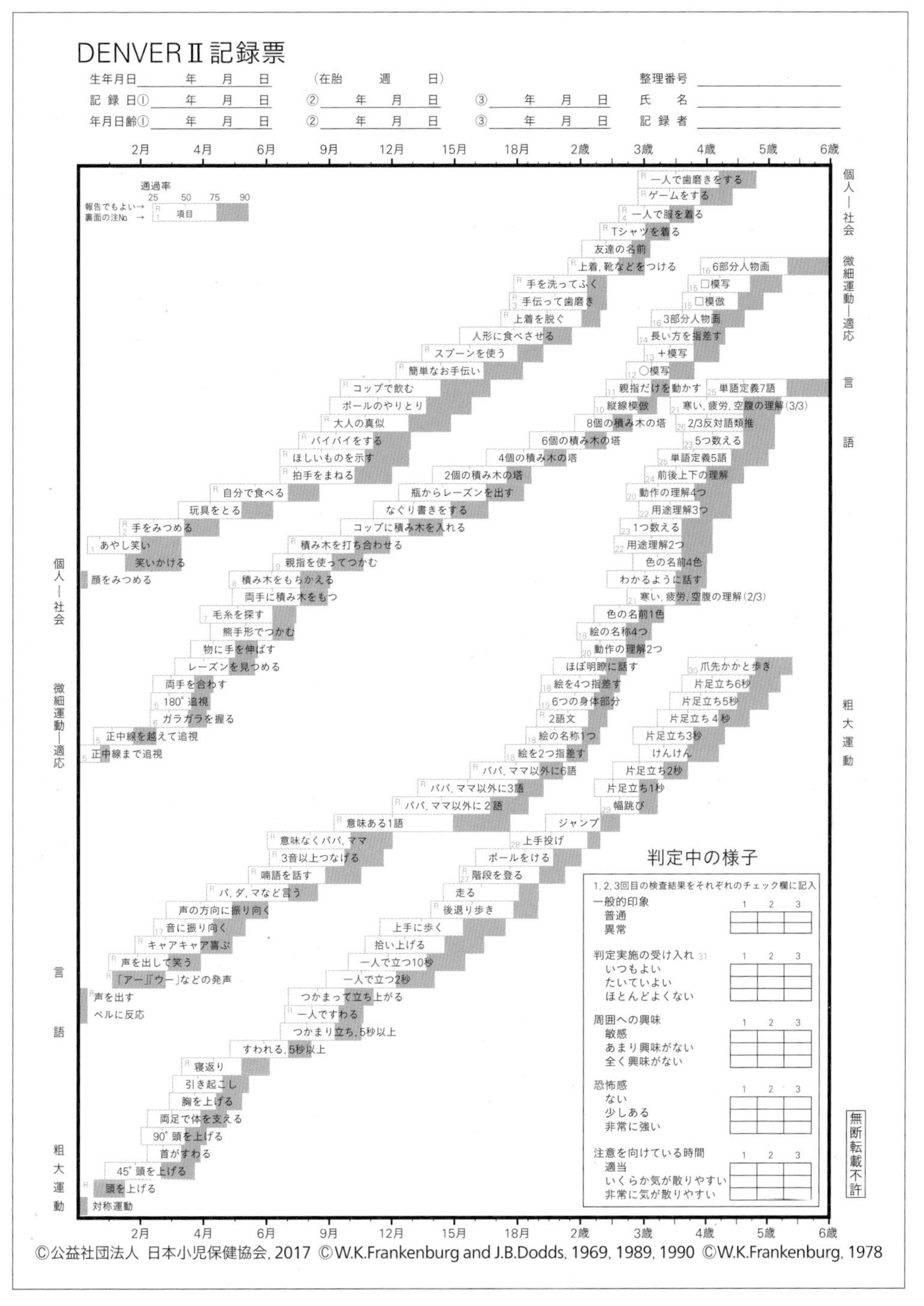

DENVER II 記録票

生年月日　年　月　日　（在胎　週　日）　整理番号

記 録 日①　年　月　日　②　年　月　日　③　年　月　日　氏　名

年月日齢①　年　月　日　②　年　月　日　③　年　月　日　記 録 者

2月　4月　6月　9月　12月　15月　18月　2歳　3歳　4歳　5歳　6歳

通過率 25 50 75 90

報告でもよい→ R

裏面の注No →1　項目

個人—社会

一人で歯磨きをする
ゲームをする
一人で服を着る
Tシャツを着る
友達の名前
上着，靴などをつける
手を洗ってふく
手伝って歯磨き
上着を脱ぐ
人形に食べさせる
スプーンを使う
簡単なお手伝い
コップで飲む
ボールのやりとり
大人の真似
バイバイをする
ほしいものを示す
拍手をまねる
自分で食べる
玩具をとる
手をみつめる
あやし笑い
笑いかける
顔をみつめる

微細運動—適応

6部分人物画
□模写
□模倣
3部分人物画
長い方を指差す
＋模写
○模写
親指だけを動かす
縦線模倣
8個の積み木の塔
6個の積み木の塔
4個の積み木の塔
2個の積み木の塔
瓶からレーズンを出す
なぐり書きをする
コップに積み木を入れる
積み木を打ち合わせる
親指を使ってつかむ
積み木をもちかえる
両手に積み木をもつ
毛糸を探す
熊手形でつかむ
物に手を伸ばす
レーズンを見つめる
両手を合わす
180°追視
ガラガラを握る
正中線を越えて追視
正中線まで追視

言語

単語定義7語
寒い，疲労，空腹の理解（3/3）
2/3反対語類推
5つ数える
単語定義5語
前後上下の理解
動作の理解4つ
用途理解3つ
1つ数える
用途理解2つ
色の名前4色
わかるように話す
寒い，疲労，空腹の理解（2/3）
色の名前1色
絵の名称4つ
動作の理解2つ
ほぼ明瞭に話す
絵を4つ指差す
6つの身体部分
2語文
絵の名称1つ
絵を2つ指差す
パパ，ママ以外に6語
パパ，ママ以外に3語
パパ，ママ以外に2語
意味ある1語
意味なくパパ，ママ
3音以上つなげる
喃語を話す
パ，ダ，マなど言う
声の方向に振り向く
音に振り向く
キャアキャア喜ぶ
声を出して笑う
「アー」「ウー」などの発声
声を出す
ベルに反応

粗大運動

爪先かかと歩き
片足立ち6秒
片足立ち5秒
片足立ち4秒
片足立ち3秒
けんけん
片足立ち2秒
片足立ち1秒
幅跳び
ジャンプ
上手投げ
ボールをける
階段を登る
走る
後退り歩き
上手に歩く
拾い上げる
一人で立つ10秒
一人で立つ2秒
つかまって立ち上がる
一人ですわる
つかまり立ち，5秒以上
すわれる，5秒以上
寝返り
引き起こし
胸を上げる
両足で体を支える
90°頭を上げる
首がすわる
45°頭を上げる
頭を上げる
対称運動

判定中の様子

1，2，3回目の検査結果をそれぞれのチェック欄に記入

	1	2	3
一般的印象			
普通			
異常			
判定実施の受け入れ 31			
いつもよい			
たいていよい			
ほとんどよくない			
周囲への興味			
敏感			
あまり興味がない			
全く興味がない			
恐怖感			
ない			
少しある			
非常に強い			
注意を向けている時間			
適当			
いくらか気が散りやすい			
非常に気が散りやすい			

索引

欧文

和文

新体系看護学全書
小児看護学❶
小児看護学概論／小児保健

2003年1月16日　第1版第1刷発行
2006年12月13日　第2版第1刷発行
2009年11月30日　第3版第1刷発行
2012年1月20日　第4版第1刷発行
2013年12月5日　第5版第1刷発行
2019年12月10日　第6版第1刷発行
2022年11月30日　第7版第1刷発行
2024年1月31日　第7版第2刷発行

定価（本体2,400円＋税）

編　集｜小林京子・高橋孝雄©

〈検印省略〉

発行者｜亀井　淳

発行所｜株式会社メヂカルフレンド社

https://www.medical-friend.jp
〒102-0073 東京都千代田区九段北3丁目2番4号 麹町郵便局私書箱48号
電話｜(03) 3264-6611　振替｜00100-0-114708

Printed in Japan　落丁・乱丁本はお取り替えいたします
ブックデザイン｜松田行正（株式会社マツダオフィス）
印刷｜奥村印刷（株）　製本｜（有）井上製本所
ISBN 978-4-8392-3401-0　C3347

000629-028

新体系看護学全書

専門基礎分野

人体の構造と機能❶ 解剖生理学
人体の構造と機能❷ 栄養生化学
人体の構造と機能❸ 形態機能学
疾病の成り立ちと回復の促進❶ 病理学
疾病の成り立ちと回復の促進❷ 微生物学・感染制御学
疾病の成り立ちと回復の促進❸ 薬理学
疾病の成り立ちと回復の促進❹ **疾病と治療1** 呼吸器
疾病の成り立ちと回復の促進❺ **疾病と治療2** 循環器
疾病の成り立ちと回復の促進❻ **疾病と治療3** 消化器
疾病の成り立ちと回復の促進❼ **疾病と治療4** 脳・神経
疾病の成り立ちと回復の促進❽ **疾病と治療5** 血液・造血器
疾病の成り立ちと回復の促進❾ **疾病と治療6** 内分泌／栄養・代謝
疾病の成り立ちと回復の促進❿ **疾病と治療7** 感染症／アレルギー・免疫／膠原病
疾病の成り立ちと回復の促進⓫ **疾病と治療8** 運動器
疾病の成り立ちと回復の促進⓬ **疾病と治療9** 腎・泌尿器／女性生殖器
疾病の成り立ちと回復の促進⓭ **疾病と治療10** 皮膚／眼／耳鼻咽喉／歯・口腔
健康支援と社会保障制度❶ 医療学総論
健康支援と社会保障制度❷ 公衆衛生学
健康支援と社会保障制度❸ 社会福祉
健康支援と社会保障制度❹ 関係法規

専門分野

基礎看護学❶ 看護学概論
基礎看護学❷ 基礎看護技術Ⅰ
基礎看護学❸ 基礎看護技術Ⅱ
基礎看護学❹ 臨床看護総論
地域・在宅看護論 地域・在宅看護論
成人看護学❶ 成人看護学概論／成人保健
成人看護学❷ 呼吸器
成人看護学❸ 循環器
成人看護学❹ 血液・造血器
成人看護学❺ 消化器
成人看護学❻ 脳・神経
成人看護学❼ 腎・泌尿器
成人看護学❽ 内分泌／栄養・代謝
成人看護学❾ 感染症／アレルギー・免疫／膠原病
成人看護学❿ 女性生殖器
成人看護学⓫ 運動器
成人看護学⓬ 皮膚／眼
成人看護学⓭ 耳鼻咽喉／歯・口腔
経過別成人看護学❶ 急性期看護：クリティカルケア
経過別成人看護学❷ 周術期看護
経過別成人看護学❸ 慢性期看護
経過別成人看護学❹ 終末期看護：エンド・オブ・ライフ・ケア
老年看護学❶ 老年看護学概論／老年保健
老年看護学❷ 健康障害をもつ高齢者の看護
小児看護学❶ 小児看護学概論／小児保健
小児看護学❷ 健康障害をもつ小児の看護
母性看護学❶ 母性看護学概論／ウィメンズヘルスと看護
母性看護学❷ マタニティサイクルにおける母子の健康と看護
精神看護学❶ 精神看護学概論／精神保健
精神看護学❷ 精神障害をもつ人の看護
看護の統合と実践❶ 看護実践マネジメント／医療安全
看護の統合と実践❷ 災害看護学
看護の統合と実践❸ 国際看護学

別巻

臨床外科看護学Ⅰ
臨床外科看護学Ⅱ
放射線診療と看護
臨床検査
生と死の看護論
リハビリテーション看護
病態と診療の基礎
治療法概説
看護管理／看護研究／看護制度
看護技術の患者への適用
ヘルスプロモーション
現代医療論
機能障害からみた成人看護学❶ 呼吸機能障害／循環機能障害
機能障害からみた成人看護学❷ 消化・吸収機能障害／栄養代謝機能障害
機能障害からみた成人看護学❸ 内部環境調節機能障害／身体防御機能障害
機能障害からみた成人看護学❹ 脳・神経機能障害／感覚機能障害
機能障害からみた成人看護学❺ 運動機能障害／性・生殖機能障害

基礎分野

基礎科目 物理学
基礎科目 生物学
基礎科目 社会学
基礎科目 心理学
基礎科目 教育学